U0295327

【韩】Jong S. Kim　著　黄清海　许峰峰　主译

后循环卒中

Posterior Circulation Stroke

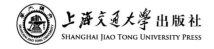

上海交通大学出版社
SHANGHAI JIAO TONG UNIVERSITY PRESS

内容提要

后循环卒中虽较前循环少见,但脑干的解剖功能复杂性造成诊断困难、疗效欠佳;而相应的研究较少,急性治疗方案和预防策略仍有争议。这是原著作者编写此书的初心。

本书包括全面和最新的后循环卒中知识,涵盖血管解剖、病理学、流行病学、发病机制,到临床表现、诊断方式和治疗策略等方面;旨在为临床和科研工作提供参考。所有章节均由国际知名专家和科学家撰写,翻译团队也几经校对,尽可能准确地体现了原著的科学水平。

本书适合神经外科、神经内科、急诊科以及影像科的医师和相关专业的医学生学习参考。

图书在版编目(CIP)数据

后循环卒中/(韩)约翰·吉姆(Jong S. Kim)著;
黄清海,许峰峰主译.—上海:上海交通大学出版社,
2022.7
书名原文:Posterior Circulation Stroke
ISBN 978-7-313-26943-0

Ⅰ.①后… Ⅱ.①约…②黄…③许… Ⅲ.①脑血管
疾病—诊疗 Ⅳ.①R743

中国版本图书馆 CIP 数据核字(2022)第 095475 号

ISBN 978-981-15-6738-4   ISBN 978-981-15-6739-1(eBook)
https://doi.org/10.1007/978-981-15-6739-1

后循环卒中
HOUXUNHUAN CUZHONG

著　者:[韩]Jong S. Kim 　　　　主　译:黄清海　许峰峰
出版发行:上海交通大学出版社 　　地　址:上海市番禺路 951 号
邮政编码:200030 　　　　　　　　电　话:021-64071208
印　制:上海锦佳印刷有限公司 　　经　销:全国新华书店
开　本:787mm×1092mm　1/16 　　印　张:16
字　数:386 千字
版　次:2022 年 7 月第 1 版 　　　　印　次:2022 年 7 月第 1 次印刷
书　号:ISBN 978-7-313-26943-0
定　价:168.00 元

版权所有　侵权必究
告读者:如发现本书有印装质量问题请与印刷厂质量科联系
联系电话:021-56401314

翻译委员会名单

主译

黄清海　海军军医大学第一附属医院

许峰峰　海军军医大学海军特色医学中心

译者（按姓氏笔画排序）

文婉玲　中国人民解放军战略支援部队总医院

方　侃　上海交通大学医学院附属第一人民医院

冯政哲　海军军医大学第一附属医院

朱时杰　海军军医大学第一附属医院

刘　斌　上海中医药大学附属曙光医院

杨　冰　海军军医大学海军特色医学中心

李　桀　上海交通大学医学院附属同仁医院

李思琦　海军军医大学第一附属医院

吴一娜　海军军医大学第一附属医院

张　浩　海军军医大学海军特色医学中心

张　萍　海军军医大学第一附属医院

赵开军　同济大学附属东方医院

唐海双　海军军医大学海军特色医学中心

诸德源　同济大学附属上海市第四人民医院

路智文　海军军医大学第一附属医院

在医学生时代，我很惊讶地看到教授们仅仅通过患者的眼球和感觉运动就可以定位脑干病变。由于脑干解剖和功能相当复杂，其研究工作相当烦琐。然而，这一挑战本身激励我成为一名神经科医生，并在职业生涯中持续激发我的兴趣。

然而，在我的教授生涯中，我意识到，与前循环卒中相比，后循环卒中并没有得到足够的重视。医学生、住院医师甚至一些教授都没有花足够的时间去了解这种疾病的临床症状和发病机制，这种情况也存在于一些研究者中。即便急性基底动脉闭塞可导致极其严重的神经功能障碍，在研究静脉溶栓和血管内治疗效果的大型临床实验中，后循环卒中仍旧屡遭忽视。

得益于卡普兰等先驱者创造的理论学说，我们现在可以更好地理解后循环卒中。然而，我始终坚信应该有更多的文献报道。我的个人从业经验以及相关文献对后循环卒中和前循环卒中的比较研究都提示这两种不同部位的病变仍有一些相同之处。后循环卒中常与动脉病变相关，而前循环卒中常由于心源性栓塞所致。后循环卒中的缺血范围较小，起病方式较缓。虽然鲜有报道，但如果可以实现对这种复杂病变的快速诊断和及时评估，动脉取栓应当是有效的。考虑其病变特点，后循环卒中的治疗时间窗甚至可能比前循环卒中更长。治疗小动脉病变的新技术促进了我们对于后循环卒中的理解和管理。

本书旨在为读者提供全面和最新的后循环卒中知识，包括血管解剖、病理学、流行病学、发病机制、临床表现（包括视觉和听觉障碍）、诊断方式和治疗策略，比如抗血栓治疗、血管成形术、支架成形术以及外科手术。此外，该书还广泛探讨了一些非动脉粥样硬化性疾病，如动脉夹层、血管炎以及其他病变。因此，此书涵盖了从基础研究到临床实践的多种主题，所有章节均由国际知名专家和科学家撰写。在我看来，这些最前沿的研究进展，比如高分辨率磁共振成像和血管内治疗技术将极大地激发读者的兴趣。

我们必须承认，即便做了大量的研究，积累了充分的事实，某些领域依旧没有定论。最佳的药物治疗方案，哪些患者可从血管成形术、支架成形术以及搭桥手术中获益，血管内再通的时间窗等问题，仍值得进一步研究。我希望这本书集信息性、趣味性和启发性于一体，并可作为他们在临床和科研工作中实用的指南。最后，我衷心感谢所有撰稿人为本书所付出的宝贵时间和努力，我也感谢施普林格为我提供了与全世界读者交流的机会。

Jong S. Kim 于韩国首尔

CONTENTS 目 录

第一章

椎基底动脉系统卒中和短暂性脑缺血发作的历史

◆ 第一节　早期解剖学和临床病理学研究 ◆

瑞士病理学家和内科医生 Johan Jacob Wepfer 首次对后循环病变给予密切关注。他在 Vesalius 之后进行了仔细的尸体解剖，并在 1658 年出版的巨著《脑卒中》中描述了他的解剖结果[1]。Wepfer 描述了两种类型的脑卒中：一种是大脑供血受阻，另一种是动物的灵魂逃逸并发生出血。他描述了颅内动脉的外观和走行，并指出由血管壁病变引起的颈动脉或椎动脉闭塞是卒中的原因，这种闭塞导致大脑无法接收充足的血液。他对椎动脉的解剖描述如下：椎动脉从最近的骨孔发出，即脊髓下行的大孔并上升至延髓两侧……当它们到达外展神经（Ⅸ，Ⅹ，Ⅺ，Ⅻ）起源处时，左右分支汇合成一条主干（基底动脉），并在整个脑干前方保持延续。

到了 19 世纪下半叶和 20 世纪早期，欧洲的临床医生和研究人员再次关注后循环卒中。这些研究聚焦于大脑和血管的解剖以及解剖生理。所谓的经典脑干综合征，都是以这些综合征发现者的名字来命名的，也源自研究者对脑干解剖结构和功能的迷恋。直到今天，这些不同的研究结果仍得到大家公认，例如 Benedikt 综合征、Claude 综合征、Millard-Gubler 综合征、Babinski-Nageotte 综合征、Foville 综合征和 Wallenberg 综合征等[2]。对这些报告的回顾性研究表明，许多病变在病因上不是血管性的，其潜在的动脉病变和血管病理学很少被研究或探讨。后续对脑干和小脑缺血患者的一系列研究表明，除 Wallenberg 综合征外，其他的综合征都很罕见。在那个时代，临床医生最感兴趣的是大脑及其核团和传导束是如何工作的。脑干由于其致密、不均匀和复杂的解剖结构而特别令人向往。中脑、脑桥或延髓内病变的研究为深入了解脑干解剖和生理打开了一扇大门。在定位中特别有用的是交叉综合征，其中脑神经病变影响头部的同侧，而运动、感觉以及锥体外系-小脑异常影响对侧的四肢和躯干，同侧面瘫和对侧偏瘫的 Millard-Gubler 综合征就是一个例子。由于当时没有办法明确血管病变的病因，即使病因已知也没有可用的治疗方法，因此人们对脑干或小脑梗死的病因和缺血机制并不感兴趣。

◆ 第二节　后循环缺血 ◆

德国医生 Adolf Wallenberg 首次对脑干梗死的临床表现、病理变化和病因学进行了详细阐述。在 27 年的时间里，Wallenberg 发表了 4 篇关于延髓外侧梗死的专题报告：其中包括一名患者的临床表现分析、一名患者的尸检结果、另一名患者的病例报告以及第 15 名患者的临床和病理结果[3-6]。Wallenberg 在 1889 年第一次见到这样的患者，他是一名绳索编织员且患有阑尾炎。1893 年，患者出现严重眩晕、左眼剧烈疼痛、吞咽困难、声音嘶哑。Wallenberg 详细地报告了神经系统查体，显示水平和垂直眼震、面部和身体的痛温觉丧失、左上腭无力、左声带麻痹和左肢共济失调。他写道："我们正在处理左侧延髓的损伤，它开始于椎体交叉的上方，穿过副橄榄和腹侧下橄榄体，并向侧方破坏延髓到软脑膜，在头侧和内侧到达上行丘系，最终损伤绳状体和小脑。"

在之后的 6 年中，患者再次发生急性脑卒中并死亡。Wallenberg 亲自进行了尸检，并具体描述了延髓梗死的部位和范围：椎动脉病变较为严重，且合并左侧小脑后下动脉完全闭塞。

20 世纪早期，解剖学家和研究人员对供应脑部（包括脑干和小脑）的血管产生了兴趣。法国的 Duret[7,8] 和英国的 Stopford[9] 仔细解剖了供应脑干的动脉。在巴黎 Salpetriere 医院的诊所和病理学实验室工作的 Charles Foix 在动脉解剖方面的研究经验丰富[10]。Foix 和他的同事定义了脑梗死的分布和定位，以及由此引起的神经系统异常，他们还试图阐明供应这些区域动脉供血的解剖分布。在 1923 年至 1927 年的短短 4 年间，Foix 和他的同事确定了大脑后动脉的血流分布，包括丘脑的分支动脉以及供应脑桥和延髓的分支动脉[11-15]。最重要的是，Foix 观察到旁正中动脉、短旋动脉和长旋动脉对脑干供血的一般模式。图 1.1 说明了该模式。

Kubik 和 Adams 于 1946 年发表的关于基底动脉闭塞的报告可能是关于后循环缺血最重要和最有影响力的一篇文章[16]。该报告是最完整和最详细阐述所有血管综合征的临床病理研究之一。关于基底动脉闭塞的研究，在 Kubik 和 Adams 发表第一篇相关文章前已有报道。Hayem 描述了一例基底动脉闭塞患者尸检标本的病理结果，但未具体描述临床结果[17]。Leyden 报道了 2 例基底动脉梅毒性动脉炎患者[18]。Marburg 在 1911 年发表了一篇关于脑桥和延髓梗死的综述[19]。Lhermitte 和 Trelles 报道了许多脑桥梗死患者，其中一些患者的基底动脉或其分支内有血栓形成[20]。Pines 和 Gilinsky 报道了一名被怀疑为基底动脉延髓段闭塞的患者，脑干病理切片证实了其脑梗死的存在[21]。Kubik 和 Adams 的报告非常重要且具有影响力，因为该系列的样本量很大（18 名患者），他们对脑干不同水平的病变进行了细致的解剖和图解，包括对血管闭塞（图 1.1 和图 1.2）以及临床表现的描述。

当时，Kubik 和 Adams 都是在马萨诸塞州总医院和波士顿市医院尸检实验室工作的神经病理学家，同时在医院的神经科病房工作。作者在工作中对部分患者进行了神经查体，后来回顾了他们的临床病历，他们发现血栓形成的范围和位置与脑干梗死的范围密切相关，且通常只有部分基底动脉闭塞。图 1.2 重新绘制了基底动脉闭塞的位置和范围以及由此导致的脑桥梗死的示意图。梗死大多局限于旁正中动脉和脑桥短旋动脉。

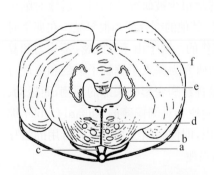

图 1.1　Foix 绘制的脑桥血供示意图

a. 长旋动脉；b. 短旋动脉；c. 旁正中动脉；d. 脑桥；e. 小脑蚓部；f. 小脑外侧叶.（经 Caplan, L. R. Charles Foix—The first modern stroke neurologist. Stroke 1990；21：348－356 许可）

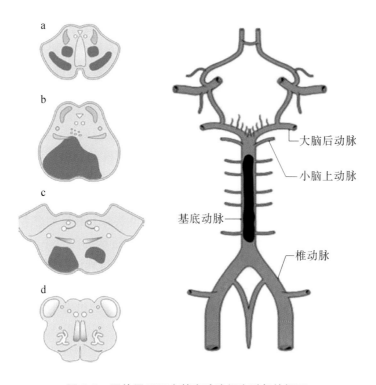

图 1.2　图片展示了由基底动脉闭塞引起的梗死

a. 中脑；b. 脑桥上部；c. 脑桥下部；d. 髓质（引自 Caplan，L. R.：Caplan's Stroke：A Clinical Approach，4th edition. Philadelphia：Elsevier，2009 redrawn from Kubik C，Adams R. Occlusion of the basilar artery：a clinical and pathologic study. Brain 1946；69：73 - 121）

作者讨论了原位血栓形成与栓子栓塞之间的病理差异，发现 18 处基底动脉闭塞中有 7 处是栓塞。大多数患者的症状都是突然出现并且所有病例都是致命的（否则患者就不会被送往停尸房的实验室）。随后研究人员对每位患者进行了仔细分析，并绘制了脑组织和血管病变的图谱。生活中的一些临床症状和体征，例如头晕、意识改变、构音障碍、感觉异常、假性延髓麻痹、偏瘫或四肢瘫、瞳孔和眼球运动异常、面瘫和视力丧失都与脑干和小脑受累有关。作者强调，识别这些体征应该能够准确地诊断出基底动脉闭塞。事实上，文章在结尾指出，在 7 名仍然存活的患者中，作者报告了他们的临床表现并怀疑是基底动脉血栓形成。遗憾的是，由于当时技术水平有限，没有安全的方法来明确血管病变的性质。

◆ 第三节　早期临床研究 ◆

在 20 世纪上半叶及之前，大多数脑梗死都被归因于颅内动脉闭塞。在 Kubik 和 Adams 的报告中，闭塞动脉累及重要的基底动脉，而大部分前循环梗死归因于大脑中动脉闭塞。Kubik 和 Adams 的报告中指出，那个时代的临床医生认为脑卒中通常在没有征兆的情况下突然出现，往往在缺血发生后出现进展。

仅仅在 Kubik 和 Adams 的报告发表之后 5～8 年，Miller Fisher 报道了关于颈动脉病变的临床特征[22,23]，他指出了两个关键的观察项目，对临床医生处理后循环缺血产生了重要影响。Miller Fisher 观察到颈动脉疾病患者经常有警示性的拼读障碍和短暂性脑缺血发作（transient ischemic attack，TIA），即发生脑卒中的前兆和预警。颈部血管的闭塞性病变有可以通过外科手术达到病变位置的潜在可能性，这也是第一次对颈部血管闭塞性疾病引起重视。在 Miller Fisher 报道几年后，Hutchinson 和 Yates 开始系统性地解剖和检查颈部血管[24]。他们在靠近锁骨下动脉起始的椎动脉中发现了高发病率的闭塞性病变。颈段椎动脉闭塞似乎与颈动脉闭塞类似，这使得 Hutchinson 和 Yates 创造了"颈椎动脉狭窄"这一术语[25]。后来，Miller Fisher 也强调了颈部椎动脉闭塞的重要性，这种病变常累及双侧的椎动脉[26]。

在随后的几年里，对所谓的锁骨下动脉盗血综合征的描述增加了颅外动脉闭塞性疾病普遍性的证据。Reivich 及其同事在报告中呼吁关注周期性头晕和眩晕的患者，这些患者的病情有时因手臂运动而加重，其闭塞性病变累及椎动脉起始部近端的锁骨下动脉[27,28]。血管造影和血流动力学研究显示，血液从对侧锁骨下动脉沿椎动脉上行到达颅内段，然后沿同侧椎动脉逆行至锁骨下动脉狭窄或闭塞段。最终，在椎动脉逆流的血液进入缺血的上肢动脉。后来，Hennerici 及其同事发现，椎动脉血流逆流在锁骨下动脉闭塞的患者中很常见，但很少产生严重的神经系统症状或体征[29]。

20 世纪 50 年代开始，对主动脉弓及其弓上血管的动脉造影成为现实。1953 年瑞典的 Seldinger 尝试通过股动脉置管对所有血管进行选择性造影，使得血管造影术取得了巨大的进步[30]。1970 年以后，血管造影技术获得进一步改善，训练有素、经验丰富的全职神经放射科医生开始开展该技术，使用了更安全的造影剂，并完善了双球管造影技术，这些进步使得血管造影更加安全和有效。锁骨下动脉盗血综合征让研究者意识到闭塞性病变可能远离缺血灶，随后医生主张对主动脉弓和供应大脑的所有 4 根分支进行常规血管造影。在 20 世纪中叶开始的颅外动脉闭塞的大型联合研究中，开始常规进行需要消耗大量造影剂的主动脉弓造影。该研究证实了颈段颈动脉、锁骨下动脉和椎动脉等颅外闭塞性病变的高发病率[31]。

在 20 世纪 50 年代，Miller Fisher 提醒临床医生关注 TIA 的存在[22,23]，这些临床医生发现具有这些常见症状和体征的患者后来被 Kubik 和 Adams 证实患有致命性基底动脉闭塞[16]。20 世纪 50 年代末和 60 年代初，美国和英国临床医生撰写了关于 TIA 的一系列文章，这些 TIA 患者的大脑受累部位均由后循环供血。通过血管造影进行随访时发现严重的椎基底动脉闭塞的发生率很高，病变主要累及基底动脉，但椎动脉的颈段和颅内段也常出现狭窄或闭塞。美国明尼苏达州罗切斯特市梅奥诊所的神经病学家 Clark Millikan、Robert Siekert 和 Jack Whisnant 将这种源自后循环的发作性 TIA 称为"椎基底动脉供血不足"（vertebrobasilar insufficiency，VBI）[32]。所谓的 VBI 并不罕见，事实上，Bradshaw 和 McQuaid 在他们关于 VBI 的文章中总结到："该综合征是神经系统疾病最常见的病因之一[33]。"

受到 Kubik 和 Adams 关于经尸检证实的基底动脉闭塞病例报道的极大影响，20 世纪中期的临床医生普遍认为后循环血管闭塞是一种非常严重且致命的疾病。在这一时期，华法林通常用于治疗此类血管闭塞性疾病。抗凝治疗已用于血栓性静脉炎、肺栓塞、心肌梗死、风湿性瓣膜病等合并全身性栓塞和脑栓塞的患者。华法林治疗血管闭塞性疾病似乎值得一试。根据这一推理，梅奥诊所的 Millikan、Siekert 和 Shick 发表了一篇重要且极具影响力的关于使用华法林治疗 VBI 患者的论文[34]。在一项非对照的观察性研究中，许多具有 VBI 临床症状和体征的患者(大多未经血管造影证实)接受华法林治疗后明显缓解,大多数人只有轻微的脑卒中。由于这种疾病不进行治疗的话通常是致命或致残的,作者坚信华法林有效,且适用于具有 VBI 症状的患者。

到 20 世纪 60 年代中期,医学界和神经学界普遍认为后循环 TIA 和缺血性卒中可以很容易诊断,血流动力学因素可解释 TIA 和神经系统功能受损,且肝素-华法林抗凝治疗是一种有效的治疗方法。尽管后来一些研究表明,血管造影术在某些情况下能够提示血管病变的性质和预后,但当时的血管造影术通常被认为是不适用的。除非有禁忌证,后循环缺血患者通常被给予肝素和华法林治疗。几乎很少进行相关的研究,这种情况维持了很久,直到 20 世纪末 MRI、MRA 和 CTA 等现代脑组织和血管成像技术得到广泛应用。

多年后,在针对华法林和阿司匹林治疗重度症状性颅内动脉粥样硬化性狭窄(warfarin-aspirin for symptomatic intracranial disease,WASID)试验中,证实阿司匹林和华法林在预防卒中方面没有显著差异[35]。药物治疗通常在最后一次缺血事件后数周开始,华法林较难控制剂量,与每天服用 1 300 mg 阿司匹林的患者相比,华法林维持在目标治疗 INR 范围内的患者预后更好。在接受华法林治疗的患者中,INR 水平低于目标范围的患者出现了更多的脑梗死,高于目标 INR 范围的患者则更容易发生出血。由于病例中重度(>80%)颅内椎动脉狭窄(107 例)或基底动脉狭窄(112 例)的患者太少,因此无法对该部位的闭塞性病变得出有意义的结论。

尽管累及前循环和后循环的 TIA 机制尚不明确,但 20 世纪中期的观点倾向于血流动力学因素。在一系列有影响力的报道中,Derek Denny-Brown 提出发作性缺血可用循环紊乱来解释,他将这种血流不足称为"功能不全"。Denny-Brown 认为颈动脉和椎基底动脉供血不足是一种"潜在的、生理性的血流动力学改变,任何损害侧支循环的因素都可能引发可逆性的血流动力学紊乱"[36]。血液动力紊乱可能是暂时的,也可能是部分或完全可逆的,这取决于病理因素的持续时间和严重程度。Denny-Brown 回顾了解剖学、生理学和实验数据以支撑他提出的假说,但在其自己的倾斜床试验中,由其当时的主要助理之一 John Sterling Meyer 博士使用脑电图以监测临床"功能不全"的患者,但结果是患者往往未能被诱发其发作或是出现脑电图变化。

◆ 第四节 20 世纪下半叶的临床病理学和临床影像学研究 ◆

现代脑组织和血管成像(MRI、MRA 和 CTA)技术的出现促进了对后循环相关综合征的研究。美国、欧洲和亚洲的临床医生和研究人员报道了由各种卒中亚型引起的与后循环相关的不同临床综合征。这些研究包括延髓外侧梗死[37,38]、延髓内侧梗死[39,40]、小脑梗死[41-45]、基底动脉尖综合征[46]、基底动脉闭塞[47]、丘脑梗死[48-52]、运动性轻偏瘫、共济失调性轻偏瘫、由脑桥腔隙性梗死导致的构音障碍手笨拙综合征[53-56]、脑桥外侧被盖综合征[57,58]、基底动脉分支闭塞[59]、颅内动脉粥样硬化分支疾病[60]、中脑梗死[61]和大脑后动脉梗死[62,63]。还详细研究了脑血管病变的分布、临床症状、体征以及预后[64-67],对非动脉粥样硬化性血管病变也进行了阐述[67,68]。

到 21 世纪上半叶,临床医生已经关注到主要涉及后循环的卒中综合征以及各种血管病变类型和卒中亚型。

梗死的病理生理学研究逐渐得以开展。临床医生和研究人员开始质疑仅仅通过低灌注来解释大多数脑梗死的发生是否科学。对血管病变的经颅多普勒超声显示了动脉内栓塞的高发生率和重要性。弥散加权 MRI 可显示与微栓塞相关的分水岭区域小"念珠"弧形的组织损伤。狭窄病变产生纤维蛋白-血小板和胆固醇晶体栓子,这些栓子经常脱落并随血液进入颅内,当供体血管发生病变导致血流减少时,低灌注可导致微栓子的冲洗及清除障碍。低灌注和栓子栓塞相互作用和相互补充,加剧了前循环和后循环的脑梗死[69-71]。

◆ 第五节　后循环缺血患者的治疗 ◆

1995 年 NIHSS 研究[组织型纤溶酶原激活物(tissue-type plasminogen activator,tPA)静脉溶栓研究]结果发表后[72],积累了大量采用 tPA 和后来的替奈普酶经静脉或动脉治疗的病例资料。大多数随机试验纳入了未明确血管病变的患者或仅包括前循环梗死的患者。有结果表明,与前循环病变相比,脑干缺血患者使用溶栓剂治疗可能在更长的时间窗内有效。有报道血管病变的大多数后循环患者伴有基底动脉闭塞,预后通常较差[73]。

血管成形术和支架植入术开始应用于后循环闭塞的患者以防发生脑梗死。在一项比较支架植入术与严格药物治疗的大型试验中,支架置入组的疗效不如药物治疗组[74,75]。基底动脉支架植入术常并发穿支血管脑干梗死及脑出血[74,75]。

拥有丰富经验的介入医师也开始探索开通阻塞动脉的新手段,包括使用注射器抽吸血凝块,或使用动力驱动装置来产生更多的真空负压以吸出血凝块,还包括螺旋状取栓装置来尝试更多地捕获血凝块,并将其取出。经过这些初步探索,器械制造商设计了"取栓支架",证明在开通血管方面比以前的器械更加有效。介入医师可以将取栓支架穿过阻塞的血凝块,第一时间恢复血流,血凝块会嵌入支架网孔内,然后通过导管拉到体外。取栓支架的随机试验证明了其有效性,甚至在症状发作后 24 小时内也有效[76,77]。机械取栓的随机试验仅纳入前循环病变的患者,但机械取栓也经常应用于基底动脉闭塞的患者。机械取栓的成功率远高于药物溶栓[78]。

◆ 第六节　椎基底动脉区域脑出血 ◆

爱尔兰医生 John Cheyne 于 1812 年发表了一篇有影响力的关于脑卒中的论文,首次发现并描述了后循环脑出血[79]。Cheyne 在他的论文中对患者的临床情况进行了详细描述,包括他们平时在社交场合穿着的服装以及尸检时大脑的外观。Cheyne 描述了脑软化以及脑内和蛛网膜下腔出血,在一些脑卒中后存活了一段时间的患者中,他在尸检时发现大脑中充满了锈黄色血清的空腔。他推测这些空腔内衬着一层能够吸收红细胞的膜,并且代表了陈旧性的出血。Cheyne 描述了一名脑桥血肿患者。病例 14 是一名 35 岁的木匠,多痰、脸色苍白、肌肉发达、无节制地酗酒。他头痛严重并伴有呕吐,不久之后陷入昏迷。大约一个小时后,他的呼吸变得不规律,很快陷入深度昏迷并死亡。Cheyne 这样描述尸检结果:在解剖大脑底部时,发现了由脑桥的物质破裂后形成的不规则黑色团块,并与充满血液的第四脑室相通[79]。

尽管脑桥血肿仅占颅内出血的 8%～10%,但由于其临床表现明显而独特,因此引起了人们的关注。在 Cheyne 对脑桥血肿进行描述之后,19 世纪期间出现了多篇单个病例报道和系列病例报道。1903 年,纽约康奈尔大学神经病学教授 Charles Dana 回顾了以前的报道和他的个人经验,总结了脑桥出血和梗死的临床特征[80]。Dana 回顾了脑桥的脑解剖和血管解剖结构。在尸检发现的 2 288 名血肿患者中,205 名(9%)为脑桥出血[80]。Dana 描述了一名典型的患者:出现前驱性头痛和不适数天……然后他像被闪电击中一样突然倒下,陷入昏迷。面部或四肢或同时发生抽搐……瞳孔成针尖样……眼睛出现内斜视或同向斜视。起初四肢僵硬,但随后可能会减弱,并伴有反射亢进。患者不能被唤醒,但可以呕吐……患者通常伴有呼吸麻痹且在 6～20 小时内死亡[80]。Dana 列出的"脑桥综合征"包括:①头痛、精神萎靡、呕吐;②突然深度昏迷;③面部及四肢抽搐;④瞳孔偏小、内聚斜视或同向性斜视;⑤呼吸缓慢不规则;⑥脉率不齐;⑦吞咽困难;⑧四肢瘫痪或交叉性瘫痪;⑨体温逐渐升高;⑩24 小时内死亡。

Gowers 在其 1892 年出版的《神经病学》教科书中描述了脑桥血肿的位置[81]。出血通常累及脑桥腹侧面附近的被盖-基底交界处。血肿常向上方扩散,但很少向下扩散至延髓;血肿通常会破入第四脑室[81]。

Oppenheim 在其 1892 年首次出版的《现代神经病学》一书中,对脑桥出血患者的临床症状进行了归纳[82]:偶尔会出现偏瘫或不对称延髓麻痹,但更常见的是双侧肢体无力和双侧口、腭、咽和喉麻痹。瞳孔缩小,但也可以放大。眼球运动障碍、昏迷、牙关紧闭和高热常见。Oppenheim 强调脑桥出血是致命的疾病[82]。

19 世纪对脑桥血肿的描述包括幕上出血。直到 20 世纪才开始将原发性脑桥血肿与继发压力性脑桥出血鉴别区分。Duret 通过向实验犬的幕上组织注射液体,人为地造成脑干出血[83,84]。Duret 发现致命性头部创伤的患者通常会在中脑和脑桥出现血肿[83]。1911 年,Attwater 明确地将原发性脑桥血肿与继发性脑干出血区分开来[85]。他回顾了伦敦 Guys 医院尸检的 77 例脑桥血肿患者,发现头部外伤患者常常有幕上出血合并脑干出血。Attwater 认为一些脑桥出血是由于血液快速进入颅腔导致颅内压升高所致[85]。Duret 在后来的研究中表明,中脑和脑桥的继发性出血(现在称为 Duret 出血)是由于突然升高的颅内压引起的,随后压迫脑干及其血管,导致血管的拉伸和撕裂[86]。

尽管大多数作者都强调了症状的突发性,但 Kornyey 在一篇单一病例报告中描述了一名脑桥血肿的年轻男性逐渐进展的症状和体征[87]:患者为一名 39 岁男子,被送往匈牙利 Kornyey 所在的医院治疗恶性高血压。在询问病史时,患者自诉双手麻木和刺痛,随后出现烦躁不安、吞咽困难和听力丧失。此时血压为 245/170 mmHg,期间他还出现了双侧外展神经麻痹、构音障碍、耳聋和左侧偏瘫。随后出现了瞳孔缩小、四肢瘫痪和昏迷。在进医院后 2 小时内死于脑桥出血[87]。直到 20 年后,Miller Fisher 才着重强调脑桥血肿的增大与逐渐加重的症状的相关性[88,89]。

1951 年,Steegman 报道了 17 例原发性脑桥出血患者,并总结了当时的文献报道[90]。在 17 例脑桥出血患者中,出血常累及脑桥中心,10 例患者血肿破入第四脑室,3 例患者病变不对称,多累及一侧被盖和基底部。大多数患者有四肢瘫痪,其中 2 例有偏瘫,1 例有面部和四肢交叉瘫。Steegman 认为抖动、扭动和颤抖是由于运动功能异常所致,而不是之前认为的惊厥[90]。Steegman 强调异常呼吸特征是缓慢、费力和喘气,死亡很少即刻发生,但通常发生在24～72 小时内。

CT 和随后的 MRI 可以检测到以往未能被发现的较小的脑桥血肿。经典的脑桥中央大血肿是脑桥旁正中动脉大的穿支破裂的结果。其后被识别的综合征——外侧被盖血肿,则是由于长旋动脉(尤其是发自小脑上动脉的分支)穿入外侧被盖的动脉破裂引起[91-93]。由于外侧脊髓丘脑束和内侧丘系合并形成的脑桥感觉丘系受累,这些病变导致对侧半侧感觉丧失。共济失调和眼球运动异常也经常发生,但轻瘫通常不出现或很少出现。后来,较小的外侧被盖血肿常被描述为仅引起对侧感觉异常。起源于旁正中动脉和短环状穿支血管的小型基底部位血肿可导致运动性偏瘫或共济失调性偏瘫,出现与腔隙性梗死患者相似的体征。

后循环出血的另一个常见部位是小脑。Morgagni 和 Lieutard 最早记录了有关小脑出血的病例,该记录于 1813 年被 Sedillot 在一篇描述致死性小脑出血的论文中引用[94]。Childs 于1858 年报道了第一例患小脑出血的美国患者,该患者为一名 19 岁的女性,在用力摇头逗孩子开心时发生了小脑出血[95]。Carion 在 1875 年的一篇博士论文中报道了 7 例小脑出血患者[96]。1932 年,Michael 回顾了自己收治的 10 名患者,并对当时的文献进行了回顾[97],他指出患者的头痛、眩晕和乏力发展非常迅速,因而,对急性重症患者进行死前神经定位实际上是很难实现的[97]。1942 年,Mitchell 和 Angrist 报道了他们收治的 15 例自发性小脑出血患者,并回顾了当时报道的 109 例病例[98]:首先,"昏迷症状远远超过了所有其他临床症状",在 124名患者中,有 64 名(52%)出现了昏迷;其次,最常见的症状是呕吐和头痛。仅有 16 名患者(13%)出现头晕,11 名患者(9%)出现共济失调[98]。他们得出和 Michael 一样的结论,小脑出血患者的症状和体征可以变化多端。

1960 年,Wylie McKissock 和他的伦敦同事报道了他们收治的 34 例小脑出血患者[99]:高血压是最常见的原因,但其中有 6 例患者患有血管瘤,2 例患有动脉瘤。18 例患者的血肿局限于小脑,10 例血肿累及脑干,6 例血肿破入第四脑室。除 6 名患者在术前死亡外,所有患者均接受了手术,其中 14 例仅行脑室造影或脑室外引流[99]。接受手术的 28 例患者中有 19 例死亡,预后非常差。作者对小脑出血的临床认知持悲观态度:"这些患者出现的神经系统体征基本上都是毫无帮助的。在那些失去意识的患者中无法引出定位体征,除了其中大多数人有收缩和无反应的瞳孔以及周期性呼吸。在有意识的患者中,只有不到一半的患者存在小脑功能障碍[99]。"

Miller Fisher 及其同事在 1965 年发表的一篇非常重要的、具有标志性的论文中提及旨在增加小脑出血诊断的临床发现[100]。他们仅仅详细描述了 3 名患者,在论文被接受后添加的附录中,作者又收治了 8 名患者,这些患者的诊断源自对于最初 3 名小脑出血患者的归纳,并最终在手术中得到证实[100]。Fisher 和他的同事强调了几个重要的临床特征:呕吐是非常常见的症状;在没有帮助的情况下不能站立或行走,是可靠且常见的表现。同侧外展神经麻痹和同向性凝视麻痹最为常见;未观察到轻偏瘫或偏瘫,但常有双侧深部腱反射亢进和巴宾斯基征[100]。头痛、颈项强直、肢体共济失调、构音障碍和头晕是多变的症状。当临床症状典型时,作者建议进行手术探查。后来开展的针对小脑出血的几项大型临床研究证实了 Fisher 等人关于症状和体征的报道[101,102]。

目前 CT 和 MRI 已可以诊断较小的小脑出血。大多数血肿累及小脑半球,特别是小脑上动脉供应齿状核区域的白质。有些也来自小脑后下动脉的分支。偶尔,小脑蚓部会出现出血,并压迫第四脑室、延髓和脑桥被盖,但这些小脑蚓部血肿患者的临床表现尚未被完全阐明。

尽管丘脑出血是后循环出血的另一个常见部位,但直到 1959 年的休斯顿神经学会会议上,Fisher 才将丘脑出血的临床症状和体征与壳核和基底节出血患者的临床症状和体征区分开来[88]。Fisher 指出:过去对脑内大多数部位出血的临床和实验室特征的描述中很少提及丘脑和下丘脑出血,也从未对此进行过全面报道[88]。Fisher 强调了垂直凝视麻痹的存在:静止时眼睛向下,患者凝视鼻尖,瞳孔收缩,对侧肢体的感觉障碍较偏瘫更严重。Fisher 在临床上诊断的丘脑出血通常面积很大,而且都伴有蛛网膜下腔出血。

直到 CT 和后来的 MRI 出现后才可发现丘脑中较小的出血。Chung 及其同事在 1996 年根据责任血管的分布,回顾了丘脑结节、丘脑膝状体、丘脑-丘脑下和脉络膜后部等丘脑不同部位脑出血患者的表现[103]。同样,直到 CT 和 MRI 的出现,才开始将中脑和延髓出血与这些部位的缺血区分开来。

参考文献

［1］ WEPFER JJ. Observationes anatomicae ex cadaveribuseorum, quos sustulit apoplexia, cum exercitatione deejus loco affect［M］. Schaffhausen: Joh Caspari Suteri, 1658.

［2］ WOLF JK. The classical brain stem syndromes［M］. Springfield Ⅲ: Charles C Thomas Publ, 1971.

［3］ WALLENBERG A. Acute bulbaraffection (Embolie derart. cerebellar post. inf. sinistr?)［J］. Arch Psychiatr Nervenkr, 1895, 27: 504-540.

［4］ WALLENBERG A. Anatomischer befund in einem als"acute bulbar affection (embolie der art. Cerebellar post. inf. sinistra?)" beschreibenen falle［J］. Arch Psychiatr Nervenkr, 1901, 34: 923-959.

［5］ WALLENBERG A. Verschluss der arteria cerebella inferior posterior sinistra［J］. Neurol Zentralblatt, 1915, 34: 236-247.

［6］ WALLENBERG A. Verschluss der arteria cerebelli inferior posterior dextra (mit sektionbefund)［J］. Deutsche Zeitschrift f Nervenheilk, 1922, 73: 189-212.

［7］ DURET H. Sur la distribution des arteres nouricierres du bulb rachidien［J］. Arch Physiol Norm Path, 1873, 5: 97-113.

［8］ DURET H. Reserches anatomiques sur la circulation del'encephale［J］. Arch Physiol Norm Pathol, 1874, 3: 60-91, 316-353, 664-693, 919-957.

［9］ STOPFORD JSB. The arteries of the pons and medulla oblongata［J］. J Anat Physiol, 1916, 50: 131-163, 255-280.

［10］ CAPLAN LR. Charles Foix, the first modern stroke neurologist［J］. Stroke, 1990, 21: 348-356.

［11］ FOIX C, HILLEMAND P. Irrigation de la protuberance［J］. CR Soc Biol (Paris), 1925, 92: 35-36.

［12］ FOIX C, HILLEMAND P. Les syndromes de la region thalamique［J］. Presse Med, 1925, 33: 113-117.

［13］ FOIX C, HILLEMAND P, SCHALIT I. Sur le syndrome lateral du bulbe et l'irrigation du bulbe superieur［J］. Rev Neurol (Paris), 1925, 41: 160-179.

［14］ FOIX C, HILLEMAND P. Les arteres de l'axe encephalique jusqu'au diencephale inclusivemenl［J］. Rev

Neurol (Paris), 1925,41: 705 - 739.

[15] FOIX C, MASSON A. Le syndrome de I'artere cerebrale posterieure [J]. Presse Med, 1923,31: 361 - 365.

[16] KUBIK C, ADAMS R. Occlusion of the basilar artery: a clinical and pathologic study [J]. Brain, 1946, 69: 73 - 121.

[17] HAYEM MG. Sur la thrombose par arterite du tronc basilaire Comme cause du mort rapide [J]. Archiv Physiol Norm Path, 1868,1: 270 - 289.

[18] MARBURG O. Uber die neuren fortscritte in der topischen diagnostik des ponsund der oblongata [J]. Deutsche Zeitschrift f Nervebheilk, 1911,41: 41 - 91.

[19] LEYDEN E. Ueber die thrombose der basilar arterie [J]. Zeitschr Klein Med, 1882,5: 165 - 185.

[20] LHERMITTE J, TRELLES JO. L'arteriosclerose du tronc basilaire et ses consequences anatomo-clinques [J]. Jahrbucher f Psychiatrie Neurologie, 1934,51: 91 - 107.

[21] PINES L, GILINSKY E. Uber die thrombose der arteria basilaires und uber die vascularisation der brucke [J]. Archiv f Psychiatrie Nervenkrank, 1932,97: 380 - 387.

[22] FISHER CM. Occlusion of the internal carotid artery [J]. Arch Neurol Psychiatr, 1951,65: 346 - 377.

[23] FISHER M. Occlusion of the carotid arteries [J]. Arch Neurol Psychiatr, 1954,72: 187 - 204.

[24] HUTCHINSON EC, YATES PO. The cervical portion of the vertebral artery, a clinic = pathological study [J]. Brain, 1956,79: 319 - 331.

[25] YATES PO, HUTCHINSON EC. Carotico-vertebral stenosis [J]. Lancet, 1957,1: 2 - 8.

[26] FISHER CM. Occlusion of the vertebral arteries [J]. Arch Neurol, 1970,22: 13 - 19.

[27] REIVICH M, HOLLING E, ROBERTS B, et al. Reversal of blood flow through the vertebral artery and its effect on cerebral circulation [J]. N Engl J Med, 1961,265: 878 - 885.

[28] CAPLAN LR. Dissections of brain-supplying arteries [J]. Nat Clin Pract Neurol, 2008,4(1): 34 - 42.

[29] HENNERICI M, KLEMM C, RAUTENBERG W. The subclavian steal phenomenon: a common vascular disorder with rare neurological deficits [J]. Neurology, 1988,88: 669 - 673.

[30] SELDINGER SI. Catheter replacement of the needle in percutaneous arteriography [J]. Acta Radiol, 1953,39: 368 - 376.

[31] HASS WK, FIELDS WS, NORTH R, et al. Joint study of extracranial arterial occlusion. II. Arteriography, techniques, sites, and complications [J]. JAMA, 1968,203: 961 - 968.

[32] MILLIKAN C, SIEKERT R. Studies in cerebrovascular disease. The syndrome of intermittent insufficiency of the basilar arterial system [J]. Mayo Clin Proc, 1955,30: 61 - 68.

[33] BRADSHAW P, MCQUAID P. The syndrome of Veretebro-basilar insufficiency [J]. Q J Med, 1963, 32: 279 - 296.

[34] MILLIKAN C, SIEKERT R, SHICK R. Studies in cerebrovascular disease: the use of anticoagulant drugs in the treatment of insufficiency or thrombosis within the basilar arterial system [J]. Mayo Clin Proc, 1955,30: 116 - 126.

[35] CHIMOWITZ M, LYNN MJ, HOWLETT-SMITH H, et al. For the warfarin-aspirin symptomatic intracranial disease trial investigators. Comparison of warfarin and aspirin for symptomatic intracranial arterial stenosis [J]. N Engl J Med, 2005,352: 1305 - 1316.

[36] DENNY-BROWN D. Basilar artery syndromes [J]. Bull N Engl Med Center, 1953,15: 53 - 60.

[37] FISHER CM, KARNES W, KUBIK C. Lateral medullary infarction: the pattern of vascular occlusion [J]. J Neuropathol Exp Neurol, 1961,20: 323 - 379.

[38] KIM J. Pure lateral medullary infarction: clinical-radiological correlation of 130 acute, consecutive patients [J]. Brain, 2003,126: 1864 - 1872.

[39] KIM JS, KIM HG, CHUNG CS. Medial medullary syndrome: report of 18 new patients and a review of the literature [J]. Stroke, 1995,26: 1548 - 1552.

[40] KIM JS, HAN YS. Medial medullary infarction clinical, imaging, and outcome study in 86 consecutive patients [J]. Stroke, 2009,40: 3221 - 3225.

[41] AMARENCO P, CAPLAN LR. Vertebrobasilar occlusive disease, review of selected aspects: 3. Mechanisms of cerebellar infarctions [J]. Cerebrovasc Dis, 1993,3: 66 - 73.

[42] CAPLAN LR. Cerebellar infarcts: key features [J]. Rev Neurol Dis, 2005,2: 51 - 60.

[43] AMARENCO P, ROSENGART A, DEWITT LD, et al. Anterior inferior cerebellar artery territory infarcts: mechanisms and clinical features [J]. Arch Neurol, 1993,50: 154 - 161.

[44] CHAVES CJ, CAPLAN LR, CHUNG C-S, et al. Cerebellar infarcts in the New England Medical Center Posterior Circulation Registry [J]. Neurology, 1994,44: 1385 - 1390.

[45] AMARENCO P, KASE CS, ROSENGART A, et al. Very small (border-zone) cerebellar infarcts [J]. Brain, 1993,116: 161 - 186.

[46] CAPLAN LR. Top of the basilar syndrome: selected clinical aspects [J]. Neurology, 1980,30: 72 - 79.

[47] VOETSCH B, DEWITT LD, PESSIN MS, et al. Basilar artery occlusive disease in the New England Medical Center Posterior Circulation Registry [J]. Arch Neurol, 2004,61: 496 - 504.

[48] CAPLAN LR, DEWITT LD, PESSIN MS, et al. Lateral thalamic infarcts [J]. Arch Neurol, 1988,45: 959 - 964.

[49] GRAFF-RADFORD NR, DAMASIO H, YAMADA T, et al. Non haemorrhagic thalamic infarction [J]. Brain, 1985,108: 495 - 516.

[50] BOGOUSSLAVSKY J, REGLI F, ASSAL G. The syndrome of tuberothalamic artery territory infarction [J]. Stroke, 1986,17: 434 - 441.

[51] BOGOUSSLAVSKY J, REGLI F, USKE A. Thalamic infarcts: clinical syndromes, etiology, and prognosis [J]. Neurology, 1988,38: 837 - 848.

[52] FISHER CM. Pure sensory stroke and allied conditions [J]. Stroke, 1982,13: 434 - 447.

[53] FISHER CM. Pure motor hemiplegia of vascular origin [J]. Arch Neurol, 1965,13: 30 - 44.

[54] FISHER CM. Ataxic hemiparesis [J]. Arch Neurol, 1978,35: 126 - 128.

[55] KIM JS, LEE JH, IM JH, et al. Syndromes of pontine base infarction, a clinical-radiological correlation study [J]. Stroke, 1995,26: 950 - 955.

[56] FISHER CM. A lacunar stroke. The dysarthria-clumsy hand syndrome [J]. Neurology, 1967,17: 614 - 617.

[57] CAPLAN L, GOODWIN J. Lateral brainstem tegmental hemorrhage [J]. Neurology, 1982, 32: 252 - 260.

[58] HELGASON CM, WILBUR AC. Basilar branch pontine infarctions with prominent sensory signs [J]. Stroke, 1991,22: 1129 - 1136.

[59] FISHER CM, CAPLAN LR. Basilar artery branch occlusion: a cause of pontine infarction [J]. Neurology, 1971,21: 900 - 905.

[60] CAPLAN LR. Intracranial branch atheromatous disease [J]. Neurology, 1989,39: 1246 - 1250.

[61] MARTIN PJ, CHANG H-M, WITYK R, et al. Midbrain infarction: associations and etiologies in the New England Medical Center Posterior Circulation Registry [J]. J Neurol Neurosurg Psychiatry, 1998, 64: 392 - 395.

[62] PESSIN MS, LATHI E, COHEN MB, et al. Clinical features and mechanisms of occipital infarction in the posterior cerebral artery territory [J]. Ann Neurol, 1987,21: 290 - 299.

[63] YAMAMOTO Y, GEORGIADIS AL, CHANG H-M, et al. Posterior cerebral artery territory infarcts in

the New England Medical Center Posterior Circulation Registry [J]. Arch Neurol, 1999,56: 824 - 832.

[64] CAPLAN LR, CHUNG C-S, WITYK RJ, et al. New England Medical Center posterior circulation stroke registry: I. Methods, data base, distribution of brain lesions, stroke mechanisms, and outcomes [J]. J Clin Neurol, 2005,1: 14 - 30.

[65] CAPLAN LR, WITYK RJ, PAZDERA L, et al. New England Medical Center posterior circulation stroke registry: II Vascular lesions [J]. J Clin Neurol, 2005,1: 31 - 49.

[66] GLASS TA, HENNESSEY PM, PAZDERA L, et al. Outcome at 30 days in the New England Medical Center Posterior Circulation Registry [J]. Arch Neurol, 2002,59(3): 369 - 376.

[67] SEARLS DE, PAZDERA L, KORBEL E, et al. Symptoms and signs of posterior circulation ischemia in the New England Medical Center Posterior Circulation Registry [J]. Arch Neurol, 2012, 69 (3): 346 - 351.

[68] LOU M, CAPLAN LR. Vertebrobasilar dilatative arteriopathy (dolichoectasia). In: the year in neurology, 2 [J]. Ann N Y Acad Sci, 2010,1184: 121 - 133.

[69] CAPLAN LR, HENNERICI M. Impaired clearance of emboli (washout) is an important link between hypoperfusion, embolism, and ischemic stroke [J]. Arch Neurol, 1998,55: 1475 - 1482.

[70] SEDLACZEK O, CAPLAN L, HENNERICI M. Impaired washout-embolism and ischemic stroke: further examples and proof of concept [J]. Cerebrovasc Dis, 2005,19: 396 - 401.

[71] AMIN-HANJANI S, DU X, ROSE-FINNELL L, et al. On behalf of the VERITAS group. Hemodynamic features of Vertebrobasilar disease [J]. Stroke, 2015,46: 1850 - 1856.

[72] The National Institute of Neurological Disorders and Stroke rt-PA Study Group. Tissue plasminogen activator for acute ischemic stroke [J]. N Engl J Med, 1995,333: 1581 - 1587.

[73] SCHONEWILLE WJ, WIJMAN CA, MICHEL P, et al. Treatment and outcomes of acute basilar artery occlusion in the basilar artery international cooperation study (BASICS): a prospective registry study [J]. Lancet Neurol, 2009,8: 724 - 730.

[74] CHIMOWITZ MI, LYNN MJ, DERDEYN CP, et al. For the SAMMPRIS Trial Investigators. Stenting versus aggressive medical therapy for intracranial arterial stenosis [J]. N Engl J Med, 2011,365: 993 - 1003.

[75] DERDEYN CP, CHIMOWITZ MI, LYNN MJ, et al. Aggressive medical treatment with or without stenting in high-risk patients with intracranial artery stenosis (SAMMPRIS): the final results of a randomised trial [J]. Lancet, 2014,383: 333 - 341.

[76] ALBERS G, MARKS MP, KEMP S, et al. for the DEFUSE 3 Investigators. Thrombectomy for stroke at 6 to 16 hours with selection by perfusion imaging [J]. N Engl J Med, 2018,378: 708 - 718.

[77] NOGUEIRA RG, JADHAV AP, HAUSSEN DC, et al. For the DAWN Trial Investigators. Thrombectomy 6 to 24 hours after stroke with a mismatch between deficit and infarct [J]. N Engl J Med, 2018,378: 11 - 21.

[78] KUMAR G, SHAHRIPOUR RB, ALEXANDROV AV. Recanalization of acute basilar artery occlusion improves outcomes: a meta-analysis [J]. J Neurointerv Surg, 2015,7: 868 - 874.

[79] CHEYNE J. Cases of apoplexy and lethargy with observations upon the comatose diseases [M]. London: J Moyes printer, 1812.

[80] DANA CL. Acute bulbar paralysis due to hemorrhage and softening of the pons and medulla with reports of cases and autopsies [J]. Med Rec, 1903,64: 361 - 374.

[81] GOWERS WR. A manual of diseases of the nervous system [M]. London: J and A Churchill, 1893.

[82] OPPENHEIM H. Lehrbuch der Nervenkrankheiten [M]. 7th ed. Basel: Verlag S Karger, 1923: 1216 - 1245.

［83］ DURET H. Etudes experimentales et cliniques sur les traumatismes cerebraux ［M］. Paris：V. Adrien Delahayes，1878.

［84］ THOMPSON RK，SALCMAN M. Brain stem hemorrhages：historical perspective ［J］. Neurosurgery，1988,22：623 – 628.

［85］ ATTWATER H. Pontine hemorrhage. ［J］ Guys Hosp Rep，1911,65：339 – 389.

［86］ DURET H. Traumatismes craniocerebraux ［M］. Paris：Librairee Felix Alcan，1919.

［87］ KORNYEY S. Rapidly fatal pontine hemorrhage：clinical and anatomical report ［J］. Arch Neurol Psychiatr，1939,41：793 – 799.

［88］ FISHER CM. In：Fields WS，editor. Clinical syndromes in cerebral hemorrhage in pathogenesis and treatment of cerebrovascular disease ［M］. Springfield，IL：Charles Thomas Publ，1961：318 – 342.

［89］ FISHER CM. Pathological observations in hypertensive cerebral hemorrhage ［J］. J Neuropathol Exp Neurol. ，1971,30：536 – 550.

［90］ STEEGMAN AT. Primary pontine hemorrhage ［J］. J Nerv Ment Dis，1951,114：35 – 65.

［91］ CAPLAN LR，GOODWIN J. Lateral tegmental brainstem hemorrhage ［J］. Neurology，1982,32：252 – 260.

［92］ TYLER HR，JOHNSON P. Case records of the Massachusetts General Hospital ［J］. N Engl J Med，1982,287：506 12.

［93］ KASE CS，MAULSBY G，MOHR JP. Partial pontine hematomas ［J］. Neurology，1981,30：652 – 655.

［94］ SEDILLOT J. Epanchement de sang dans le lobe droit du cervelet suivi de la mort ［J］. J Gen de Med Chir et Pharm，1813,47：375 – 379.

［95］ CHILDS T. A case of apoplexy of the cerebellum ［J］. Am Med Month，1858,9：1 – 3.

［96］ CARION F. Contribution a l'etude symptomatique st diagnostique de l'hemorrhagie cerebelleuse ［M］. Paris：Adrien Delhaye，1875.

［97］ MICHAEL JC. Cerebellar apoplexy ［J］. Am J Med Sci，1932,183：687 – 695.

［98］ MITCHELL N，ANGRIST A. Spontaneous cerebellar hemorrhage：report of fifteen cases ［J］. Am J Path，1942,18：935 – 953.

［99］ MCKISSOCK W，RICHARDSON A，WALSH L. Spontaneous cerebellar hemorrhage ［J］. Brain，1960,83：1 – 9.

［100］ FISHER CM，PICARD EH，POLAK A，et al. Acute hypertensive cerebellar hemorrhage：diagnosis and surgical treatment ［J］. J Nerv Ment Dis，1965,140：38 – 57.

［101］ Ott K，Kase C，Ojemann R，et al. Cerebellar hemorrhage：diagnosis and treatment ［J］. Arch Neurol，1974,31：160 – 167.

［102］ BRENNAN R，BERGLUND R. Acute cerebellar hemorrhage. Analysis of clinical findings and outcome in 12 cases ［J］. Neurology，1977,27：527 – 532.

［103］ Chung C-S，Caplan LR，Han W，et al. Thalamic haemorrhage ［J］. Brain，1996,119：1873 – 1886.

第二章

动脉解剖与侧支循环

◆ 第一节 胚 胎 学 ◆

　　脑血管系统的胚胎发育起源于间充质成分,形成覆盖神经管表面的通道[1]。在胚胎形成的第 24 天左右,颈内动脉从第三鳃弓动脉和背侧主动脉远端的连接处发出[2]。在胚胎形成第的 28 天左右,后脑由成对的纵向神经动脉供应,这些动脉从颈内动脉-椎基底动脉吻合网获得血液供应。三叉动脉、耳动脉、舌下动脉和寰椎前动脉分别在头侧和尾侧形成关键吻合。在胚胎形成的第 29 天左右,成对的纵向神经动脉在中线处融合形成基底动脉。然后,后交通动脉开始连接远端基底动脉和远端颈内动脉,三叉动脉、耳动脉、舌下动脉和寰椎前动脉逐渐退化[3]。椎动脉由颈部的纵向吻合动脉融合而成,从寰椎前上升至 C_6 水平[3]。从胚胎形成的第 30~35 天开始,基底动脉和椎动脉的分布和连接已接近成年人。

◆ 第二节 解 剖 学 ◆

　　后循环为大脑的后部提供血液供应,包括大脑皮质的后部、小脑和脑干。后循环的解剖以及与 Willis 环的吻合在每个人身上都有很大的差异。后循环的主要动脉包括椎动脉(vertebral artery,VA)、基底动脉(basilar artery,BA)和大脑后动脉(posterior cerebral artery,PCA)。

一、椎动脉

　　每个人通常有两根椎动脉。椎动脉分为 4 段:第一段是从锁骨下动脉第一分支的起点到颈椎横突孔的入口;第二段是从 C_5 或 C_6 横突孔的入口到 C_2 的出口;第三段起自 C_2 横孔出口,横向走形于 C_1 横突孔,最终穿过硬脑膜;第四段为枕骨大孔入口到与对侧椎动脉汇合形成基底动脉处。

　　椎动脉的直径从 1.5 mm 到 5.0 mm 不等,发育不全通常指直径小于 2 mm 的血管[4]。多篇文献报道,椎动脉发育不全的发生率为 1.9%~35.2%[5,6]。动脉粥样硬化性狭窄病变与发育不全需谨慎鉴别。左椎动脉通常是优势侧。正常变异包括不同的椎动脉起源(发自主动脉弓或无名动脉）。

椎动脉的分支血管如下。

1. 脊髓前动脉

脊髓前动脉（anterior spinal artery，ASA）从位于延髓水平的椎动脉 V_4 段（颅内部分）发出。研究发现 65.3% 的脊髓前动脉起源于双侧椎动脉[7]。脊髓前动脉供应延髓前侧和脊髓前表面，并在前正中裂内下行，也会出现双干脊髓前动脉的变异。

2. 小脑后下动脉

小脑后下动脉（posterior inferior cerebellar artery，PICA）是椎动脉的最大分支，起源于椎基底动脉汇合前 10～20 mm 的椎动脉颅内段，但存在变异，可能起源于基底动脉、颅外椎动脉或咽升动脉，也可能完全缺如[8]。在 20～24 mm 的胚胎阶段，PICA 作为一条从后脑向后延伸的动脉清晰可见。其他变异包括 PICA 发自椎动脉的终点，同时对侧椎动脉通常较粗大。还可发现双干 PICA 以及 PICA 与小脑前下动脉（anterior inferior cerebellar artery，AICA）的吻合[9]。PICA 的大小各异，通常与 AICA 的大小成反比，这可能是因为两条动脉都为小脑的下部供血[8,10]。PICA 发出两个主干：前支和侧支。PICA 还可以分为 5 段，即延髓前段、延髓外侧段、扁桃体延髓段、扁桃体上段和皮质段。延髓前段和延髓外侧段分别位于延髓前方和延髓外侧。扁桃体延髓段靠近小脑扁桃体的下半部分。扁桃体上段位于下髓帆和小脑扁桃体上极之间。皮质段位于小脑下表面。PICA 供血的范围也因 AICA 和 PICA 的大小而异。通常，供血区域包括延髓下部、小脑后下部分和下蚓部。

二、基底动脉

基底动脉起自脑桥延髓交界处，从椎动脉汇合处经脑桥的基底沟向颅内延伸。基底动脉是由胚胎时期成对的后脑血管融合而成，这种结构的不规则性会导致基底动脉的变异。基底动脉在脑桥上缘发出两条大脑后动脉。基底动脉的直径通常为 3～4 mm，在远端可以逐渐变细[11]。基底动脉的长度为 25～35 mm[12]。基底动脉存在多种正常变异，包括永存颈动脉-基底动脉吻合（永存三叉动脉，参见第 14 章中的图 14.11）、基底动脉开窗（图 2.1）和终止于小脑上动脉（superior cerebellar artery，SCA）的发育不全的基底动脉[13]。

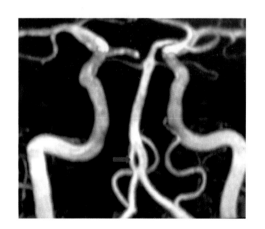

图 2.1　MR 造影显示基底动脉开窗畸形（红箭头）

基底动脉的分支血管如下。

1. 穿支血管

基底动脉的穿支血管的直径通常小于 1 mm，可分为三组：头部、中部和尾部[14]。头端穿支血管主要起源于基底动脉的远端以及 SCA；中间的穿支起源于基底动脉的中间部分，可发出前外侧动脉、桥髓动脉和长桥脑动脉；尾部穿支起自基底动脉的近端。

2. 小脑上动脉

在基底动脉发出两条大脑后动脉之前，先发出小脑上动脉（SCA）。每个 SCA 分为内侧干和外侧干，分别供应小脑皮质的内侧和外侧[15]。起源于 SCA 的分支包括穿支动脉、供应小脑和脑干连接部分的小脑前分支，以及供应小脑上部的皮质支[15]。正常变异包括双干 SCA（最常见）、源自 PCA 的 SCA 和源自颈内动脉（internal carotid artery，ICA）的 SCA[16]。

3. 小脑前下动脉

小脑前下动脉（AICA）多起源于基底动脉的近端 1/3，较少发自中段 1/3[17]，9% 的病例起源于椎基底动脉交界处。AICA 的解剖直径平均为 1 mm[18,19]。AICA 的供血区域不固定，但通常包括外侧脑桥、小脑前下部和小脑中脚。AICA 在脑桥延髓交界处分为上干和下干。AICA 从起点开始可分为 4 段，包括止于下橄榄的脑桥前段、止于绒球的脑桥外侧段、止于小脑中脚的小脑绒球小结段以及止于小脑岩骨面的皮质段[17,20]。为耳蜗和迷路供血的迷路动脉通常起源于 AICA 的脑桥外侧段。AICA 的正常变异包括直接源自椎动脉或 PICA。双干 AICA 比较少见。

三、大脑后动脉

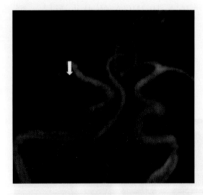

图 2.2 MR 造影显示大脑后动脉从颈内动脉发出的先天变异（白箭头）

70% 的大脑后动脉（PCA）起自于基底动脉的末端[21]，有 20% 的 PCA 起源于后交通动脉[21]（图 2.2）。PCA 按照解剖可分为 4 段：从 P_1 到 P_4 段[22]。P_1 段从基底动脉末端的 PCA 起点到与后交通动脉的连接处，P_1 段的血管平均直径为 2.6 mm。P_2 段从后交通动脉起点到中脑后缘，P_2 段的平均直径为 2.9 mm。P_3 段从中脑后部到距状裂前缘，位于四叠体池内。P_4 段是 P_3 段远端的浅表皮质段。

PCA 分支的起源和供血区域差异很大。丘脑穿支动脉起源于 P_1 段和后交通动脉，供应丘脑的内侧面。丘脑膝状体动脉最常发自于 P_2 段，供应丘脑的腹外侧部分。脉络膜后内侧动脉常从 P_2 段发出，供应后丘脑、膝状体、脑叶、松果体、中脑和第三脑室的脉络丛。脉络膜后外侧动脉常起源于 P_2 段或 PCA 的皮质支，并供应侧脑室的脉络丛。丘脑结节动脉（极动脉）源自后交通动脉，并且在高达 40% 的人群中缺如，它供应网状核、腹前核、前核以及部分腹外侧核和丘脑背内侧核[23]。PCA 的大脑分支包括颞下动脉（海马动脉、颞下前、颞下中、颞下后、颞总动脉）、顶枕动脉、距状裂动脉和压部动脉（又名后胼周动脉）。

◆ 第三节 侧 支 循 环 ◆

Willis 环为前循环和后循环提供了一级侧支代偿。后循环的血管解剖以及与 Willis 环的吻合因人而异。后交通动脉既可向前为前循环供血，也可向后为后循环供血[24]。据统计，在人群中有高达 30％的人有后交通动脉缺如或发育不全[25,26]。后交通动脉的直径也有很大差异,从小于 1 mm 到大于 2 mm 不等。脉络膜前动脉起源于颈内动脉后部,与脉络膜后动脉和大脑后动脉的侧支进行吻合[27,28]。软脑膜侧支循环是远端小动脉的吻合,包括大脑前动脉(anterior cerebral artery,ACA)、大脑中动脉(middle cerebral artery,MCA)和 PCA,它们是二级侧支代偿而且个体差异很大[29]。常见的吻合包括通过颞前动脉和颞后动脉将 MCA 与 PCA 吻合,以及通过胼周动脉将 ACA 与 PCA 吻合[24]。在任一主要脑动脉血流受限时,侧支循环容量可能会增加[30]。SCA、AICA 和 PICA 的远端分支吻合形成基底动脉和椎动脉之间的侧支循环,可减小基底动脉或椎动脉闭塞后的梗死面积[24,31](图 2.3)。目前已建立包含后交通动脉、SCA、AICA 和 PICA 的后循环侧支代偿评分标准,可预测基底动脉闭塞后的临床结局[32,33]。顶盖丛通过 PCA 和 SCA 的吻合连接幕上和幕下的血液供应[34]。极少情况下(<1％)来自 ICA 的原始永存吻合例如三叉动脉、耳动脉、舌下动脉和寰前节间动脉也可提供来自前循环的侧支代偿[35-37]。

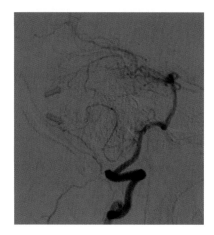

图 2.3 数字减影血管造影显示小脑上动脉、小脑前下动脉和小脑后下动脉之间的吻合(红箭头)

参考文献

[1] RAYBAUD C. Normal and abnormal embryology and development of the intracranial vascular system [J]. Neurosurg Clin N Am,2010,21(3):399-426.

[2] MENSHAWI K, MOHR JP, GUTIERREZ J. A functional perspective on the embryology and anatomy of the cerebral blood supply [J]. J Stroke,2015,17(2):144-158.

[3] LUH GY, DEAN BL, TOMSICK TA, et al. The persistent fetal carotid-vertebrobasilar anastomoses [J]. AJR Am J Roentgenol,1999,172(5):1427-1432.

[4] SZARAZOVA AS, BARTELS E, BARTELS S, et al. Possible morphological pathomechanisms of ischemic stroke in the posterior circulation of patients with vertebral artery hypoplasia [J]. J Neuroimaging,2015,25(3):408-414.

[5] DELCKER A, DIENER HC. Various ultrasound methods for studying the vertebral artery—a comparative evaluation [J]. Ultraschall Med,1992,13(5):213-220.

[6] PARK JH, KIM JM, ROH JK. Hypoplastic vertebral artery:frequency and associations with ischaemic stroke territory [J]. J Neurol Neurosurg Psychiatry,2007,78(9):954-958.

[7] BALLESTEROS L, FORERO P, QUINTERO I. Morphological expression of the anterior spinal artery and the intracranial segment of the vertebral artery:a direct anatomic study [J]. Rom J Morphol Embryol,2013,54(3):513-518.

[8] LISTER JR, RHOTON AL JR, MATSUSHIMA T, et al. Microsurgical anatomy of the posterior inferior cerebellar artery [J]. Neurosurgery,1982,10(2):170-199.

[9] LESLEY WS, DALSANIA HJ. Double origin of the posterior inferior cerebellar artery [J]. AJNR Am J

Neuroradiol, 2004,25(3): 425 - 427.

[10] BASKAYA MK, COSCARELLA E, JEA A, et al. Aneurysm of the anterior inferior cerebellar artery-posterior inferior cerebellar artery variant: case report with anatomical description in the cadaver [J]. Neurosurgery, 2006,58(2): E388.

[11] CAPLAN LR. Primer on cerebrovascular diseases [M]. London: Elsevier, Academic Press, 2017.

[12] BRASSIER G, MORANDI X, RIFFAUD L, et al. Basilar artery anatomy [J]. J Neurosurg, 2000,93 (2): 368 - 369.

[13] ADIGUN OO, SEVENSMA K. Anatomy, head and neck, basilar artery [M]. Treasure Island, FL: StatPearls, 2019.

[14] MARINKOVIC SV, GIBO H. The surgical anatomy of the perforating branches of the basilar artery [J]. Neurosurgery, 1993,33(1): 80 - 87.

[15] HARDY DG, PEACE DA, RHOTON AL JR. Microsurgical anatomy of the superior cerebellar artery [J]. Neurosurgery, 1980,6(1): 10 - 28.

[16] UCHINO A, SAWADA A, TAKASE Y, et al. Variations of the superior cerebellar artery: MR angiographic demonstration [J]. Radiat Med, 2003,21(6): 235 - 238.

[17] FOGWE DT, MESFIN FB. Neuroanatomy, anterior inferior cerebellar arteries [M]. Treasure Island, FL: StatPearls, 2019.

[18] SHRONTZ C, DUJOVNY M, AUSMAN JI, et al. Surgical anatomy of the arteries of the posterior fossa [J]. J Neurosurg, 1986,65(4): 540 - 544.

[19] PAI BS, VARMA RG, KULKARNI RN, et al. Microsurgical anatomy of the posterior circulation [J]. Neurol India, 2007,55(1): 31 - 41.

[20] NAIDICH TP, KRICHEFF II, GEORGE AE, et al. The normal anterior inferior cerebellar artery. Anatomic-radiographic correlation with emphasis on the lateral projection [J]. Radiology, 1976,119(2): 355 - 373.

[21] CEREDA C, CARRERA E. Posterior cerebral artery territory infarctions [J]. Front Neurol Neurosci, 2012,30: 128 - 131.

[22] ZEAL AA, RHOTON AL JR. Microsurgical anatomy of the posterior cerebral artery [J]. J Neurosurg, 978,48(4): 534 - 559.

[23] BOGOUSSLAVSKY J, REGLI F, ASSAL G. The syndrome of unilateral tuberothalamic artery territory infarction [J]. Stroke, 1986,17(3): 434 - 441.

[24] LIEBESKIND DS. Collateral circulation [J]. Stroke, 2003,34(9): 2279 - 2284.

[25] LIPPERT H, PABST R. Arterial variations in man : classification and frequency. [M] München: J. F. Bergmann, 1985: 121 pp.

[26] ALPERS BJ, BERRY RG, PADDISON RM. Anatomical studies of the circle of Willis in normal brain [J]. AMA Arch Neurol Psychiatry, 1959,81(4): 409 - 418.

[27] TAKAHASHI S, SUGA T, KAWATA Y, et al. Anterior choroidal artery: angiographic analysis of variations and anomalies [J]. AJNR Am J Neuroradiol, 1990,11(4): 719 - 729.

[28] MORANDI X, BRASSIER G, DARNAULT P, et al. Microsurgical anatomy of the anterior choroidal artery [J]. Surg Radiol Anat, 1996,18(4): 275 - 280.

[29] BROZICI M, VAN DER ZWAN A, HILLEN B. Anatomy and functionality of leptomeningeal anastomoses: a review [J]. Stroke, 2003,34(11): 2750 - 2762.

[30] TARIQ N, KHATRI R. Leptomeningeal collaterals in acute ischemic stroke [J]. J Vasc Interv Neurol, 2008,1(4): 91 - 95.

[31] RHOTON AL JR. The cerebellar arteries [J]. Neurosurgery, 2000,47(3 Suppl): S29 - S68.

[32] VAN DER HOEVEN EJ，MCVERRY F，VOS JA，et al. Collateral flow predicts outcome after basilar artery occlusion：the posterior circulation collateral score [J]. Int J Stroke，2016,11(7)：768 - 775.

[33] GOYAL N，TSIVGOULIS G，NICKELE C，et al. Posterior circulation CT angiography collaterals predict outcome of endovascular acute ischemic stroke therapy for basilar artery occlusion [J]. J Neurointerv Surg，2016,8(8)：783 - 786.

[34] ROMERO JR，PIKULA A，NGUYEN TN，et al. Cerebral collateral circulation in carotid artery disease [J]. Curr Cardiol Rev，2009,5(4)：279 - 288.

[35] SUTTNER N，MURA J，TEDESCHI H，et al. Persistent trigeminal artery：a unique anatomic specimen—analysis and therapeutic implications [J]. Neurosurgery，2000,47(2)：428 - 434.

[36] PINKERTON JA JR，DAVIDSON KC，HIBBARD BZ. Primitive hypoglossal artery and carotid endarterectomy [J]. Stroke，1980,11(6)：658 - 660.

[37] OBAYASHI T，FURUSE M. The proatlantal intersegmental artery：a case report and review of the literature [J]. Arch Neurol，1980,37(6)：387 - 389.

第三章

流行病学、危险因素和卒中机制

◆ 第一节　后循环卒中的患病率 ◆

根据之前基于住院卒中患者的注册研究信息，后循环卒中（posterior circulation stroke，PCS）占卒中的 20%～30%[1,2]。然而，患病率可能受以下因素影响：①在卒中的早期诊断中是否使用 MRI；②各中心患者入院的条件或标准。例如，在 MRI 经常用于诊断头晕等症状的中心，小型后循环卒中将更容易被检出。韩国的一些高级中心报告称，约 40% 的缺血性卒中是后循环卒中[3,4]。

在比较前循环卒中（anterior circulation stroke，ACS）和后循环卒中（PCS）的研究中，PCS 占所有卒中的 16%～51%[5-10]（表 3.1）。因此，几乎所有的研究都表明 PCS 比 ACS 更少见，尽管其比例各不相同。正如后面所讨论的，房颤更容易导致 ACS。这可以解释为什么 PCS 在亚洲国家相对多见[6,8]，因为亚洲国家的房颤发病率比高加索人低[5,9]。与 ACS 患者相比，PCS 患者多为男性且通常更年轻，尽管中国的一项研究并未显示这种趋势[8]。这种人口统计学差异似乎与 ACS 患者比 PCS 患者更多地合并房颤相一致。

表 3.1　PCS 和 ACS 的特征比较研究

作者	Subramanian	Miyamoto	Zeng	Li	Sommer	Zurcher	Toyoda	Kim	Kim#
出版时间	2009	2010	2015	2017	2018	2019	未发表	未发表	2012
地区	加拿大	日本	中国	中国	奥地利	瑞士	日本	韩国	韩国
研究设计	多中心	逆行性研究	逆行性研究	回顾性研究	全国性研究	单中心	NCVC 登记	卒中登记	多中心
数目（ACS/PCS）（%，PCS）	5 844/2 645(26)	1 089/430(39)	1 763/482(21)	364/187(51)	23 447/4 604(16)	983/466(32)	2 301/662(22)	2 773/833(23)	736/264(26)
平均年龄（ACS/PCS，year）	74/70*	69/66*	63/62	61/66	49/40	70/67*	42/32*	67/65*	67/67

（续表）

性别 (ACS/PCS, % female)	51/44*	36/27*	41/33*	39/34	49/40	46/39	75/73*	39/33*	35/36
危险因素 (%，ACS/PCS)									
高血压	69/67	50/57*	48/48	67/69*	81/78	66/64	76/82*	65/66	69/82*
糖尿病	24/27*	25/33*	14/21*	20/20	25/25	44910	32/31*	29/37*	32/45*
血脂异常	34/36	21/20	44748	44716	54/57	61/67*	50/53	29/35*	48/49
吸烟	37/39	18/33	33/38*	37/31	ND	23/20	18/18	32/39*	36/29*
心房纤颤	20/16*	27/17*	8/3*	ND	29/22	31/16*	38/26*	15/16	
既往中风史	35/32	7/8	ND	22/9*	23/21	26/28	31/34	ND	26/22
卒中亚组 (%，ACS/PCS)	ND	*	*	ND			*	*	
大动脉病变		20/34*	27/29		13/12	15/10	14/15	33/28*	
小动脉病变		36/32	37/38		23/21	5/21	16/21	23/34*	
心源性栓塞		31/20*	13/5*		29/24	41/25	38/23	27/20*	
NIHSS (at admission， ACS/PCS)	ND	ND	6.4/5.2*	4.3/3.2*	5/3	10.6/ 5.9*	5/3*	6.0/3.7*	

PCS. 后循环卒中；ACS. 前循环卒中；♯. 研究仅纳入粥样硬化患者；*. 数据有统计性差异

在韩国的一项多中心注册研究中，作者纳入了与动脉粥样硬化相关的缺血性卒中或短暂性脑缺血发作（TIA）患者。他们发现 PCS 的比例为 26%。在这项研究中，症状性动脉粥样硬化狭窄的部位分别为大脑中动脉（34%）、颈内动脉（29%：近端 23%，远端 6%）、椎动脉（10%：近端 4%，远端 6%）、基底动脉（8%）、大脑后动脉（6%）和大脑前动脉（5%）[11]。ACS 组和 PCS 组的年龄和性别没有差异，可能因为排除了与房颤相关的脑卒中有关。

◆ 第二节　危 险 因 素 ◆

一、一般危险因素

卒中并不像传统术语"脑血管意外（cerebrovascular accident，CVA）"所暗示的那样是一种意外。相反，有些与卒中相关的可控危险因素已被明确，还有其他的危险因素可能也是导致卒中的原因。一项大样本量病例对照国际研究显示，约 90% 的缺血性卒中可能与以下 10 个因素有关：高血压、吸烟、腰臀比、饮食风险评分、锻炼、糖尿病、饮酒＞30 次/月或酗酒、心理社会压力和抑郁、心脏原因以及载脂蛋白 B 与 A1 的比值[12]。表3.2 列出了上述因素。卒中危险因素可根据以下标准进行分类：一般不可逆转的危险因素，已明确的可控危险因素，以及部分明确的或潜在可控的危险因素[13]。表3.3 根据美国心脏协会/美国卒中协会（AHA/ASA）按类别列出了卒中的危险因素[13]。

表3.2　与90%卒中相关的10项危险因素

高血压	糖尿病
目前吸烟情况	酒精（饮酒＞30 次/月或酗酒）
腰臀比	心理社会压力和抑郁
饮食风险评分	心脏因素
锻炼	载脂蛋白 B 与 A1 比值

表3.3　美国心脏协会/美国卒中协会分类的卒中风险

常规且不可改变的风险	
年龄	出生低体重
种族（例如：黑人和一些西班牙裔/拉丁裔美国人）	遗传因素
记录完善且可改变的风险	
缺乏身体锻炼	血脂异常
饮食和营养	高血压
肥胖和体脂分布	糖尿病
吸烟	心房颤动
其他心脏疾病	无症状的颈动脉狭窄
镰状细胞贫血	
记录较少或潜在可改变的风险	
偏头痛	代谢综合征
饮酒	吸毒
睡眠呼吸障碍	高同型半胱氨酸血症
脂蛋白升高（脂蛋白 a）	高凝状态
炎症和感染	

二、后循环与前循环卒中危险因素的差异

已有研究比较了 ACS 和 PCS 之间的危险因素（表3.1）。总体而言，房颤与 ACS 的相关

性较 PCS 更高。糖尿病和高血压等动脉粥样硬化危险因素似乎在 PCS 中更普遍。这可能是由于 PCS 患者发生心源性栓塞的比例较低。然而，在仅纳入有症状性动脉粥样硬化患者的研究中，动脉粥样硬化危险因素（如糖尿病、高血压）与 PCS 的相关性仍高于 ACS[11]。这一结果表明，每个动脉粥样硬化危险因素对前循环和后循环的影响可能不同。另一种解释是，在某些病例中，烟雾病等非动脉粥样硬化性疾病可能被误诊为前循环（如大脑中动脉）动脉粥样硬化性疾病，这一情况在亚洲尤其明显[14]。

最初被鉴定为烟雾病易感性遗传变异的环指蛋白 213（ring finger protein 213，RNF213）C.14576G＞A（rs112735431），最终显示也存在于颅内动脉粥样硬化患者中。在日本的一项研究中，43 名前循环颅内动脉粥样硬化患者中有 10 名存在 *RNF213* 杂合子，但在 PCS 患者中没有找到一例[15]。在韩国的一项研究中，240 名大动脉粥样硬化（large artery atherosclerosis，LAA）患者中有 13 名（5.4%）发现了 *RNF 213* 杂合子，但没有一例 PCS 患者具有这种多态性[16]。因此，这种遗传变异可能是决定脑动脉粥样硬化发生部位的因素之一。

◆ 第三节　卒 中 机 制 ◆

与 ACS 一样，PCS 是由大动脉病变、小动脉病变、心源性栓塞和其他病因引起的。

一、大动脉病变

大动脉病变的主要病理表现包括叠加在动脉粥样硬化斑块上的血栓形成。PCS 的病理特征与 ACS 并无本质区别[17,18]。在后循环中，动脉粥样硬化容易发生在椎动脉颅外段（extracranial vertebra arteries）近端、椎动脉颅内段（intracranial part of vertebral artery）远端、基底动脉（BA）中下段和大脑后动脉（PCA）近端[11,19]（图 3.1a）。在狭窄的动脉粥样硬化血管中，可能会合并血栓形成。颅内段椎动脉形成的血栓常累及近端 BA[20]。BA 的动脉粥样硬化性狭窄常出现在近端 2 cm，腹侧较背侧更常见[17,20]。BA 内的血栓往远端延展能力有限[21]，偶尔只影响小动脉的开口，如小脑前下动脉（AICA）或小脑上动脉（SCA）。

1. 大动脉的卒中机制

大动脉的卒中机制包括动脉-动脉栓塞、原位血栓栓塞、分支闭塞、低灌注以及不同机制的组合。

（1）动脉-动脉栓塞。

血栓可产生于狭窄的动脉粥样硬化血管中，尤其当动脉粥样硬化斑块发生破溃或溃疡时[22,23]。近端血管产生的血栓（例如颅外段 VA）可逃逸并一路到达远端血管，如 PCA、SCA、PICA 和远端 BA[24]（图 3.1b），这种现象称为"动脉-动脉栓塞"。颅内段 VA、BA 和近端 PCA 等颅内动脉狭窄也会产生栓塞，尽管它们可通过其他机制（如分支闭塞）产生梗死[25,26]。栓塞似乎更常发生在双侧椎动脉闭塞导致的后颅窝灌注不足的情况下，部分原因是低灌注区域的栓子无法得到有效清除[27]（图 3.2）。虽然不常见，但动脉栓塞也可能从更近端的动脉发展而来，例如锁骨下动脉、升主动脉和主动脉弓[28]。

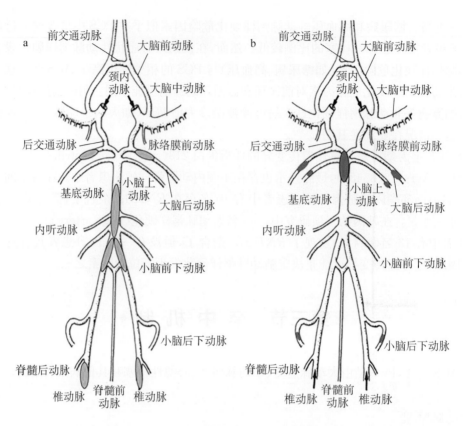

图3.1

a.后循环动脉粥样硬化的常见部位;b.常见的栓塞部位

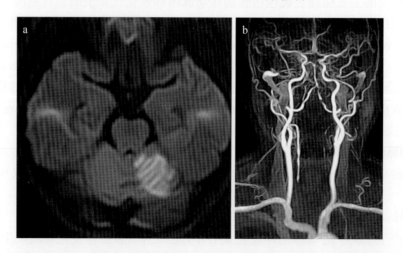

图3.2　一名64岁的高血压病男性患者,突然出现构音障碍和步态异常。神经系统查体显示构音障碍和左侧肢体共济失调。弥散加权MRI显示左侧小脑上动脉区域的梗死(图a)。MRA显示双侧椎动脉近端粥样硬化性闭塞(图b)。可能的卒中机制是动脉-动脉栓塞

(2)原位血栓栓塞。

在颅内动脉粥样硬化患者中,斑块部位产生的血栓可导致动脉完全闭塞,从而引起相关区域的梗死。在后循环中,原位血栓栓塞更多见于PCA以及BA分支(如AICA)或PICA[11,29]。

原位血栓栓塞产生的梗死范围相对较大。然而,与心源性栓塞不同的是,由于慢性动脉粥样硬化的侧支循环相对发达,它较少产生大面积的"恶性"脑梗死[30]。但在持续闭塞的情况下,梗死范围经常会扩大,导致神经功能的进行性恶化。因此,最终的梗死范围取决于闭塞血管的大小、血管闭塞的速度和侧支循环的情况。与心源性栓塞患者相比,原位血栓栓塞的患者在脑梗死发生前经历过多次的短暂性脑缺血发作(TIA)(图3.3)。

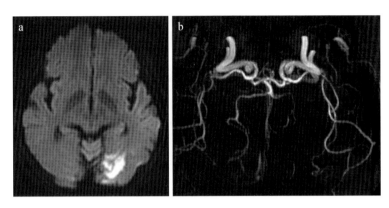

图3.3　一名患有高血压和糖尿病的72岁女性出现右侧视物模糊,随后右侧肢体麻木反复发作,持续约10 min。神经系统检查除右上象限偏盲外其余均正常。弥散加权MRI显示左枕叶梗死(图a)。MRA显示左侧大脑后动脉(PCA)闭塞(图b),5天后MRA复查未见再通。心脏检查和动态心电图监测结果正常。卒中机制推测为左侧PCA的原位动脉粥样硬化性血栓闭塞

(3)分支闭塞。

颅内动脉的粥样硬化斑块可阻塞一根或几根穿支血管的开口,导致该穿支血管供应区域的梗死[31](图3.4A)。有人描述了这种"动脉粥样硬化性分支闭塞"的病理特征[32,33]。似乎分

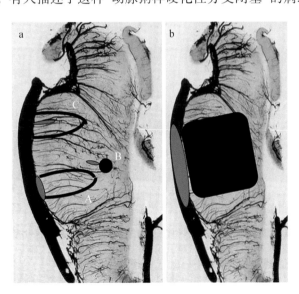

图3.4　脑干梗死机制的示意图

图a:A.基底动脉的动脉粥样硬化性血栓堵塞了穿支动脉的开口。B.远端小动脉脂肪透明质样变性闭塞。C.穿支血管近端动脉粥样硬化闭塞。A和C被称为分支动脉粥样硬化疾病,它们会导致表浅的梗死,而B(脂肪透明质样变性)则导致深部的梗死。图b:广泛动脉粥样硬化(或斑块破裂)会引起多个分支闭塞,导致脑干梗死面积增大。栓子栓塞也可导致这种结果:单个(或少数)分支闭塞(图a中A、C),广泛分支闭塞(图b)

支闭塞在 PCS 中比在 ACS 中更常见,一项研究表明,分支闭塞可见于 16% 的症状性 MCA 粥样硬化患者和 64% 的 BA 粥样硬化患者[11]。因此,分支闭塞是单纯脑干(如脑桥、延髓)梗死的主要机制(图 3.5a、b、c)[25,26,34-36]。

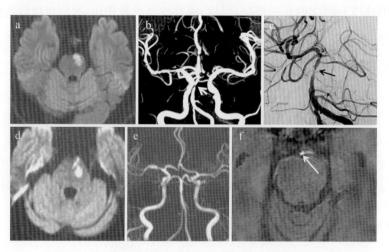

图 3.5 动脉粥样硬化分支闭塞导致单侧脑桥梗死的病例。

病例 1(图 a～c):磁共振弥散加权成像显示左侧脑桥梗死(图 a),由经 MRA(图 b,箭头)和常规血管造影(图 c,箭头)证实的基底动脉狭窄引起的分支闭塞引起。病例 2(图 d～f):弥散加权 MRI 显示左侧脑桥梗死(图 d)。虽然 MRA 没有发现明显的基底动脉病变(图 e),但高分辨率管壁 MRI 显示基底动脉背侧部分血管壁增厚且明显强化可能堵塞了穿支血管(图 f,箭头)

分支闭塞型的脑干梗死常累及基底表面(图 3.4A 和图 3.5),而小动脉脂质透明质样变性(见下文)则在实质内深部产生岛片状梗死(图 3.4B)。相较于后者,前者更常与动脉粥样硬化、[37]更大的病变范围以及较差的临床预后相关[26,38,39](图 3.6)。

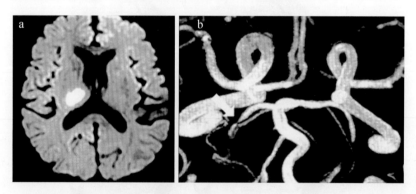

图 3.6 一名患有高血压的 64 岁男性突然出现左侧肢体麻木。第二天又出现了左肢无力和共济失调。弥散加权 MRI 显示右侧丘脑梗死(图 a)。MRA 显示右侧大脑后动脉 P2 段局灶性狭窄(图 b),可能阻塞了丘脑穿支的开口

近端小动脉病变偶尔也具有动脉粥样硬化的特征,所导致的脑干梗死看起来与基底动脉粥样硬化所致的分支闭塞相似(图 3.4C)。尽管在我们的临床实践中将其归类为小血管病变,但这种情况已包含在动脉粥样硬化性分支闭塞的类别中[31]。然而,在血管造影上看起来正常的患者中,仍不能排除动脉粥样硬化性分支闭塞。如今,高分辨率管壁 MRI(high-resolution MRI,HR-

MRI)可以识别 MRA 发现不了的堵塞穿支血管的微小斑块[40,41]（图 3.5d、e、f；另见第九章）。

与动脉粥样硬化产生血栓或原位血栓性闭塞相比，分支闭塞少见于严重的动脉狭窄[42]。然而，在个别病例中，狭窄程度可以很重。由于粥样斑块破裂或近端血栓栓塞引起的突发的、广泛的 BA 闭塞可能通过双侧多个分支闭塞产生大范围的脑干梗死（图 3.4b）。

（4）低灌注。

在血管重度狭窄或闭塞且侧支代偿不足的患者中，可引起低血流动力学性 TIA。通常，头晕、复视和视力障碍等症状会在脱水或疲劳的患者中短暂而刻板地反复出现，症状可能会因脱水程度、患者血压和头部的位置而有很大的波动。通过水化或诱导高血压改善灌注可能对这类患者有所帮助[43,44]。血管成形、支架置入或血管搭桥等血管重建术（见第 13 章）可以缓解这些症状，但其疗效尚未得到证实[45]。

与 ACS 不同的是，PCS 中血液动力性梗死的 MRI 病变特征并未明确，部分原因是存在较多的正常变异和侧支循环而影响灌注改变。小脑分水岭区域（PICA、AICA 和 SCA 的边界区）发生的小梗死可归因于与心脏骤停或重度 VA、BA 闭塞有关的低灌注（见第 6 章）。然而，边界区内的小动脉栓塞也会表现出相似类型的脑梗死[46]。因此，不能仅仅依靠 MRI 来说明低灌注。

卒中机制往往难以判断，部分原因是严重的椎基底动脉粥样硬化可同时引起低灌注和血栓栓塞，另一部分原因是小脑动脉的供血区域往往有重叠。仅由低灌注引起的 PCS 似乎少见。比较常见的是，低灌注作为次要因素与其他因素一起在卒中的进展中发挥作用，例如较小的边缘区栓塞性梗死，原位血栓性闭塞可导致脑梗死进一步扩大（见上文）。

2. 大动脉病变的部位

（1）颅外段椎动脉。

颅外段椎动脉粥样硬化狭窄最常见的部位起自锁骨下动脉的开口处。动脉粥样硬化可起源于锁骨下动脉并累及近端椎动脉。尽管颅外椎动脉粥样硬化的发病率很高，但严重的 PCS 却比较少见[47]。卒中发生时，几乎总是与椎动脉近端血栓导致的栓塞有关[9,31,48-50]。与单侧 VA 病变相比，双侧狭窄闭塞性病变（或单侧病变伴对侧发育不全）更常发生栓塞，可能与后颅窝灌注不足有关，这可能促进血栓形成和栓子的无效清除（图 3.2）。反之，低灌注与侧支循环的代偿能力有关，尤其是当椎动脉逐渐闭塞时。侧支循环的重要来源包括颈外动脉的枕动脉、甲颈干的颈升支和颈横支，以及对侧 VA 或后交通动脉的逆行血流。

（2）颅内段椎动脉。

通常来说，颅内段椎动脉闭塞比颅外段更常出现临床症状。单侧颅内段椎动脉病变可通过闭塞延髓穿支（分支闭塞，图 4.4，见第 4 章）或 PICA 导致延髓（内侧或外侧）梗死。闭塞 PICA 开口可引起伴或不伴延髓受累的小脑梗死。狭窄的颅内段椎动脉也可能产生血栓，阻塞远端血管（动脉-动脉栓塞）。双侧颅内 VA 闭塞的耐受性较差，常导致 TIA 或小脑和脑干梗死[51-53]（图 11.2，见第 11 章），尽管一些有充分侧支循环代偿的患者可能并不会生大面积的梗死[53]。

（3）基底动脉。

经病理学[54]和血管造影[55]证实，基底动脉闭塞通常会导致灾难性的双侧脑桥梗死（图 3.4b），但有些患者仅有轻度或短暂的神经功能缺陷[48-50,56]。结局取决于血栓的大小和侧支循环的情况（例如有来自后交通动脉或 SCA 的反向血流）。反之，侧支循环状态可能受到不同个体化的动脉粥样硬化性病变范围影响。例如，当颅内 VA 发生闭塞时，PICA 参与的侧支代偿将会减弱。当血栓累及 BA 远端时,来自 SCA 和后交通动脉的侧支循环会受到限制。BA 闭塞的速度也很重要,脑动脉栓塞和夹层会导致突然昏迷和四肢瘫痪,而与动脉粥样硬化血栓形成相关的脑干缺血则进展较为缓慢,这为侧支循环的建立赢得了时间。与轻度狭窄相关的早期斑块通常通过分支闭塞机制引起单侧脑桥梗死(图 3.5)。

二、小动脉(穿支血管)病变

单个皮质下或脑干梗死通常由穿支血管闭塞引起[57](图 3.4B)。其病理特征包括位于皮质下、脑干和小脑区域的小于 20 mm 的不规则病变。与这些病变相关的穿支血管表现为血管壁不完整、纤维蛋白样物质沉积和通过动脉壁的出血性外渗,Fisher 先是将其称为"节段性动脉异常",然后将其称为脂肪透明质样变性[33,57-63]。这些变化通常发生在直径 40~400 μm 的小动脉中,并经常累及 PCA 或 BA 的穿支动脉。穿支血管闭塞是脑干梗死的主要机制,尽管脑干梗死也可能由动脉粥样硬化性分支闭塞引起[31]。

三、心源性栓塞

鉴于流向后循环的血流仅为前循环的 1/5~1/4,我们容易理解心脏出现的栓子将更多地流向前循环。然而,先前的研究表明,有 1/5~1/4 的 PCS 是由心源性栓塞引起(表 3.1)。这些栓子通常会闭塞 PCA、BA 顶端、SCA 和 PICA(图 3.1b)。梗死范围通常大于大动脉粥样硬化性梗死,不仅因为栓子体积较大,还因为侧支循环建立不充分[64]。通常是急性起病。在前循环中也可以看到额外的梗死灶。闭塞的动脉通常会自行再通,梗死的出血转化也很常见,这可能会导致头痛加重或出现神经功能的恶化。

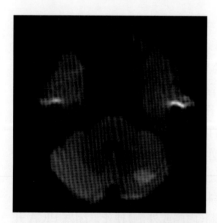

图 3.7　一名没有任何血管危险因素的 36 岁女性突然出现头晕和步态共济失调。弥散加权 MRI 显示左侧小脑梗死,MRA 结果正常,动态心电图检查正常,经食管超声心动图显示卵圆孔未闭(PFO)伴大量右向左分流。可能的卒中机制是 PFO 引起的反向栓塞。由心脏病专家进行 PFO 封堵术

卵圆孔未闭(patent foramen ovale,PFO)伴大量分流是栓塞性梗死(反向栓塞)的病因之一,在没有血管危险因素的年轻患者中尤其如此[65,66]。与前循环相比,后循环似乎是 PFO 患者栓塞的好发部位[67,68]。最近的一项研究结果表明,后循环栓塞性梗死的患者中,PFO 比房颤的发生率更高(44.4%:22.9%)[68]。椎基底动脉循环中相对较差的肾上腺素能神经支配和 Valsalva 动作对交感神经刺激的低效反应可能解释了血凝块进入椎基底动脉系统的机会增加。有证据表明,在有大量分流的患者中,PFO 封堵术可有效预防 PFO 相关卒中,因此,PFO 越来越被认为是卒中的可逆转危险因素[69],尤其是对于年轻患者。通过经食管超声心动图等心脏检查来诊断 PFO 非常重要,如果成功施行封堵术,可以避免终身服用抗血栓药物(图 3.7)。与心脏介入手术相关的栓塞性梗死也容易发生于后循环[70,71]。

四、前循环卒中和后循环卒中机制的差异

ACS 和 PCS 的卒中机制不同，在大多数注册研究中，心源性栓塞在 ACS 中的发生率高于 PCS（表 3.1）。大动脉疾病（large artery disease，LAD）和小动脉疾病（small artery disease，SVD）则在 PCS 中更加普遍。

此外，即使在"动脉粥样硬化性"卒中患者中，具体的机制似乎也有所差异。当比较动脉粥样硬化性 ACS 和 PCS 患者的卒中机制时，动脉-动脉栓塞、原位血栓闭塞、局部分支闭塞和低灌注的比率分别为 53%：34%、21%：14%、12%：40%、5%：0[11]。因此，PCS 患者中分支闭塞更常见，动脉-动脉栓塞则较少见。这取决于症状性动脉粥样硬化狭窄的部位，颈内动脉近端粥样硬化占前循环动脉粥样硬化的 34%，而椎动脉近端粥样硬化仅占后循环动脉粥样硬化的 14%。换句话说，与 ACS 患者的动脉粥样硬化相比，PCS 患者的动脉粥样硬化更常见于颅内段。然而，即使在颅内动脉粥样硬化患者中，ACS 和 PCS 的卒中机制仍可能不同。例如，MCA 动脉粥样硬化通常产生动脉-动脉栓塞，但 BA 动脉粥样硬化更容易导致分支闭塞[11]。尽管其中的原因尚不清楚，但与起源于 MCA 的相对较长的豆纹动脉相比，起源于 BA 或 VA 的较短的穿支动脉可能更容易发生闭塞。

五、少见病因

少见的病因包括动脉夹层、肌纤维发育不良、烟雾病、血管痉挛、感染性或免疫性血管炎，此部分内容在第 14 章将会详细讨论。当大动脉受累时，上述疾病患者的卒中机制与之前所讨论的相同，即动脉-动脉栓塞、分支闭塞、低灌注及其组合。然而，在不同的疾病中，每种机制的重要性各不相同。

●　参考文献　●

[1] BOGOUSSLAVSKY J，VAN MELLE G，REGLI F. The Lausanne Stroke Registry：analysis of 1,000 consecutive patients with first stroke [J]. Stroke，1988，19(9)：1083 - 1092.

[2] MOULIN T，TATU L，CREPIN-LEBLOND T，et al. The Besancon Stroke Registry：an acute stroke registry of 2,500 consecutive patients [J]. Eur Neurol，1997，38(1)：10 - 20.

[3] LEE BI，NAM HS，HEO JH，et al. Yonsei Stroke Registry. Analysis of 1,000 patients with acute cerebral infarctions [J]. Cerebrovasc Dis，2001，12(3)：145 - 151.

[4] LEE JH，HAN SJ，YUN YH，et al. Posterior circulation ischemic stroke in Korean population [J]. Eur J Neurol，2006，13(7)：742 - 748.

[5] SUBRAMANIAN G，SILVA J，SILVER FL，et al. Risk factors for posterior compared to anterior ischemic stroke：an observational study of the Registry of the Canadian Stroke Network [J]. Neuroepidemiology，2009，33(1)：12 - 16.

[6] MIYAMOTO N，TANAKA Y，UENO Y，et al. Comparison of clinical backgrounds with anterior versus

posterior circulation infarcts [J]. J Stroke Cerebrovasc Dis, 2010,19(5): 393 - 397.

[7] ZENG Q, TAO W, LEI C, et al. Etiology and risk factors of posterior circulation infarction compared with anterior circulation infarction [J]. J Stroke Cerebrovasc Dis, 2015,24(7): 1614 - 1420.

[8] LI Y, CAI Y, ZHAO M, et al. Risk factors between intracranial-extracranial atherosclerosis and anterior-posterior circulation stroke in ischaemic stroke [J]. Neurol Res, 2017,39(1): 30 - 35.

[9] SOMMER P, POSEKANY A, SERLES W, et al. Is functional outcome different in posterior and anterior circulation stroke [J]. Stroke, 2018,49(11): 2728 - 2732.

[10] ZURCHER E, RICHOZ B, FAOUZI M, et al. Differences in ischemic anterior and posterior circulation strokes: a clinico-radiological and outcome analysis [J]. J Stroke Cerebrovasc Dis, 2019,28(3): 710 - 718.

[11] KIM JS, NAH HW, PARK SM, et al. Risk factors and stroke mechanisms in atherosclerotic stroke: intracranial compared with extracranial and anterior compared with posterior circulation disease [J]. Stroke, 2012,43(12): 3313 - 3318.

[12] O'DONNELL MJ, XAVIER D, LIU L, et al. Risk factors for ischaemic and intracerebral haemorrhagic stroke in 22 countries (the INTERSTROKE study): a case-control study [J]. Lancet, 2010,376(9735): 112 - 123.

[13] MESCHIA JF, BUSHNELL C, BODEN-ALBALA B, et al. Guidelines for the primary prevention of stroke: a statement for healthcare professionals from the American Heart Association/American Stroke Association [J]. Stroke, 2014,45(12): 3754 - 3832.

[14] KIM JS, BONOVICH D. Research on intracranial atherosclerosis from the East and west: why are the results different [J]. J Stroke, 2014,16(3): 105 - 113.

[15] SHINYA Y, MIYAWAKI S, IMAI H, et al. Genetic analysis of ring finger protein 213 (RNF213) c. 14576G> A in intracranial atherosclerosis of the anterior and posterior circulations [J]. J Stroke Cerebrovasc Dis, 2017,26(11): 2638 - 2644.

[16] KIM YJ, KIM BJ, LEE MH, et al. Are Genetic Variants Associated with the Location of Cerebral Arterial Lesions in Stroke Patients [J]. Cerebrovascular Diseases, 2020,49(3): 262 - 268.

[17] CORNHILL JF, AKINS D, HUTSON M, et al. Localization of atherosclerotic lesions in the human basilar artery [J]. Atherosclerosis, 1980,35(1): 77 - 86.

[18] SCHWARTZ CJ, MITCHELL JR. Atheroma of the carotid and vertebral arterial systems [J]. Br Med J, 1961,2(5259): 1057 - 1063.

[19] UEDA K, TOOLE JF, MCHENRY LC Jr. Carotid and vertebrobasilar transient ischemic attacks: clinical and angiographic correlation [J]. Neurology, 1979,29(8): 1094 - 1101.

[20] CASTAIGNE P, LHERMITTE F, GAUTIER JC, et al. Arterial occlusions in the vertebro-basilar system. A study of 44 patients with post-mortem data [J]. Brain, 1973,96(1): 133 - 154.

[21] CASTAIGNE P, LHERMITTE F, BUGE A, et al. Paramedian thalamic and midbrain infarct: clinical and neuropathological study [J]. Ann Neurol, 1981,10(2): 127 - 148.

[22] FISHER M, PAGANINI-HILL A, MARTIN A, et al. Carotid plaque pathology: thrombosis, ulceration, and stroke pathogenesis [J]. Stroke, 2005,36(2): 253 - 257.

[23] FUSTER V, BADIMON L, BADIMON JJ, et al. The pathogenesis of coronary artery disease and the acute coronary syndromes (2) [J]. N Engl J Med, 1992,326(5): 310 - 318.

[24] CAPLAN LR, AMARENCO P, ROSENGART A, et al. Embolism from vertebral artery origin occlusive disease [J]. Neurology, 1992,42(8): 1505 - 1512.

[25] KIM JS. Pure lateral medullary infarction: clinical-radiological correlation of 130 acute, consecutive patients [J]. Brain, 2003,126(Pt 8): 1864 - 1872.

[26] KIM JS, CHO KH, KANG DW, et al. Basilar artery atherosclerotic disease is related to subacute lesion volume increase in pontine base infarction [J]. Acta Neurol Scand, 2009,120(2): 88 - 93.

［27］ CAPLAN LR, HENNERICI M. Impaired clearance of emboli（washout）is an important link between hypoperfusion, embolism, and ischemic stroke［J］. Arch Neurol, 1998,55(11): 1475 - 1482.

［28］ AMARENCO P, COHEN A, TZOURIO C, et al. Atherosclerotic disease of the aortic arch and the risk of ischemic stroke［J］. N Engl J Med, 1994,331(22): 1474 - 1479.

［29］ LEE E, KANG DW, KWON SU, et al. Posterior cerebral artery infarction: diffusion-weighted MRI analysis of 205 patients［J］. Cerebrovasc Dis, 2009,28(3): 298 - 305.

［30］ WONG KSCL, KIM JS. Stroke mechanisms. In: Kim JS, Caplan LR, Wong KS, editors. Intracranial atherosclerosis［M］. Chichester, West Sussex: Blackwell, 2008: 57 - 68.

［31］ CAPLAN LR. Intracranial branch atheromatous disease: a neglected, understudied, and underused concept［J］. Neurology, 1989,39(9): 1246 - 1250.

［32］ LHERMITTE F, GAUTIER JC, DEROUESNE C. Nature of occlusions of the middle cerebral artery ［J］. Neurology, 1970,20(1): 82 - 88.

［33］ FISHER CM, CAPLAN LR. Basilar artery branch occlusion: a cause of pontine infarction ［J］. Neurology, 1971,21(9): 900 - 905.

［34］ KIM JS, KIM J. Pure midbrain infarction: clinical, radiologic, and pathophysiologic findings ［J］. Neurology, 2005,64(7): 1227 - 1232.

［35］ PARK JY, CHUN MH, KANG SH, et al. Functional outcome in poststroke patients with or without fatigue［J］. Am J Phys Med Rehabil, 2009,88(7): 554 - 558.

［36］ KIM JS, YOON Y. Single subcortical infarction associated with parental arterial disease: important yet neglected sub-type of atherothrombotic stroke［J］. Int J Stroke, 2013,8(3): 197 - 203.

［37］ NAH HW, KANG DW, KWON SU, et al. Diversity of single small subcortical infarctions according to infarct location and parent artery disease: analysis of indicators for small vessel disease and atherosclerosis ［J］. Stroke, 2010,41(12): 2822 - 2827.

［38］ BANG OY, JOO SY, LEE PH, et al. The course of patients with lacunar infarcts and a parent arterial lesion: similarities to large artery vs small artery disease［J］. Arch Neurol, 2004,61(4): 514 - 519.

［39］ KWON JY, KWON SU, KANG DW, et al. Isolated lateral thalamic infarction: the role of posterior cerebral artery disease［J］. Eur J Neurol, 2012,19(2): 265 - 270.

［40］ KLEIN IF, LAVALLEE PC, SCHOUMAN-CLAEYS E, et al. High-resolution MRI identifies basilar artery plaques in paramedian pontine infarct［J］. Neurology, 2005,64(3): 551 - 552.

［41］ SWARTZ RH, BHUTA SS, FARB RI, et al. Intracranial arterial wall imaging using high-resolution 3-tesla contrast-enhanced MRI［J］. Neurology, 2009,72(7): 627 - 634.

［42］ LEE DK, KIM JS, KWON SU, et al. Lesion patterns and stroke mechanism in atherosclerotic middle cerebral artery disease: early diffusion-weighted imaging study［J］. Stroke, 2005,36(12): 2583 - 2588.

［43］ LEE MH, KIM JG, JEON SB, et al. Pharmacologically induced hypertension therapy for acute stroke patients［J］. J Stroke, 2019,21(2): 228 - 230.

［44］ BANG OY, CHUNG JW, KIM SK, et al. Therapeutic-induced hypertension in patients with noncardioembolic acute stroke［J/OL］. Neurology, 2019,93(21): e1955 - e1963.

［45］ MARKUS HS, HARSHFIELD EL, COMPTER A, et al. Stenting for symptomatic vertebral artery stenosis: a preplanned pooled individual patient data analysis［J］. Lancet Neurol, 2019, 18 (7): 666 - 673.

［46］ AMARENCO P, KASE CS, ROSENGART A, et al. Very small（border zone）cerebellar infarcts. Distribution, causes, mechanisms and clinical features［J］. Brain, 1993,116(Pt 1): 161 - 186.

［47］ FISHER CM. Occlusion of the vertebral arteries. Causing transient basilar symptoms［J］. Arch Neurol, 1970,22(1): 13 - 19.

[48] FIELDS WS, RATINOV G, WEIBEL J, et al. Survival following basilar artery occlusion [J]. Arch Neurol, 1966,15(5): 463 - 471.

[49] MOSCOW NP, NEWTON TH. Angiographic implications in diagnosis and prognosis of basilar artery occlusion [J]. Am J Roentgenol Radium Therapy Nucl Med, 1973,119(3): 597 - 604.

[50] POCHACZEVSKY R, UYGAR Z, BERMAN AJ. Basilar artery occlusion [J]. J Can Assoc Radiol, 1971,22(4): 261 - 263.

[51] CAPLAN LR. Bilateral distal vertebral artery occlusion [J]. Neurology, 1983,33(5): 552 - 558.

[52] SHIN HK, YOO KM, CHANG HM, et al. Bilateral intracranial vertebral artery disease in the New England Medical Center, Posterior Circulation Registry [J]. Arch Neurol, 1999,56(11): 1353 - 1358.

[53] BOGOUSSLAVSKY J, GATES PC, FOX AJ, et al. Bilateral occlusion of vertebral artery: clinical patterns and long-term prognosis [J]. Neurology, 1986,36(10): 1309 - 1315.

[54] KUBIK CS, ADAMS RD. Occlusion of the basilar artery; a clinical and pathological study [J]. Brain, 1946,69(2): 73 - 121.

[55] ARCHER CR, HORENSTEIN S. Basilar artery occlusion: clinical and radiological correlation [J]. Stroke, 1977,8(3): 383 - 390.

[56] CAPLAN LR. Occlusion of the vertebral or basilar artery. Follow up analysis of some patients with benign outcome [J]. Stroke, 1979,10(3): 277 - 282.

[57] FISHER CM. Lacunes: small, deep cerebral infarcts [J]. Neurology, 1965,15: 774 - 784.

[58] FISHER CM. A lacunar stroke. The dysarthria-clums hand syndrome [J]. Neurology, 1967,17(6): 614 - 617.

[59] FISHER CM. Lacunar strokes and infarcts: a review [J]. Neurology, 1982,32(8): 871 - 876.

[60] Fisher CM. Ataxic hemiparesis. A pathologic study [J]. Arch Neurol, 1978,35(3): 126 - 128.

[61] FISHER CM, CURRY HB. Pure motor hemiplegia [J]. Trans Am Neurol Assoc, 1964,89: 94 - 97.

[62] FISHER CM, COLE M. Homolateral ataxia and crural paresis: a vascular syndrome [J]. J Neurol Neurosurg Psychiatry, 1965,28: 48 - 55.

[63] FISHER CM. Pure sensory stroke involving face, arm, and leg [J]. Neurology, 1965,15: 76 - 80.

[64] KIM HJ, YUN SC, CHO KH, et al. Differential patterns of evolution in acute middle cerebral artery infarction with perfusion-diffusion mismatch: atherosclerotic vs. cardioembolic occlusion [J]. J Neurol Sci, 2008,273(1 - 2): 93 - 98.

[65] MAS JL, ARQUIZAN C, LAMY C, et al. Recurrent cerebrovascular events associated with patent foramen ovale, atrial septal aneurysm, or both [J]. N Engl J Med, 2001,345(24): 1740 - 1746.

[66] LAMY C, GIANNESINI C, ZUBER M, et al. Clinical and imaging findings in cryptogenic stroke patients with and without patent foramen ovale: the PFO-ASA Study. Atrial Septal Aneurysm [J]. Stroke, 2002, 33(3): 706 - 711.

[67] VENKETASUBRAMANIAN N, SACCO RL, DI TULLIO M, et al. Vascular distribution of paradoxical emboli by transcranial Doppler [J]. Neurology, 1993,43(8): 1533 - 1535.

[68] KIM BJ, SOHN H, SUN BJ, et al. Imaging characteristics of ischemic strokes related to patent foramen ovale [J]. Stroke, 2013,44(12): 3350 - 356.

[69] ABDELGHANI M, EL-SHEDOUDY SAO, NASSIF M, et al. Management of patients with patent foramen ovale and cryptogenic stroke: an update [J]. Cardiology, 2019,143(1): 62 - 72.

[70] Dawson DM, Fischer EG. Neurologic complications of cardiac catheterization [J]. Neurology, 1977,27 (5): 496 - 497.

[71] KEILSON GR, SCHWARTZ WJ, RECHT LD. The preponderance of posterior circulatory events is independent of the route of cardiac catheterization [J]. Stroke, 1992,23(9): 1358 - 1359.

第四章

脑干梗死综合征

◆ 第一节　延髓梗死 ◆

延髓的血液供应主要由起源于椎动脉的颅内段穿支动脉供血。延髓背盖部的血液供应也来自小脑后下动脉和脊髓后动脉供应。大部分延髓头侧由基底动脉或者小脑前下动脉供血。而延髓前部的尾侧由脊髓前动脉的穿支动脉来供应血液。

一、延髓外侧部梗死

自从 100 多年前 Wallenberg 综合征被描述以来[1]，有关延髓外侧部梗死（lateral medullary infarction，LMI）的临床[2-5]和病理[6]发现时有报道。近年来运用磁共振的研究[7-11]扩展了我们对于延髓外侧部梗死综合征的理解。一项研究显示，LMI 在急性卒中中占比为 1.9%[2]。磁共振的运用使得 LMI 的报道多于以前。

1. 临床表现

LMI 的症状和体征总结见表 4.1。本病有超过一半的病例是突然发病，症状或体征呈现进行性或波动性。头痛、眩晕、恶心、呕吐或步态不稳通常是早期症状，呃逆往往出现较晚[10]。一些症状可能在数天或数周后出现。通过磁共振随访，那些进行性加重的患者通常和缺血区扩大和持续进行性的血栓形成相关。因此，上述症状的逐渐加重与内囊梗死患者早期神经功能的恶化相似。

表 4.1　发表在最大队列中的神经系统症状和体征

（KIM，Pure lateral medullary infarction：clinical-radiological correlation of 130 acute，consecutive patients [J]．Brain，2003，126：1864 - 1872）

项　目	N＝130	项　目	N＝130
感觉症状/体征	125(96)	同侧三叉神经	34(26)
对侧三叉神经	32(25)	双侧三叉神经	18(14)
孤立的肢体/身体	27(21)	孤立的三叉神经	13(10)

（续表）

项　目	N＝130	项　目	N＝130
步态共济失调	120(92)	严重步态共济失调[a]	79(61)
头晕	119(92)	霍纳征	114(88)
声音嘶哑	82(63)	吞咽困难	84(65)
严重吞咽困难[b]	52(40)	构音障碍	28(22)
眩晕	74(57)	眼球震颤	73(56)
肢体共济失调	72(55)	恶心/呕吐	67(52)
头痛	67(52)	颈部疼痛	9(7)
眼睛歪斜	53(41)	复视	41(32)
打嗝	33(25)	面瘫	27(21)
强迫注视偏差	8(6)		

数据以数字(％)表示。a.无法独自站立或行走；b.需要鼻饲喂食

（1）眩晕和共济失调。

眩晕感和步态不稳是90％以上患者最常见的症状。因前庭神经核及其连接纤维受累所致的旋转性眩晕发生率约为60％[10]。眩晕是一种早期症状，通常会在数天或数周内改善，但头晕和步态不稳会持续更长时间。眩晕通常伴有眼球震颤和呕吐。步态不稳和头晕可归因于前庭或小脑系统的功能失调。在急性期，大约有60％的患者无法站立或行走。步态共济失调通常比肢体不协调更常见和更严重[10,12]。侧向倾倒（当患者站立或坐下时被迫摇晃）可能与前庭核和前庭脊髓投射系统的病变相关[13]，而四肢和步态共济失调与小脑下脚、脊髓小脑纤维或小脑本身的损伤有关[12,14]。有时患者会向任何方向倾倒[14]。患者可能会将肢体共济失调描述为"肢体无力"或"肢体笨拙"。

（2）眼球震颤和眼球运动异常。

前庭神经核及其纤维连接的受累可导致眼球震颤。眼球震颤多呈向病灶对侧水平或水平旋转[5,6]。尽管共轭眼球被迫偏向病变侧（眼球侧移）[15]并不常见，但当患者被要求闭眼然后睁开眼睛时，在眼球矫正运动时经常能观察到轻微的眼球偏斜、同侧眼球下移等斜眼反应[13]。患者将这些症状描述为视力模糊、复视、振荡或视觉图像倾斜等[5,13]。详细机制在第7章中进行描述。

（3）恶心、呕吐。

恶心、呕吐通常是与眩晕密切相关的初始和短暂症状[10]，其可能是由前庭神经核及其连接纤维受累引起，也可能是由于在疑核附近的呕吐中枢神经受累所致[5,12]。

（4）霍纳征。

霍纳征很常见（出现概率约90％），是由位于下行网状结构中的下行交感神经纤维受累引起。同侧睑裂变窄伴瞳孔收缩较面部无汗更为常见。

（5）吞咽困难、构音障碍和声音嘶哑。

疑核受累可导致同侧腭、咽和喉麻痹，产生吞咽困难、构音障碍和声音嘶哑。构音障碍也可能归因于小脑受累。大约有 2/3 的 LMI 患者存在吞咽困难，其中约 60% 需要鼻胃管[10,12]。吞咽困难通常会在数天或数月内改善，但极少数患者需要持续进食帮助。LMI 中的吞咽困难更常与舌喉的偏移范围有关，而不是与时间有关[16]。在大约 1/4 的单纯 LMI 患者中[10]声音嘶哑常见，而构音障碍较少见。部分患者可表现为同侧声带麻痹。

（6）呃逆。

大约 1/4 的患者会出现呃逆[10,12]，通常是在卒中发作后几天内出现。呃逆通常会在几天内消失，但也会持续数周甚至数月，让人难以忍受。迷走神经背侧运动核、孤束以及与呼吸相关的神经元在疑核附近的网状结构中受累可能是引起呃逆的原因[5,10]。

（7）感觉症状/体征。

感觉症状/体征是 LMI 最常见的临床表现。在最大宗的病例登记研究中，只有 4% 患者的感觉功能保留完好[10]。对侧躯干及肢体的感觉症状/体征障碍（占比约 85%）比面部的（58%～68%）更常见[7,9]。面部感觉障碍通常比躯干及肢体感觉障碍更快得到改善。虽然脊髓丘脑感觉的选择性缺失是一种规律，但振动觉障碍偶尔也会涉及躯干及肢体[9]，这可能是因为一些振动感觉是通过延髓外侧柱传导的[17]。

交叉性（同侧三叉神经-对侧肢体/躯干）感觉障碍被认为是 LMI 中的经典感觉障碍模式。然而，急性期的感觉障碍表现更加多样化[9]。在最大宗的病例登记中[10]，感觉障碍包括 26% 的同侧三叉神经-对侧肢体/躯干感觉障碍，25% 的对侧三叉神经-对侧肢体/躯干感觉障碍，14% 的双侧三叉神经-对侧肢体/躯干感觉障碍，21% 的单纯肢体/躯干受累-无三叉神经受累，10% 单纯三叉神经受累。虽然上肢和下肢通常同样受累，但在大约 30% 的患者中存在差异；有些上肢有更严重的感觉障碍，而另一些下肢更严重[9]。后一种情况更常见，有些患者存在感觉缺失平面，类似脊髓综合征[18]。

这些不同的感觉表现与脊髓丘脑束、三叉神经下行束和上行次级三叉神经纤维受累的不同模式有关（图 4.1）。值得注意的是，约 7% 的 LMI 患者有同侧刺痛感觉，通常与丘系感觉缺陷有关，在手臂上比在腿部更明显。由于丘系感觉障碍，患者常有同侧肢体"笨拙"或"无力"的感觉。这种感觉模式与延髓最下部的受累有关，可以通过楔状/股薄束最上部的丘系感觉纤维受累或交叉纤维至丘系内侧[19]来解释（图 4.1E 和图 4.2）。

在下行三叉神经纤维束中，传导 V_3 区域的纤维位于最背侧而 V_1 区域纤维最靠前，但在上行的次级三叉神经纤维束中，传导 V_3 区域的纤维位于最内侧，V_1 位于最外侧。因此，三叉神经感觉受累常常是不均匀的，对侧比同侧更明显。不均匀感觉障碍分布在两侧，要么是核下型（分支型）的，要么是分段（洋葱皮）的模式[4,5,9]。双侧口周感觉异常通常可以在病灶向内侧延伸的大范围梗死患者中观察到[9]，这可能是由于其在交叉处附近的下行和上行 V_3 通路同时受累所致[20,21]。

患者偶尔会诉面部疼痛。疼痛通常在疾病发作时出现，预示着其他症状和体征的出现[5]。它被描述为尖锐的刺痛、灼烧或麻木等。眼球和周围区域最常受到影响，但整个面部，包括嘴唇和口腔内部都可能受到影响。尽管面部疼痛通常会有所改善，但在某些患者中可能会一直持续下去。三叉神经下行纤维的感觉核受累可以解释面部疼痛的表现。

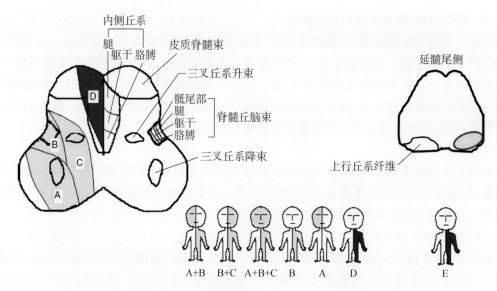

图 4.1 髓质的解剖结构以及髓质梗死引起的各种感觉功能障碍（详见正文）。

黄色，脊髓丘脑感觉障碍；红色，丘系感觉障碍；A+B，同侧三叉-对侧身体/肢体；B+C，对侧三叉神经-对侧身体/肢体；A+B+C，双侧三叉对侧身体/肢体；B，对侧身体/肢体；A，同侧三叉神经；D，对侧身体/肢体（双膝感觉）；E，同侧身体/肢体（双膝感觉）。（改编自 Kim et al.，Neurology 1997；Brain 2003）

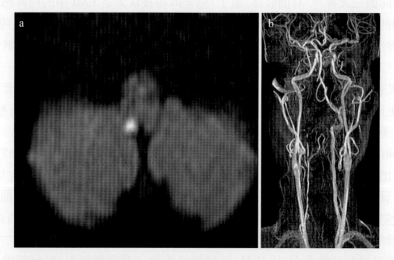

图 4.2 一名 69 岁高血压男性，出现步态不稳和右手麻木感，前 1/3 的指尖最明显。神经系统查体显示右手手指的位置觉和振动觉略有下降，跚趾步态受损。弥散加权 MRI（图 a）显示背侧位于髓质和脊髓交界处的梗死。MRA（图 b）显示右侧远端椎动脉（VA）动脉粥样硬化闭塞。同侧感觉症状可能是由于交叉前同侧丘脑纤维（楔束核）最头端受累所致。梗死可能是由与 VA 动脉粥样硬化疾病相关的穿支（或脊髓后动脉）闭塞引起的

（8）头痛。

大约一半的患者会出现头痛[10,12]。它通常在发病时或在其他症状/体征发生的几天前出现，并在几天内消退。它最常发生在同侧的枕部或上颈部区域，其次是额部区域，通常被描述为沉闷感、疼痛感或搏动感。考虑到头痛发生在其他症状之前，并且与 LMI 的任何症状/体征无关[10]，头痛似乎是由颅内 VA 病理改变引起的，这可能与 VA 狭窄/闭塞后侧支血管的扩张

而不是延髓病变本身有关[12]。第五对脑神经及其核团的下行纤维束受累也可能是额部头痛的原因。突出和持续的颈枕部疼痛可能是 VA 夹层的一种表现。

（9）面部麻痹。

有 1/5～1/4 的患者存在面部麻痹，通常为轻度和上运动神经元类型的面部麻痹[10]。这可能是由异常的皮质延髓纤维所致，这些纤维在向面部核团移行之前会在其尾端形成环状结构[22]。在延髓最上端（或脑桥延髓交界处）病变的患者中，由于面神经束直接受累，会出现相对严重的周围性面瘫[23]。

（10）呼吸困难和其他自主神经症状。

延髓网状结构包含与呼吸控制相关的神经元，患者可能会出现呼吸停止或呼吸运动减弱，尤其是在睡眠期间（称之为 Ondine 诅咒）[24]。除非患者有双侧或广泛病变，否则需要就医的严重呼吸系统异常并不常见[12]。在单纯的 LMI 中，吞咽困难相关的吸入性肺炎最常需要呼吸护理。而在这种情况下，通常很难评估呼吸控制异常对患者病情的影响有多大。其他的自主神经紊乱偶见，如心动过速、心动过缓、出汗、直立性低血压、胃动力障碍和尿潴留。

（11）病变同侧偏瘫。

病变同侧偏瘫可能与 LMI 的其他典型症状有关[25]。

这种称之为 Opalski 综合征的发病机制仍有争议。最近一些影像技术如 MRI 弥散加权成像（diffusion weighted imaging，DWI）和弥散张量成像（diffusion tensor imaging，DTI）表明，发生在延髓区域最下部或延髓-脊髓交界处的梗死涉及锥体交叉后的同侧皮质脊髓束[26,27]。这一观察结果证实了 Opalski 综合征患者最初表现出反射亢进和巴宾斯基征阳性。

此外，患有同侧共济失调或双侧感觉障碍（见上文）的患者可能会诉四肢"笨拙"或"虚弱"[19]。鉴于这些患者中的大多数存在一过性运动障碍和反射异常缺失，大多数同侧"虚弱"的患者可能有与锥体损伤无关的假性轻瘫[19]。因此，真正的 Opalski 综合征是罕见的。

2. 临床-解剖区域相关性

LMI 的症状/体征因病变的解剖区域而不同[5]。Kim 等[10,11]以三维方式分析由 MRI 识别的病变区域，并分析临床和解剖区域的相关性（图 4.3）。

一般来说，头侧病变往往涉及腹侧部位（图 4.3a）和深部区域，而尾部病变涉及浅侧区域[10,11]（图 4.3c）。这可能与 VA 走行的解剖过程有关；颅内 VA 位于尾侧延髓水平的外侧表面附近，其在腹侧上升至桥髓交界处并融合到 BA。头侧-腹侧病变倾向于产生同侧三叉神经感觉症状（图 4.1b＋c），而尾部-外侧-浅表病变倾向于产生仅限于肢体的感觉症状（有时是位于腿部阶梯状的感觉障碍）而不影响面部（图 4.1b）。宽大的病变与双侧三叉神经感觉障碍模式相关（图 4.1a、b、c）[10]，这在尾部病变患者中非常罕见。

头侧和尾侧更重要的病变差异是吞咽困难，与尾端病变相比，头端病变患者的吞咽困难明显更为普遍和严重[10,11]。可能的原因如下：①尾部延髓病变通常很小（图 4.3c）并且不会深入累及疑核；②疑核下部及其以下部分没有直接参与联系咽部肌肉运动的纤维[28]。面部麻痹也更常见于头侧病变患者[10]。大多数头侧（通常在桥髓交界处）病变的患者有或没有轻微的吞

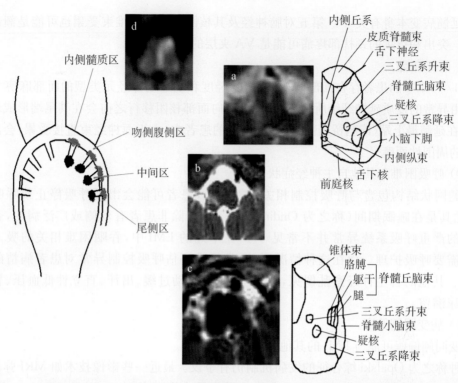

图 4.3 各类髓质梗死卒中机制示意图。头端型（a）、中型（b）和尾外侧型（c）病变分类为"外侧髓质梗死"，根据负责穿支动脉的头端位置确定类型。延髓内侧部梗死（MMI）（d）似乎是由最头端椎动脉疾病引起的。患者 a 因疑核上部受累出现严重吞咽困难及对侧三叉神经型感觉症状，而患者 c 出现严重步态共济失调和局限于下肢的感觉障碍。患者 b 有同侧三叉神经症状。患者 d 有 MMI 症状例如对侧偏瘫和偏身感觉障碍偏瘫（丘系感觉）

咽困难症状，因为在这个水平上没有疑核[29]。这些患者常常表现出严重的、同侧的周围型面瘫。

尾部病变与严重的侧向倾倒和步态共济失调密切相关，可能是与位于外侧的脊髓小脑束和前庭核频繁受累相关（图 4.3c）。夹层和头痛也更常见，但这类患者没有或很少发生吞咽困难。延髓中间部分受累表现为中间部位的临床特征和经典的同侧三叉神经-对侧肢体模式的感觉缺陷（图 4.1b＋c、图 4.3b）。

3. 卒中机制

尽管 Wallenberg 最初认为 PICA 是 LMI 的原因[1]，但 Fisher 等人[6]发现，17 例 LMI 中仅有 2 例涉及 PICA，14 例患者显示 VA 狭窄闭塞。因此，LMI 的最常见原因是与颅内 VA 狭窄或闭塞性疾病相关的穿支闭塞[6]（图 4.4）。在一项 123 名 LMI 患者的大型调查[10]中，有 83 名（67％）同侧 VA 狭窄闭塞性疾病患者（33 名颅内 VA 病变、34 名全程 VA 病变和 5 名颅外 VA 病变）和 12 名（10％）PICA 病变患者。动脉粥样硬化血栓形成是一种主要病理因素，而 VA 或 PICA 的夹层是 14％～33％病例狭窄闭塞病变的原因[7,8,10]（关于夹层，参见第 14 章）。从血管造影结果正常的患者来看，穿支动脉疾病似乎是引起梗死的机制。来自患病心脏或近端动脉粥样硬化的 PICA 或远端 VA 的栓塞也可能产生 LMI[30,31]，但这些患者通常存在大脑其他部位（主要是小脑）的伴随梗死。

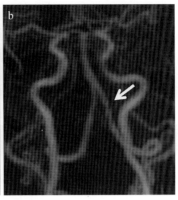

图 4.4　弥散加权 MRI 显示左侧延髓梗死（图 a）。MRA 显示可能阻塞穿支的局灶性动脉粥样硬化狭窄（图 b 箭头）

4. 预后

单纯 LMI 的预后是良性的，主要是由于没有明显的运动功能障碍。住院病死率为 $0.8\%\sim11.6\%$[2-4,10]。病灶大的头侧病变患者往往有严重的吞咽困难和吸入性肺炎，需要 ICU 护理。突发的呼吸系统障碍（Ondine 的诅咒）或其他自主神经功能衰竭可能会导致呼吸心脏骤停，医生必须牢记这种可能性。然而，最近的研究表明，其住院病死率非常低，这可能与改善呼吸、控制感染和吞咽困难的护理有关[10]。老年、吞咽困难[32]和头侧 LMI 病变[33]是与不良预后相关的因素。

尽管结果相对较好，但大多数幸存者至少有一个后遗症。其中最重要的是感觉障碍，其次是头晕和吞咽困难[34]。持续存在和令人不安的后遗症通常与最严重的初始症状相关。大约 1/4 的患者出现疼痛感觉异常的不适（中枢性卒中后疼痛，central post-stroke pain，CPSP）[35]，表现为麻木、灼痛或寒冷[34]。这些症状通常发生在最初感觉缺陷最严重的区域。

患有严重和广泛 VA 病变的患者更容易发生复发性脑梗死或冠状动脉疾病[2]。后颅窝灌注不足可能预示着预后不良[36]。伴有其他部位梗死的患者预后受延髓外病变部位和范围的影响。在小脑大范围 PICA 区域梗死的患者中，占位性的水肿和伴发的脑疝可能导致预后不良。然而，最近的一项研究表明，尽管延髓部位以外受累的 LMI 患者短期预后较差，但长期残留症状如头晕、吞咽困难和感觉症状在单纯 LMI 患者中更为普遍[33]。这可能是因为对于这些患者来说，PICA 闭塞是主要的发病机制，而 LMI 病变通常仅限于延髓处小的背侧部分，该区域由 PICA 供血。相反，在单纯 LMI 患者中，与远端 VA 相关的病灶往往更大。

二、延髓内侧部梗死

Spiller 在 1908 年首次描述了延髓内侧部梗死（medial medullary infarction，MMI）[37]。Dejerine 后来提出了三联征：对侧面部偏瘫、对侧深部感觉丧失和同侧舌下麻痹[38]。Davison 在 1937 年首次报道了 MMI 的病理结果，他描述了脊髓前动脉（ASA）和相邻颅内 VA 的血栓性闭塞[39]。

随着 MRI 的出现，现在可以很容易地对 MMI 进行诊断。Kim 等[40]将他们自己的 17 例经 MRI 诊断的患者与 26 例先前报告的患者进行了比较。他们发现,在其病例中,双侧病变、四肢瘫痪、舌肌麻痹和呼吸困难的情况要少得多,预后要好得多。随后使用 MRI 的研究表明,患者通常表现为相对良性的单侧感觉运动性卒中[40-45]。MMI 的临床症状/体征总结见表 4.2。

表 4.2 发表在最大队列中的神经系统症状和体征

症状和体征(n=86)	
运动功能障碍	78(91)
	偏瘫 68,四肢瘫痪 8,轻瘫 2
面部麻痹	21(24)
感觉功能障碍	59(73)
	感觉异常 55
	客观感官知觉受损
	振动 48
	位置 41
	触摸 32
	针刺 17
	冷 22
肢体共济失调	36(42)
构音障碍	54(63)
吞咽困难	25(29)
同侧舌下麻痹	3(3)
对侧舌偏斜	9(10)
眩晕/头晕	51(59)
恶心/呕吐	14(16)
眼球震颤	38(44)
复视	7(8)
头痛	9(10)

括号中的数字表示百分比;

(Kim JS, Han Y. Medial medullary infarction: clinical, imaging, and outcome study in 86 consecutive patients [J]. Stroke, 2009,40(10): 3221-3225)

1. 临床表现

(1) 肢体无力。

约 90% 的 MMI 患者最典型的体征是对侧偏瘫,但不影响面部[46]。不到 10% 的患者发生四肢瘫痪[45]。虽然罕见,但由于最下方的病变累及交叉锥体束,可能会发生同侧偏瘫[40]。运动功能障碍的程度是多变的；在一项研究[45]中，有 37% 的患者病情严重（医学研究委员会评分≤3），其中 2/3 的患者在发病后的几天内逐渐出现肢体无力。

（2）面瘫。

虽然面部瘫痪并不是 MMI 的特征之一，但有 1/4～1/2[12,44,45] 的患者会发生轻度和短暂的面部麻痹，可能与未交叉的皮质延髓纤维受累有关，这些纤维在延髓上部水平直接延伸至对侧神经核团[22]。

（3）构音障碍和吞咽困难。

据报道，构音障碍和吞咽困难的发生率分别为 63% 和 29%[45]。这些症状在双侧 MMI 患者中更为严重。在单侧情况下，不到 10% 的患者需要鼻胃管。一项使用视频透视吞咽测试的研究表明，MMI 导致的吞咽困难与吞咽的延迟时间有关，而不是与喉舌偏移范围缩小有关[16]，这可能要归因于皮质延髓束或相邻触发吞咽动作的疑核受损。

（4）同侧舌下神经麻痹。

如果出现同侧舌下神经麻痹，那么这就是一个重要的定位体征[38]。据报道，其出现率变化很大，从 3% 到 82%[11,40-45]。最近基于 MRI 的研究发现，同侧舌下麻痹的出现率低于早期研究；一项大型病例报道表明，只有 3% 的患者发生明确的同侧舌下麻痹，而笨拙的舌头运动和偶尔对侧舌偏斜更为常见[45]。由于 MMI 病变最常累及嘴侧延髓，因此位于延髓下部的舌下神经核和纤维束经常得以幸免。

（5）感觉功能障碍。

感觉功能障碍是 MMI 的第二重要症状/体征。与 LMI 患者不同，MMI 患者通常从一开始就会诉刺痛感。受累区域通常是耳朵或颈部下方的偏侧身体/肢体（图 4.1D）。然而，感觉症状可能会扩展到面部，这可能是由于次级上行的三叉神经感觉束的额外受累。面部感觉症状通常是轻微、不完全和短暂的。有时感觉异常仅限于某个身体部位，例如小腿[47]。局部皮肤区域的感觉异常也有报道[48]。尽管深部感觉缺失是特征性的，但偶尔会出现轻微和短暂的痛觉/温度损伤，这可能是由于调节脊髓丘脑感觉系统的脊髓网状丘脑系统受累[41,42,44,45]。

（6）共济失调。

偶尔会出现的肢体不协调[42]通常归因于脑桥小脑纤维受累和（或）相关本体感觉功能障碍。步态不稳定或身体一侧倾倒可能与前庭小脑束、下橄榄核或更外侧的脊髓小脑束受累有关[42]。

（7）眩晕/头晕、眼球震颤和眼部运动障碍。

这些症状/体征与前庭核、内侧纵束（medial longitudinal fasciculus，MLF）和舌下神经核（nucleus prepositus hypoglossi，NPH）所在的背侧脊髓受累密切相关[44,49]。与 LMI 相比，眼球震颤主要是同侧的，而眼球侧向运动是向对侧的（反向搏动）[50]。在 1/10～1/5 的患者中可观察到向上性眼球震颤[44,45,49]这可能是由于来自两个前半规管的前庭眼动反射（vestibulo-ocular reflex，VOR）通路的参与[51]。单侧病变也可能产生向上的眼球震颤[45]（详细机制见第 7 章）。

（8）情绪障碍。

曾有报告描述了患者出现病理性哭笑、抑郁和精神病行为[52,53]。最近的一项研究表明，MMI 患者的情绪失禁与脑桥基底梗死患者一样常见[54]。

2. 临床-解剖部位相关性

大多数 MMI 病变累及延髓的头侧,且仅局限于延髓尾部的病变很少见[45]。从腹侧到背侧看,腹侧病变与运动功能障碍密切相关,中间病变与感觉症状密切相关,背侧病变与眩晕、共济失调和眼球运动功能障碍相关(图 4.5)。根据腹背分布的症状相关性类似于脑桥基底梗死(见下文"脑桥梗死")。与脑桥梗死不同,由于病变位于面神经核/束的水平以下,因此面部大部分都没有受到影响。感觉异常主要是因为内侧丘系和脊髓丘脑束在延髓中分开(图 4.1D)。在一个大宗病例登记中,病变模式包括 20% 位于腹侧,33% 位于腹侧+中部,和 41% 位于腹侧+中部+背侧[45]。

3. 双侧 MMI

双侧 MMI 并不常见。在一项研究中,双侧病变的发生率为 14%。由于一侧的病变有时较小且无症状,仅有 9% 的患者出现四肢轻瘫[45]。在四肢轻瘫患者中,MRI 病变通常是对称和心形的(图 4.5,双侧 A、B、C)。患者可有严重的延髓麻痹和感觉症状,类似于脑桥闭锁综合征(见下文"脑桥梗死")。除非同时涉及背侧脑桥,否则一般会保留凝视。

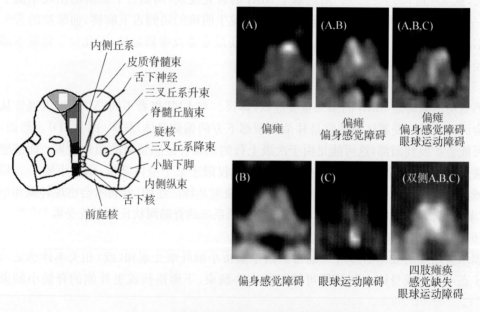

内侧丘系
皮质脊髓束
舌下神经
三叉丘系升束
脊髓丘脑束
疑核
三叉丘系降束
小脑下脚
内侧纵束
舌下核
前庭核

(A) 偏瘫

(A,B) 偏瘫 偏身感觉障碍

(A,B,C) 偏瘫 偏身感觉障碍 眼球运动障碍

(B) 偏身感觉障碍

(C) 眼球运动障碍

(双侧A,B,C) 四肢瘫痪 感觉缺失 眼球运动障碍

图 4.5 典型病例和内侧髓质梗死模式概要图

A(纯运动性卒中)、A+B(感觉运动性卒中)或 A+B+C(感觉运动性卒中+眼功能障碍)的受累模式很常见,而其他的则不常见。B 和 C 的选择性参与分别产生单纯偏侧感觉卒中和单纯眼球运动功能障碍。A+B+C 双侧受累占延髓内侧部梗死的不到 10%,并导致四肢轻瘫、双侧感觉丧失和眼球运动功能障碍

4. 卒中机制

尽管人们传统上一直强调是 ASA 闭塞导致的 MMI,但最近的研究表明[37-39],MMI 更常由颅内 VA 或 VA-BA 交界处的动脉粥样硬化血栓形成引起,这些疾病会导致穿支动脉消失[55](图 4.3 和 4.6 上排)。在我们的病例中,62% 的患者存在相关的颅内 VA 动脉粥样硬化疾病,而 28% 的患者无 VA 疾病(小动脉疾病)的穿支阻塞[45]。颅内 VA 动脉粥样硬化血栓形成的梗死(图 4.6,上排)往往比小血管疾病(图 4.6 下排)更严重,这可能与多个穿支闭塞或更

广泛的延髓灌注不足有关。VA 夹层可能导致 MMI,但不如 LMI 常见。

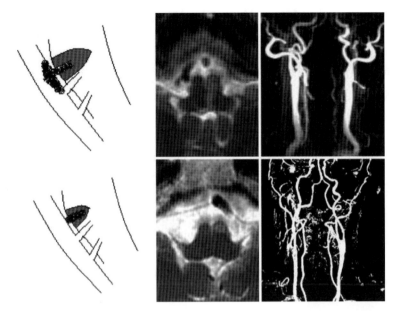

图 4.6 与远端椎动脉疾病相关的大面积、背侧延伸的延髓内侧部梗死(MMI)患者(上排)和与小动脉疾病相关的腹侧小 MMI 患者(下排)

ASA 闭塞虽然不常见,但可能会导致尾部 MMI 梗死。极少数情况下,滑石粉[56]、纤维软骨材料[57]或梅毒性动脉炎[58.59]栓塞 ASA 分支可引起 MMI。来自患病心脏或近端 VA 病变的栓塞是单纯 MMI 的罕见原因。双侧 MMI 可能是由同时供应延髓两部分的一个 ASA 闭塞引起的。然而,一项大型研究[45]表明,双侧 MMI 通常位于颅内远端 VA 或近端 BA 区域的嘴侧。双侧 MMI 似乎通常是由颅内 VA-BA 动脉粥样硬化血栓形成疾病引起的,这种疾病会导致双侧多个穿支闭塞。

5. 预后

与 LMI 不同,除了双侧病变外,吸入性肺炎在 MMI 中并不常见。MMI 的预后要比 MRI 运用前所报道的好。在 86 例患者中,只有 3 例患者在入院期间死亡[45]。由于存在明显的运动功能障碍,MMI 的功能结果通常比 LMI 更差[34]。发病初期严重的运动功能障碍是不良结果的主要预测因素[45]。在慢性阶段,感觉功能障碍同样普遍且麻烦,包括与运动功能障碍/痉挛相关的关节疼痛和中枢性卒中后疼痛(CPSP)。在一项研究中,36%[45]的患者存在由视觉模拟评分≥4 定义的 CPSP。CPSP 最常表现为麻木,然后是疼痛,与 LMI 患者不同,很少有 MMI 患者描述"烧灼"感[34]。据报道,大约 1/3 的患者会出现头晕[45]。

6. 合并 LMI 和 MMI

LMI 和 MMI 可能同时发生或先后发生。这种半侧延髓综合征由 Reinhold 于 1894 年[60]首次描述,8 年后由 Babinski 和 Nageotte[61]再次描述。半侧延髓梗死常伴有后循环其他区域的梗死,孤立发生的情况很少见。临床症状/体征本质上是 LMI 和 MMI 的组合。病因通常是颅内 VA 动脉粥样硬化或夹层延伸并阻塞外侧和内侧的穿支动脉。

◆ 第二节　脑　桥　梗　死 ◆

　　脑桥梗死可单独发生或与其他后循环梗死合并发生。医院登记研究表明，孤立性脑桥梗死患者分别占缺血性卒中的 2.6％～3％ 和后循环梗死患者中的 12％～15％[62-64]。来自亚洲的一项研究显示患病率更高：7.6％ 的脑梗死和 28％ 的椎基底动脉梗死是脑桥梗死[65]（表 4.3）。

表 4.3　脑桥梗死的临床表现

作者	麦克唐纳等	卡斯等	东木等
国家	澳大利亚	美国	日本
出版年份	1987	1993	1993
诊断	基于 CT	基于 CT/MRI	基于 CT/MRI
患者人数	30	66	293
症状			
头晕/眩晕	80	50	70
恶心/呕吐	63	52	56
步态困难或脑干共济失调	77	71	40
头痛	40	53	32
构音障碍	60	20	
体征			
肢体共济失调	70	61	59
躯干共济失调	67	62	45
眼球震颤	53	64	38
意识减弱	36		34
眼部移动紊乱	27		
半轻瘫	7		20
面瘫	13		8

一、临床表现

1. 运动功能障碍（包括构音障碍和共济失调）

　　脑桥基底部包含调节运动功能的纤维，包括下行皮质脊髓束、皮质脑桥小脑束和皮质延髓束（图 4.7a）。因此，脑桥基底部梗死容易产生运动系统功能障碍。虽然肢体无力是最常见的症状,但临床特征取决于每个纤维束的受累程度。Fisher 和他的同事将纯运动性脑卒中[55]、共济失调性偏瘫[66]和构音障碍-手笨拙综合征[67]描述为"腔隙性"综合征。然而,临床上还观察到其他组合,如构音障碍-偏侧共济失调或构音障碍-面部麻痹[68]。分类并不严格,因为肢体无力会随着时间的推移而出现,共济失调性偏瘫患者可能演变为单纯运动性脑卒中,反之亦然。共济失调性偏瘫患者可能在病变同侧出现额外的共济失调[68-70],其原因可能是交叉的皮质脑桥小脑束受累[70]。

严重的偏瘫通常与影响脑桥尾侧或中间腹部的大病灶有关。而当病变位于脑桥嘴侧时,类似大小的病灶往往会产生较轻的肢体无力,但会出现相对突出的构音障碍(产生构音障碍-手笨拙);锥体束纤维排列稀疏且位于相对外侧的位置,因此不会被脑桥旁正中病变广泛损坏[68]。

2. 感觉功能障碍

选择性累及感觉束(内侧丘系和脊髓丘脑束)、病灶小的脑桥被盖部梗死或出血会产生单纯的或突出的偏侧感觉障碍,而没有其他明显的神经功能障碍[71,72](图 4.7c)。有时患者会出现偏侧感觉异常,而没有客观可察觉的感觉缺陷。

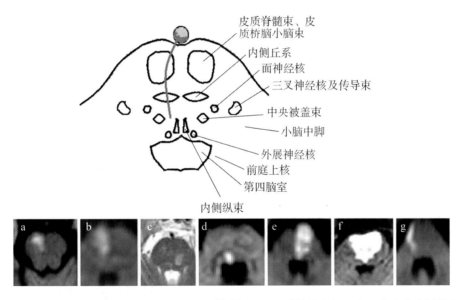

图 4.7 典型病例及分支闭塞相关的脑桥梗死模式概要图。详情请参阅正文。患者有左侧偏瘫(图a)、左侧感觉运动性卒中(图 b)、右侧纯感觉性卒中(图 c)、右侧核间性眼肌麻痹(图 d)、左侧一个半综合征和右侧感觉运动性卒中(图 d)、四肢轻瘫、感觉丧失、水平凝视麻痹(图 f)、左侧共济失调和感觉改变(图 g)

在脑桥内侧丘系中,来自手臂、躯干和腿的感觉投射从内侧到外侧排列。因此,位于内侧的病变优先影响面部和手臂,导致手口综合征,而位于外侧的病变则产生以腿部为主的感觉症状[71]。位于最内侧的病变有时会产生双侧面部或口周感觉症状,可能是因为双侧三叉丘脑纤维束受累[71]。Cheiro-oral-pedal[73]和 oro-crural[74]感觉分布模式也有报道。

三叉神经感觉障碍常见于脑桥外侧梗死患者,通常伴有 AICA 区域梗死的其他症状。影响三叉神经纤维束或脑桥外侧核的小卒中患者可能会出现孤立的三叉神经感觉障碍症状,而没有其他神经功能缺损[75]。仅限于口内区域的三叉神经感觉症状和味觉的孤立受累也有所报道[76]。

3. 眼部运动功能障碍

与眼部运动功能相关的结构,例如外展核和纤维束、脑桥旁正中网状结构(paramedian pontine reticular formation,PPRF)和内侧纵束(median longitudinal fasiculus,MLF),位于旁正中背侧脑桥被盖中(图4.7d)。影响该区域的梗死会导致各种类型的眼球运动功能障碍。相关详细说明和机制,请参阅第7章。

(1)第六对脑神经麻痹。

展神经核位于脑桥旁正中、背侧、下部区域。尽管罕见,但孤立的第6对脑神经麻痹可由损伤外展肌束的小脑桥梗死病灶引起[77-79]。由于外展神经核被面神经束包围,涉及下部脑桥的背侧病变可能会单独产生第6和第7对脑神经麻痹(图4.8b),或更常见的是合并对侧偏瘫(Millard-Gubler综合征)。

(2)核间性眼肌麻痹。

由于MLF而受累的核间性眼肌麻痹(Internuclear ophthalmoplegia,INO)在脑桥梗死患者中比第6对脑神经麻痹更常见,这可能是因为MLF是位于旁正中区域的垂直长结构(图4.7d),容易由旁正中深部的脑桥梗死受累引起。在包括30名具有轻微神经功能缺损的INO患者的病例中,作者发现他们占所有缺血性脑卒中患者的0.47%[80]。如果累及邻近的内侧丘系或脑桥小脑纤维,则会出现感觉症状、共济失调和构音障碍。向侧方延伸的病变可能导致额外的面部麻痹(第七对脑神经麻痹及一个半综合征)(图4.8c)。

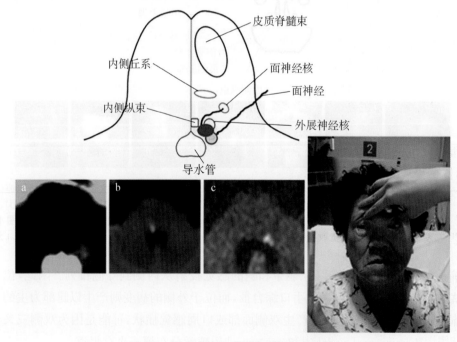

图4.8 图示患者和脑桥背侧结构示意图

a. 由于选择性累及面神经膝部的梗死(黄色圆圈),所引起的孤立左侧面神经麻痹与周围性贝尔氏麻痹无法区分;b. 由于梗死累及展神经核和面神经膝部(红色圆圈)而引起右侧外展神经和面神经麻痹;图c. 由于内侧纵束和面神经束(图中未显示)受累而导致表现为右侧核间性眼肌麻痹和面瘫(第七对脑神经麻痹及一个半综合征)的梗死。右图:患者b的照片,她表现为右眼横向凝视受限,右脸鼻唇沟缩小(本次演示已征得患者同意)

INO 的特征症状是：①同侧眼所有共轭眼运动的内收麻痹（或当症状轻微时内收跳视减慢）；②当该眼外展时对侧眼的眼球震颤。有时对侧眼球在居中注视时处于外斜位，称为"麻痹性脑桥外斜"。外斜性凝视是由于病变对侧不受影响的 PPRF 的强直收缩所致。虽然不太常见，但一些双侧 INO 患者表现出双侧外斜视，这种现象被称为"眼壁双侧核间性眼肌麻痹（wall-eyed bilateral internuclear ophthalmoplegia，WEBINO）"[81]。INO 经常与逆向眼偏斜反应（ocular tilt reaction，OTR）（主观视觉垂直、眼球扭转或偏斜）有关。

（3）共轭水平注视麻痹。

外展神经核附近的 PPRF 受累可导致病变一侧没有自主侧向注视，包括快速阶段的眼球震颤。当患者的眼睛在尝试同侧扫视时保持在中线，或者当他们从病变对侧的位置开始，缓慢返回中线时[82]，前庭眼动反射（VOR）和同侧平滑追踪通常保持完整。涉及外展神经核和PPRF 的双侧病变可导致水平眼球运动麻痹。虽然垂直凝视是在更靠近嘴侧水平控制的，但双侧水平凝视麻痹患者可能会出现缓慢的垂直凝视扫视。这可能是由于调节扫视触发的神经元也通过向内侧纵束头端质核（rostral interstitial medial longitudinal fasciculus，riMLF）发送信号参与垂直扫视[83]。

（4）一个半综合征。

一个半综合征是指"眼球运动麻痹，其中一只眼睛位于中央，不能完全水平移动，而另一只眼睛处于外展位置，不能内收超过中线"[84]。涉及 PPRF 和 MLF 的单侧脑桥病变产生同侧共轭凝视麻痹，以及同侧眼在共轭凝视时内收麻痹至对侧[85]。

（5）眼球摆动和其他相关症状。

Fisher[86]引入了"眼球摆动"一词："眼球间歇性地快速向下倾斜几毫米的弧线，然后以一种摆动动作返回到初始位置。"眼球摆动是一种不祥的征兆，通常与广泛的双侧脑桥梗死或出血有关[86,87]，往往存在四肢瘫痪和意识下降。摆动通常是双侧和对称的，但也可以是单边或不对称的[84,88]。不对称摆动在共轭凝视不对称麻痹的患者中很常见。摆动不对称时，当一侧注视时，眼睛通常与凝视摆动受限的一侧同侧[84,86]。在脑桥广泛病变的患者中，水平凝视消失，但垂直凝视保留；垂直方向的凝视会加重眼球的摆动。在双侧脑桥梗死的患者中，上眼睑下垂也很常见[89]，通常由于脑桥外侧走行下行交感神经纤维受累。还会出现瞳孔变小（针尖瞳孔）的情况[84]，但如果用放大镜检查，瞳孔对光反射通常会保留下来。

4. 不自主运动

（1）腭肌阵挛。

腭肌阵挛是软腭和咽腭弓的一种节律性不自主抽动运动，通常还涉及膈肌和喉部肌肉[90]。

腭肌阵挛不会出现在卒中的急性期，而是在数月后出现。偶尔也会在面部、眼球、舌头、下巴、声带或四肢（主要是手）观察到有节奏的、生涩的运动；它们可能与腭部运动同步，也可能不同步。上颚的运动速度在每分钟 40～200 次。这种运动可能涉及咽鼓管并发出患者可以听到的咔嗒声。

可能的解剖病变涉及"Guillain-Mollaret 三角"，其中包括小脑的齿状核、中脑的红核和延髓的下橄榄核及其相互连接部[91]。在这些患者中最常见的病理病变是下橄榄肥厚性变性。通常可在双侧观察到增大的神经元和弥漫性神经胶质增生，但也并非总是如此。在脑桥卒中患者中，中央被盖束的损伤和随之而来的下橄榄肥厚性变性被认为是一种引起病变的机制。虽然原因还不清楚，但在脑桥出血中比在梗死中更常观察到腭肌阵挛（图 4.9）。

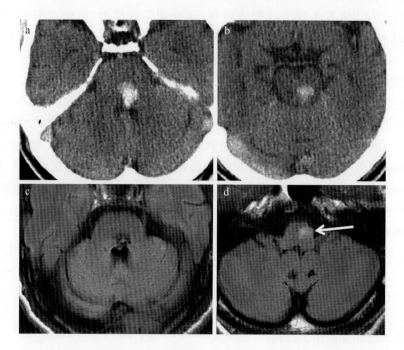

图 4.9 一名 68 岁的男性高血压患者，以"昏昏欲睡"为主诉。神经系统查体显示他有双侧水平凝视麻痹、严重构音障碍、四肢轻瘫、双侧共济失调和感觉障碍。CT 显示脑桥中脑背侧旁正中出血（图 a、b）。他的症状逐渐好转，但仍有头晕、复视和步态共济失调。一年后，检查显示新出现的摆动性眼球震颤、腭肌阵挛和幻听。MRI 显示陈旧、皱缩的出血灶（图 c）和肿胀的左侧延髓橄榄（图 d 箭头）中的高信号强度，与下橄榄体肥大变性一致

（2）周期性肢体运动和不安腿。

单侧脑桥基底部梗死后可能会出现周期性肢体运动[92]和不宁腿样症状[93]。推测的机制是由于涉及脑桥网状结构的病变导致的脊髓本体/节段性反射或多巴胺能纤维受累[92,94]。

5. 其他脑神经功能障碍

当病变位于脑桥侧面时，第 5、7 和 8 对脑神经核或束受累。这个问题将在 AICA 综合征中讨论（见第 6 章）。非常小的梗死选择性损伤第 7 对脑神经膝部，可能会导致孤立的第 7 对脑神经麻痹，与周围性面神经麻痹无法区分（图 4.8a）。

6. 听觉症状

进入蜗神经核后，一些听觉纤维直接上行，而另一些则穿过斜方体到达对侧外侧丘系。由于双侧复杂的听觉通路，除非第 8 对脑神经核/束直接因 AICA 区域梗死受累，否则脑桥梗死患者的听力损失很少见。

然而，涉及被盖区域的广泛和破坏性病变可能会使人产生听觉障碍症状，但很少观察到双侧完全耳聋[95]。而更常见的是耳鸣和幻听，这通常与一定程度的听力障碍有关，可见于脑桥卒中患者[96-98]（图 4.9）。幻听被认为是外周信息输入不足情况下的中心"释放现象"。随着听

力损失的改善,幻觉通常会消失[98]。由于不清楚的原因,幻觉通常是音乐性的,即歌曲、鼓声等。在单侧脑桥被盖卒中的患者中也观察到对侧听觉过敏[99],这可能要归因于感觉束损伤后的过敏现象。

7. 意识障碍或昏迷

由 BA 突然闭塞引起的双侧广泛脑桥梗死患者通常会出现意识下降甚至昏迷,这可能与负责调节警觉性的脑干网状结构上行激活系统受累有关。

8. 呼吸异常

呼吸异常也很常见,但其机制难以明确,一部分原因是梗死范围广泛,还有一部分原因是这些患者通常存在基础医疗问题(例如,吸入性肺炎、发热和换气不足)。BA 闭塞患者偶尔会出现呼吸暂停并伴有吸气相中断和严重不规则呼吸(共济失调呼吸),提示预后不良[100]。

9. 情绪障碍

脑桥梗死患者偶尔会出现病理性哭笑[65,68,69,101]。双侧脑桥病变患者的症状更为频繁和严重。关注这个问题的研究[54,102]表明,33%～50%的脑桥基底部梗死患者会出现过度或不恰当的笑或哭(图 4.10)。抑郁症不太常见,发生率为 16%[54]。被盖部病变患者很少表现出情绪障碍。

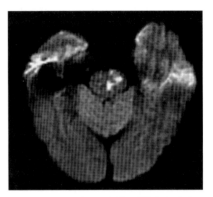

图 4.10 一名 58 岁的男性高血压患者因左侧脑桥基底梗死而出现构音障碍和轻度右侧偏瘫。患者的症状逐渐好转,但他抱怨最痛苦的是不断地反复发作和不受控制的喊叫。服用依他普仑(10 mg/d)后,患者情绪失控症状明显改善

脑桥基底部梗死患者的情绪障碍可能是由于脑干中缝核投射到基底神经节或小脑的大量羟色胺纤维受累所致[54,103,104]。过度或不适当愤怒的情绪症状在脑桥底部梗死患者中同样常见[102]。躁狂症[105]和精神病行为[106,107]也有被观察到,但不常见。

二、临床-解剖部位相关性

在 MRI 时代,单侧脑桥梗死比双侧更常见,约占孤立性脑桥梗死的 90%[62,63]。

1. 单侧梗死

在一项 49 名单侧脑桥旁正中梗死患者的研究中,27 名患者为基底梗死,15 名基底-被盖梗死,7 名梗死局限于被盖区[65]。

(1)单侧旁正中基底部梗死。

主要涉及脑桥基底部的旁正中梗死是最常见的模式,其发生在 54%～58% 的孤立性脑桥梗死中[62,64,65]。运动功能障碍是其主要症状(图 4.7a)。向背侧延伸并累及被盖的病变也会使人产生感觉障碍症状(图 4.7b)。根据一项对 37 例主要累及脑桥基底部的急性单侧梗死患者进行评估的研究[68],临床表现包括 17 例单纯运动性偏瘫、3 例感觉运动性卒中、4 例共济失调性偏瘫和 6 例构音障碍-手笨拙综合征。1 名患者有构音障碍-偏侧共济失调,2 名患者有四肢共济失调性偏瘫,4 名患者有构音障碍-面瘫。

多达 1/4 的脑桥基底部梗死患者出现急性或亚急性神经系统进展,并伴随梗死体积增

加[108]。与上部脑桥相比，下部脑桥梗死似乎更常与进行性恶化和较差的功能结果相关[65]。

（2）单侧旁正中被盖部梗死。

单侧被盖部梗死是单纯脑桥梗死第二常见的模式，发生在 12%～31% 的患者中[62,63,65]。单侧被盖部梗死经常产生偏侧感觉综合征[71]（图 4.7c），而更多位于背侧的病变会产生眼球运动功能障碍，其中最常见的是 INO[80]（图 4.7d）。还会发生一个半综合征和水平凝视麻痹[65]。邻近结构如面神经或纤维束的受累可能会产生 INO 和周围型面瘫（图 4.8c）。相对较大的病变可导致偏侧感觉综合征和眼球运动功能障碍。

（3）基底部合并被盖部梗死。

旁正中脑桥基底部梗死可向背侧延伸至被盖部（图 4.7e）。临床特征本质上是基底部综合征和被盖部综合征的组合。

（4）一侧旋支动脉区域（腹外侧）梗死。

据报道，17%～25% 的孤立性脑桥梗死患者会发生腹外侧区梗死[62,63]。然而，通常很难清楚地区分腹外侧组和腹内侧组，一些研究没有将它们分开[64,65]。其临床特征与旁正中梗死相似。然而，这些偏瘫相对较轻，可能是因为位于旁正中区域的锥体运动纤维受累较轻（图 4.7g）。因此，患者更常出现共济失调性偏瘫、构音障碍-手笨拙综合征或显著的偏侧感觉症状。

（5）单侧背外侧梗死。

背外侧区域由下部脑桥的 AICA 和上部脑桥的 SCA 供应。该区域的梗死往往合并小脑梗死，很少孤立发生，常常能观察到三叉神经感觉运动功能障碍、第 6、7 对脑神经麻痹、听觉障碍和对侧感觉障碍。对侧偏瘫较为罕见，即使发生症状也很轻微。

2. 双侧梗死

双侧梗死通常（但不总是）与 BA 闭塞相关，并导致严重的神经系统症状。由于双侧病变几乎总是累及腹侧部分和皮质脊髓束，所以四肢瘫痪很常见[106,109,110]。四肢瘫痪可能是从发病一开始就出现；而更常见的是，最初的运动功能障碍是偏向一侧的，然后才开始进展[111]。BA 闭塞的偏瘫患者常在非瘫痪侧表现出一些运动或反射异常，如笨拙、共济失调、反射亢进和伸肌足底反射。有时相对轻的一侧会出现颤抖、抽搐等异常运动，这可能是由疼痛刺激引起的[112]。除非快速进行治疗（例如再通），否则不对称运动障碍通常会发展为严重的四肢瘫痪。进展通常发生在 24 小时内[113]，但也可能会延迟几天发生（图 4.7f）。

共济失调或不协调是另一个常见的表现，可在没有严重瘫痪的四肢中观察到。共济失调总是双侧的，但往往是不对称的。由双侧延髓肌麻痹引起的构音障碍和吞咽困难也很常见，与双侧面部无力、舌头无力和下颌运动受限有关。一些患者变得完全无法说话、张嘴或伸出舌头。下颌、面部和咽部反射可能过度活跃，甚至阵挛。分泌物在咽部积聚，是吸入性肺炎的重要原因。躯体感觉异常也很常见，但它们通常被运动功能障碍所掩盖，并且无法在病情严重的患者中进行精确评估。有时，患者会诉感觉异常或中枢性卒中后疼痛（CPSP）综合征。

由于较大的双侧脑桥梗死常累及背侧被盖区，因此眼球运动功能障碍也很常见，包括 INO、水平凝视麻痹、一个半综合征和第六对脑神经麻痹。眼球摆动、上睑下垂和针尖瞳孔高度提示广泛的双侧被盖部病变（见上文）。耳鸣、听力损失和幻听等症状与中枢神经听觉束或第八对脑神经或纤维束受累有关。还有些人可能会出现迟发性腭肌阵挛。

意识改变是 BA 突然闭塞患者的重要标志,与双侧内侧被盖部脑桥缺血有关。通常即使其他神经功能障碍持续存在,意识水平也会随着时间的推移而改善。患者可能会表现出由很小的情绪刺激引发的病态哭闹和大笑。当所有自主运动都丧失时,被称为"闭锁综合征"。垂直眼球运动通常不受影响,可用于简单的交流。

三、卒中机制

涉及腹侧脑桥的单侧梗死是由大动脉疾病或穿通动脉疾病引起的。使用 MRA 的研究表明,BA 动脉粥样硬化狭窄与 23％ 的脑桥梗死[62] 和 39％ ～50％ 的脑桥基底部梗死有关[63,65,108]。因此,与 BA 狭窄相关的分支闭塞是脑桥基底部梗死的重要卒中机制(第 3 章中的图 3.4A 和图 3.5)。即使在没有 MRA 确定 BA 狭窄的患者中,如果使用高分辨率血管壁MRI,偶尔也会看到阻塞穿支开口的小斑块[114](第 3 章图 3.5 下图)。局限于被盖部的脑桥梗死主要由穿通动脉疾病(脂肪变性)引起(第 3 章中的图 3.4B),与 BA 病变无关[62,65,71]。然而,虽然不常见,但最背侧部位的梗死可能与显著的双侧颅内 VA 或 BA 狭窄闭塞性病变有关。通过侧支(例如后交通动脉)恢复的 BA 血流解释了脑桥其他部分未受累[80]。

在双侧脑桥梗死患者中,通常存在明显的 BA 狭窄闭塞性病变[106]。在病理上,与延髓梗死相比,绝大多数脑桥梗死是动脉粥样硬化,夹层并不常见。偶有双侧脑桥梗死的患者因双侧BA 分支闭塞而出现连续性梗死。在这些患者中,有在发生偏瘫数天、数周或数月后,再一次发生梗死导致身体另一侧轻瘫的现象。孤立性脑桥梗死中,栓塞病变是个不太常见的原因。

四、预后

除非伴有其他区域的梗死,否则单侧脑桥梗死的预后会相对较好。大多数患者可在急性期存活。他们的功能缺陷取决于残余神经系统的严重程度。发病初期出现严重偏瘫、进行性恶化、双侧共济失调和脑桥下部病变的患者,其功能结果相对较差[62,65,68]。被盖部病变患者的预后通常更好。然而,重度感觉障碍患者可能因感觉障碍而难以进行精细动作。更成问题的是,一旦发展为 CPSP,它通常会持续存在。当患者表现为 INO 的孤立症状时,INO 大多会改善[80]。然而,在伴有其他主要神经系统后遗症的眼功能障碍患者中,残留的眼球运动功能障碍经常持续存在,并且患者会遭受长时间的复视和头晕。表现为四肢瘫痪的双侧脑桥梗死的患者预后不良。除非在早期得到及时和适当的治疗,否则大多数患者会因四肢瘫痪而卧床不起或死亡。这些患者可能有持续的感觉障碍、复视、头晕或腭肌阵挛。

◆ 第三节　中脑梗死 ◆

中脑由 PCA、BA 上部、SCA 和脉络膜前动脉的分支供应血液。在后循环栓塞性病变中受累,通常也会伴有其他结构的受累,如丘脑、小脑和枕叶[115]。根据新英格兰医学中心登记的数据,中脑梗死伴有邻近周围结构缺血的可能性比单独发生的可能性高 10 倍[116]。孤立的中脑梗死占入院缺血性脑卒中的 0.2%～2.3%[117-119]。虽然有一项研究表明单纯中脑梗死占后循环缺血性脑卒中的 0.7%[116]，但另一项研究表明它占后循环梗死的 8%[118]。

一、临床表现

动眼神经麻痹被认为是提示中脑卒中最重要的临床特征。然而，随着 MRI 的出现，非定位性"腔隙"综合征实际上更为常见。在使用 MRI 的大型病例登记[117]中，临床表现包括步态共济失调（68%）、构音障碍（55%）、肢体共济失调（50%）、感觉症状（43%）、动眼神经麻痹（35%）、肢体无力（肌力≤IV/V 级）（23%）和核间性眼肌麻痹（INO）（13%）。

1. 眼部运动功能障碍

（1）第三对脑神经麻痹。

由于第三脑神经束或神经核受累，33%～50%[117,118,120]的单纯中脑梗死患者表现为第三对脑神经麻痹。影响第三对脑神经核的病变常引起双侧上睑下垂和上视缺陷；这是由在动眼神经复合体中分别支配提上睑肌和支配上直肌对侧亚核的交叉纤维的尾侧亚核受累所致[121]。

第三对脑神经麻痹通常是不完全的，某些眼部肌肉可能会选择性地受累。例如，据报道，部分动眼神经麻痹是由中脑病变累及部分纤维束引起的，这表明其按照功能可分为上部（支配提睑肌、上直肌）和下部（支配下、内直肌和下斜肌）[122]。动眼神经核内有微小病变的患者甚至可能导致单个眼外肌无力，如下直肌[79]或内直肌[123]。据报道，由于支配相关肌束的神经选择性受累，极小的梗死会产生孤立的下直肌麻痹[124]。

（2）核间性眼肌麻痹。

产生 INO 的病变位于旁正中、背侧下部中脑，同时也涉及 MLF。INO 的详细描述包含在前述"脑桥梗死"相关内容中。患者经常有眼球倾斜反应[125]。

（3）垂直凝视障碍。

中脑最前侧部分的受累会产生垂直凝视麻痹（见"基底动脉尖综合征"部分）。

（4）第四对脑神经麻痹。

滑车神经核位于眼球运动神经核复合体的中脑下部靠尾部。与在旁正中区域走行的动眼神经束不同，第四对脑神经神经束围绕导水管在背侧运行，于下丘尾部的前髓帆中交叉。由于中脑下部的背外侧部分主要由 SCA 供血，第四对脑神经麻痹几乎总是伴有 SCA 区域的梗死[79,126]（图 4.11d）。由于病变主要发生在交叉前损伤的滑车核或肌束，因此上斜肌麻痹通常发生在对侧的眼睛。

2. 偏瘫和其他运动功能障碍

尽管有超过一半的患者出现肢体无力，但只有大约 1/4 的患者出现明显的偏瘫，这也只是在大脑脚的锥体束严重而密集地受累时才出现[117]（图 4.11）。严重偏瘫的发生较为罕见，部分原因可能是因为相比脑干的其他部位，大脑脚中的锥体纤维排列稀疏[68]。构音障碍总是存在，并且在没有严重偏瘫的患者中可能观察到偏侧共济失调。

3. 感觉症状或体征

与感觉束位于旁正中区域的脑桥不同，中脑部位的感觉束位于中脑的背外侧部分（图 4.11）。在一项研究中，有 43% 的单纯中脑梗死患者被观察到存在感觉障碍问题[117]。然而,因为梗死优先累及旁正中区域,所以中脑区域的感觉障碍通常是轻微的并且仅限于某些身体部位。Cheiro-oral 分布相对常见[117],可能是因为面部和手指代表区域位于感觉束的内侧,容易受到旁正中梗死的影响。由背外侧区域的小梗死或出血引起的中脑单纯偏侧感觉综合征很少见[71,117](图 4.11c)。

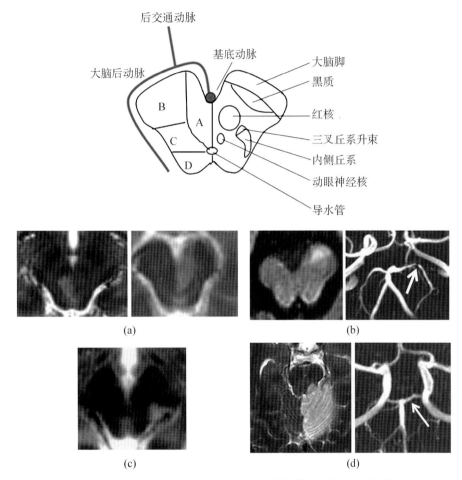

图 4.11　患者图解和中脑示意图,指示重要结构、供血血管和 4 个形态亚组

(a)前内侧;(b)前外侧;(c)外侧;(d)背外侧(后侧)。(a)两名患者都有同侧动眼神经障碍和轻度对侧共济失调。(b)患者有构音障碍和右侧笨拙的手部动作。MRA 显示左大脑后动脉 P_2 部分狭窄[图(b)箭头]。(c)患者出现纯感觉性卒中。(d)患者同时伴有小脑梗死。MRA 显示由于心脏栓塞导致小脑上动脉[图(d)箭头]闭塞。患者有左侧肢体共济失调,右侧感觉减退,右侧上斜肌麻痹。(修改自 Kim JS, Kim J. Pure midbrain infarction:Clinical, radiologic, and pathophysiologic findings [J]. Neurology, 2005,64(7):1227 - 1232)

4. 共济失调

共济失调是中脑梗死中最常观察到的症状或体征之一[117],可能与中脑存在大量与小脑相连的神经元纤维(小脑脚中的皮质脑桥小脑下行纤维和在旁正中区域靠近红核的小脑红核丘脑上行束)有关,如图 4.11 所示。

在小脑脚中,小脑下行纤维区很少单独受累,同时受累锥体束或皮质延髓束会导致共济失调性偏瘫或共济失调性构音障碍等综合征。影响红核处或红核附近上行小脑-红核-丘脑束的

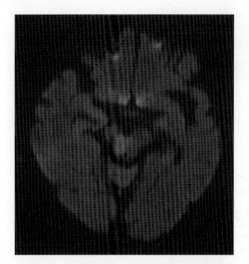

图 4.12　一名 81 岁女性出现头晕、严重构音障碍、双侧共济失调和步态困难。弥散加权 MRI 显示中脑左侧旁正中梗死。尽管接受了康复治疗，但症状始终存在，经过 5 年的随访，她仍无法独自行走

旁正中病变可能会导致共济失调，但没有明显的其他运动功能障碍。由于旁正中病变通常累及动眼神经核或神经束，所以可出现同侧动眼神经麻痹，且常合并对侧共济失调（Claude 综合征）。

单侧中脑下部病变的患者可能有双侧共济失调，通常对侧更为严重[117,118]。这是由位于旁正中区域的病变在中脑下部水平交叉传出的齿状核-红核纤维双侧受累导致的。由单个病变引起的双侧共济失调是旁正中区域中脑下部梗死的定位体征。此类患者的预后不良；他们有明显的构音障碍和长期的步态不稳（图 4.12）。

5. 不自主运动

（1）福尔摩斯震颤。

中脑梗死患者偶尔会出现震颤，称为"rubral 震颤"或"Holmes 震颤"。震颤的特点如下[127]：

① 意向性和静止性震颤，但有些也可能表现出姿势性震颤。

震颤可能不像其他震颤那样有规律，偶尔会显得生硬。

② 震颤频率较低，大多低于 4.5 Hz。

③ 病变开始和出现震颤之间存在不同的延迟（通常为 2 周～2 年）。

震颤主要是单侧的，主要影响手和近端手臂。

责任病变通常位于影响红核-丘脑通路上红核的上部和外部。影响丘脑、脑桥中央被盖束或小脑深核的病变可能导致类似的运动障碍。

多巴胺能 PET 成像研究显示：这些患者的纹状体多巴胺能功能障碍可能是由于黑质纹状体系统的参与[128,129]。一些人认为可能需要小脑丘脑和黑质纹状体系统的联合损伤才能产生 Holmes 震颤[130,131]。伴有对侧共济失调和震颤的同侧第三对脑神经麻痹称为 Benedict 综合征。

（2）帕金森综合征。

由于黑质受累，中脑梗死可能会产生偏侧帕金森综合征[132-134]。其患病率非常低，可能是因为帕金森症状被其他主要功能障碍（如轻偏瘫或共济失调）所掩盖。然而，如果仔细检查，还是可以观察到细微的症状，例如包括写字过小征[135]或肌张力减低的构音障碍和语言重复症[136]。这些患者的 PET 成像记录了多巴胺能系统功能障碍。

（3）肌张力障碍。

在具有广泛脑桥-中脑被盖病变的患者中，可能会观察到单侧肌张力障碍[137]，通常伴随感觉运动功能障碍和其他不自主运动（如 rubral 震颤或过度抽搐）。

（4）扑翼样震颤。

旁正中中脑梗死可能会在对侧肢体中产生扑翼样震颤[138]，这可能与参与四肢姿势或强直控制调节的红核脊髓束或小脑-红核束受累有关。

6. 神经、精神和情绪障碍

据报道,中脑梗死患者有出现情绪失禁[54]、激动和冲动行为[139]等症状。这些特征可能与5-羟色胺能或边缘多巴胺能系统受累有关。

二、临床-解剖部位相关

根据 MRI 结果,病变分为以下几组(图 4.11)。

1. 前内侧(或旁正中)病变

大约 50%～60% 的纯中脑梗死属于这一组[117,120](图 4.11a)。病变通常涉及第三对脑神经束或神经核(在中脑上部)、MLF(在中脑下部)、红核和大脑脚的内侧部分。其临床特征是眼球运动障碍(第三对脑神经麻痹或 INO)、对侧轻度偏瘫和共济失调。当旁正中病变位于中脑下部时,共济失调可能是双侧的(图 4.12)。感觉障碍(如果存在)通常是轻微的,并且经常出现在受限制的身体部位,例如口周或口周及手部区域。

2. 前外侧病变

大约 1/4 的患者属于该组[117,120](图 4.11b)。由于主要累及大脑脚,患者的主要症状是轻偏瘫。尽管严重的运动功能障碍并不常见(见上文),但一些患者的偏瘫还是可能会逐渐恶化。在没有严重偏瘫的患者中,可能会出现共济失调性偏瘫、构音障碍-手笨拙综合征、单纯构音障碍和构音障碍性共济失调。如果涉及相邻的感觉传导束,则可能会出现感觉障碍。

3. 联合病变

一些患者在前内侧和前外侧区域都有病变。临床特征是两者的结合:眼球运动障碍、共济失调和各种运动障碍综合征。

4. 侧面病变

虽然这种情况相当罕见,但病变是有可能局限于中脑外侧区域的(图 4.11c)。其临床特征是外侧感觉丘系受累导致的偏侧感觉障碍。临床特征与丘脑纯感觉性卒中无法区分。

5. 背外侧病变

该区域由 SCA 供血,发生在该区域的梗死几乎总是伴有小脑梗死。可能存在第四对脑神经麻痹、INO、共济失调和对侧感觉障碍(图 4.11d)。

6. 双侧病变

双侧中脑梗死几乎总是伴有后循环其他部位的广泛梗死[117,120]。患者会出现意识改变、四肢瘫痪、严重的构音障碍、吞咽困难,并最终进入闭锁状态。患者可能有双侧动眼神经麻痹[120],但如果背部区域不受损伤,眼球运动可能会不受影响[140,141]。

三、卒中机制

大约 2/3 的单纯中脑梗死是由大动脉粥样硬化疾病引起的。前内侧、前外侧和组合型病变通常由 PCA 或 BA 远端动脉粥样硬化血栓形成的分支闭塞引起[117](第 3 章中的图 3.4A,图 4.11b)。大约 1/4 深部病变患者的卒中可以由小的穿支动脉病变解释(第 3 章中的图 3.4B)。心源性栓塞很少导致孤立性中脑梗死[117,120]。外侧组的卒中机制尚不明确,但据报道,是由于狭窄的 BA 导致动脉-动脉栓塞[117]。背外侧梗死几乎总是由 SCA 闭塞导致的,而 SCA 的闭塞最常由心脏栓塞引起(图 4.11d)。

四、预后

单纯中脑梗死患者的病变多为单侧,预后较好。最初的严重运动功能障碍可能预示着更差的预后,然而,在一项研究中,40 名患者中有 36 名在 2 年的随访中恢复功能独立[117]。双侧共济失调的患者(图 4.12)预后不佳,因为他们通常有持续的步态困难和构音障碍。与延髓或脑桥梗死患者一样,潜在的血管病变(BA 或 PCA)可能会影响这些患者的结局。双侧梗死患者的预后很差,他们经常死于吸入性肺炎或处于闭锁状态。

◆ 第四节　基底动脉尖综合征 ◆

由远端 BA 供血的头侧脑干和大脑半球区域梗死导致的临床综合征,其特征是视觉、眼球运动和行为异常,通常没有明显的运动功能障碍。Caplan[115] 将其描述为"基底动脉尖综合征",其在旁正中中脑、内侧丘脑、内侧颞区和枕叶通常存在双侧多发梗死(图 4.13)。

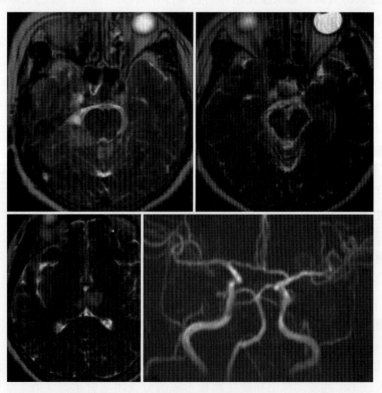

图 4.13　一名患有心房颤动的 75 岁女性变得昏昏欲睡和神志不清。体检提示神志不清、嗜睡、顺行记忆障碍、垂直凝视障碍、步态共济失调。MRI 显示小脑、中脑和双侧正中丘脑多处梗死。MRA 显示基底动脉正常,提示闭塞的基底尖已经再通

它的临床特征差异很大，这取决于受损脑部的部位。有时当存在双侧胚胎型 PCA 且前、后循环之间没有吻合时，双侧 SCA 梗死是基底尖端闭塞的唯一表现[142]。

一、临床表现

1. 眼部运动功能障碍

详情见第七章。

（1）垂直凝视麻痹。

来自大脑皮质的垂直凝视通路会聚在下丘中央导水管周围区域，靠近 Cajal 间质核和后连合处。在这个区域，有一组调节垂直凝视的神经元，称为内侧纵束头端间质核（riMLF）[143,144]。发生在头侧中脑的广泛病变会导致无法上、下扫视。垂直前庭眼动反射（VOR）通常保留。影响后连合的单侧病变可能导致无法向上扫视。其原因可能是参与扫视的纤维穿过后连合并连接后连合两侧的 riMLF[145,146]。riMLF 的双侧损伤通常会引起向下凝视麻痹；孤立的向上凝视麻痹比向下凝视麻痹更常见[147,148]。如果从 riMLF 到第三对脑神经核的连接在一侧的核上方被选择性损坏，则可能会发生单眼上视麻痹[149-151]。也能观察到垂直方向上的一个半综合征（向上凝视麻痹伴单眼向下凝视麻痹或向下凝视麻痹伴单眼向上凝视麻痹）[152,153]。

（2）会聚、眼睑和瞳孔异常。

眼球会聚可能受中脑内侧被盖控制。在试图向上凝视时，会聚向量往往很明显。如果患者被告知用眼睛跟踪下行的视动靶点，可能会诱发出节律性会聚性眼球震颤。会聚向量可能会缓解侧方凝视，患者可能表现出现假性外展神经麻痹[115]。眼睑异常也是头端脑干梗死的标志。单侧第三对脑神经核梗死可导致双侧完全性上睑下垂[89]。顶盖病变患者可观察到上睑收缩（Collier 征）[154]。当缺血影响 Edinger-Westphal 核时，瞳孔可能会固定和扩大，如果疾病涉及交感神经纤维，瞳孔会变小[155]。

2. 嗜睡和注意力不集中

内侧中脑和间脑包含大部分的网状激活系统。这些区域的梗死通常会导致睡眠过多和注意力缺失。由于网状灰质与第三对脑神经核、riMLF 和后连合相邻，嗜睡通常伴有相关的眼球运动障碍。

3. 幻觉

头侧脑干梗死患者常会产生幻觉[大脑脚（脑干性）幻觉症][156]。幻觉往往发生在黄昏或夜间，此类患者通常有睡眠障碍（夜间失眠或白天嗜睡）[115]。幻觉通常是生动的，主要是视幻觉，包含多种颜色、物体和场景。偶尔伴随听觉或触觉幻觉。据报道，局限于内侧黑质网状部的双侧梗死会引起大脑脚（脑干性）幻觉症[157]。然而，在脑桥或丘脑后部梗死的患者中也有观察到类似的幻觉[158]。幻觉患者的神经心理学测试显示情景记忆、虚构、注意力缺陷、混乱、妄想以及对人和地方的错误识别。脑干幻觉可能与功能失调的上行网状系统和丘脑皮质回路有关[159]。

4. 虚构症

头侧脑干梗死的患者经常被报道自言自语[115]。这些特征与被描述为 Wernicke-Korsakoff

精神病的特征类似。

5. 偏身舞蹈症和异常运动

影响丘脑底核(Luysii 体)的梗死可能导致偏侧舞蹈症或弹道症[160]。与中脑受累相关的其他运动障碍如上所述(参见"中脑梗死"部分)。

6. 其他症状和体征

枕叶和丘脑梗死很常见,其相关症状和体征将在第 5 章中描述。栓塞也可能在脑干的其他部位产生,其相关症状和体征在本章的前半部分进行了描述。

二、卒中机制和预后

BA 尖部的闭塞通常是栓塞性的[115],相比近端动脉粥样硬化血栓形成,更常见于心脏血栓来源。远端 BA 中发生的动脉粥样硬化血栓形成虽然不常见,但也可能导致这种综合征[161]。在栓塞患者中,栓塞碎片在到达 BA 顶部之前也可能阻塞其他血管,如 PICA、SCA 或脑桥分支等。PCA 区域梗死也很常见。在心脏栓塞患者中,栓塞通常会溶解消失,并且可能在血管造影时已经消失(图 4.13)。在这种情况下,患者通常预后良好,根据已经受损的结构,他们可能会有残留的功能障碍。然而,持续的 BA 闭塞可能导致血栓向下延伸,造成灾难性的双侧脑干梗死。最近血管内机械取栓术的出现对早期成功再通闭塞的 BA 有很大帮助(见第 11 章)。除了成功的再通外,足够的侧支系统(例如,教科书中描述的发达的后交通动脉)似乎与这些患者更好的功能结果相关[162]。

●━━━━ 参考文献 ━━━━●

[1] WALLENBERG A. Acute bulbar affection (Embolie der art. cerebellar post. inf. sinistra?) [J]. Arch f Psychiat Nervenkr, 1895,27: 504 – 540.

[2] NORRVING B, CRONQVIST S. Lateral medullary infarction: prognosis in an unselected series [J]. Neurology, 1991,41(2(Pt 1)): 244 – 248.

[3] LEWIS GLN, LITTMAN A, FOLEY EF. The syndrome of thrombosis of the posterior inferior cerebellar artery: a report of 28 cases [J]. Ann Intern Med, 1952,36(2: 2): 592 – 602.

[4] PETERMAN AF, SIEKER TR. The lateral medullary (Wallenberg) syndrome: clinical features and prognosis [J]. Med Clin North Am, 1960,44: 887 – 896.

[5] CURRIER RD, GILES CL, DEJONG RN. Some comments on Wallenberg's lateral medullary syndrome [J]. Neurology, 1961,1: 778 – 792.

[6] FISHER CM, KARNES WE, KUBIK CS. Lateral medullary infarction-the pattern of vascular occlusion [J]. J Neuropathol Exp Neurol, 1961,20: 323 – 379.

[7] SACCO RL, FREDDO L, BELLO JA, et al. Wallenberg's lateral medullary syndrome. Clinical-magnetic resonance imaging correlations [J]. Arch Neurol, 1993,50(6): 609 – 614.

[8] VUILLEUMIER P, BOGOUSSLAVSKY J, REGLI F. Infarction of the lower brainstem. Clinical, aetiological and MRI-topographical correlations [J]. Brain, 1995,118(Pt 4): 1013 – 1025.

[9] KIM JS, LEE JH, LEE MC. Patterns of sensory dysfunction in lateral medullary infarction. Clinical-MRI

correlation [J]. Neurology，1997，49(6)：1557 - 1563.

[10] KIM JS. Pure lateral medullary infarction：clinical-radiological correlation of 130 acute，consecutive patients [J]. Brain，2003，126(Pt 8)：1864 - 1872.

[11] KIM JS，LEE JH，SUH DC，et al. Spectrum of lateral medullary syndrome. Correlation between Clinical findings and magnetic resonance imaging in 33 subjects [J]. Stroke，1994，25(7)：1405 - 1410.

[12] CAPLAN LR. Posterior circulation disease：clinical findings，diagnosis，and management [M]. Boston：Blackwell Science，1996：262 - 323.

[13] DIETERICH M，BRANDT T. Wallenberg's syndrome：lateropulsion，cyclorotation，and subjective visual vertical in thirty-six patients [J]. Ann Neurol，1992，31(4)：399 - 408.

[14] MARX JJ，IANNETTI GD，THOMKE F，et al. Topodiagnostic implications of hemiataxia：an MRI-based brainstem mapping analysis [J]. NeuroImage，2008，39(4)：1625 - 1632.

[15] MEYER KT，BALOH RW，KROHEL GB，et al. Ocular lateropulsion. A sign of lateral medullary disease [J]. Arch Ophthalmol，1980，98(9)：1614 - 1616.

[16] KWON M，LEE JH，KIM JS. Dysphagia in unilateral medullary infarction：lateral vs medial lesions [J]. Neurology，2005，65(5)：714 - 718.

[17] CALNE DB，PALLIS CA. Vibratory sense：a critical review [J]. Brain，1966，89(4)：723 - 746.

[18] MATSUMOTO S，OKUDA B，IMAI T，et al. A sensory level on the trunk in lower lateral brainstem lesions [J]. Neurology，1988，38(10)：1515 - 1519.

[19] KIM JS. Sensory symptoms in ipsilateral limbs/body due to lateral medullary infarction [J]. Neurology，2001，57(7)：1230 - 1234.

[20] CaPLAN L，GORELICK P. "Salt and pepper on the face" pain in acute brainstem ischemia [J]. Ann Neurol，1983，13(3)：344 - 345.

[21] REUTENS DC. Burning oral and mid-facial pain in ventral pontine infarction [J]. Aust NZ J Med，1990，20(3)：249 - 250.

[22] KUYPERS HG. Corticobular connexions to the pons and lower brain-stem in man：an anatomical study [J]. Brain，1958，81(3)：364 - 388.

[23] FISHER CM，TAPIA J. Lateral medullary infarction extending to the lower pons [J]. J Neurol Neurosurg Psychiatry，1987，50(5)：620 - 624.

[24] BOGOUSSLAVSKY J，KHURANA R，DERUAZ JP，et al. Respiratory failure and unilateral caudal brainstem infarction [J]. Ann Neurol，1990，28(5)：668 - 673.

[25] OPALSKI A. Un nouveau syndrome sous-bulbaire：syndrome partiel de l'artère vertébro-spinale postérieur [J]. Paris Med，1946，1：214 - 220.

[26] HERMANN DM，JUNG HH，BASSETTI CL. Lateral medullary infarct with alternating and dissociated sensorimotor deficits：Opalski's syndrome revisited [J/OL]. Eur J Neurol，2009，16(4)：e72 - 74.

[27] NAKAMURA S，KITAMI M，FURUKAWA Y. Opalski syndrome：ipsilateral hemiplegia due to a lateral-medullary infarction [J]. Neurology，2010，75(18)：1658.

[28] CARPENTER MBSJ. Human neuroanatomy [M]. 8th ed. Baltimore：Williams & Wilkins，1983：315 - 357.

[29] VUILLIER F，TATU L，DIETSCH E，et al. Pontomedullary sulcus infarct：a variant of lateral medullary syndrome [J]. J Neurol Neurosurg Psychiatry，2006，77(11)：1276 - 1278.

[30] CASTAIGNE P，LHERMITTE F，GAUTIER JC，et al. Arterial occlusions in the vertebro-basilar system. A study of 44 patients with post-mortem data [J]. Brain，1973，96(1)：133 - 154.

[31] CAPLAN LR. Occlusion of the vertebral or basilar artery. Follow up analysis of some patients with benign outcome [J]. Stroke，1979，10(3)：277 - 282.

[32] KIM TJ, NAM H, HONG JH, et al. Dysphagia may be an independent marker of poor outcome in acute lateral medullary infarction [J]. J Clin Neurol, 2015,11(4): 349 - 357.

[33] KANG HG, KIM BJ, LEE SH, et al. Lateral medullary infarction with or without extra-lateral medullary lesions: what is the difference [J]. Cerebrovasc Dis, 2018,45(3 - 4): 132 - 140.

[34] KIM JS, CHOI-KWON S. Sensory sequelae of medullary infarction: differences between lateral and medial medullary syndrome [J]. Stroke, 1999,30(12): 2697 - 2703.

[35] MACGOWAN DJ, JANAL MN, CLARK WC, et al. Central poststroke pain and Wallenberg's lateral medullary infarction: frequency, character, and determinants in 63 patients [J]. Neurology, 1997,49 (1): 120 - 125.

[36] KIM SJ, RYOO S, BANG OY, et al. Perfusion-weighted MRI as a predictor of clinical outcomes following medullary infarctions [J]. Cerebrovasc Dis, 2010,29(4): 382 - 388.

[37] SPILLER WG. The symptom-complex of a lesion of the upper most portion of the anterior spinal and adjoining portion of the vertebral arteries [J]. J Nerv Mednt Dis, 1908,35: 775 - 778.

[38] DEJERINE J. Semiologie des affections du système nerveux [M]. Paris: Masson, 1914: 226 - 230.

[39] DAVISON C. Syndrome of the anterior spinal artery of the medulla oblongata [J]. Arch Neurol Psychiatr, 1937,37: 91 - 107.

[40] KIM JS, KIM HG, CHUNG CS. Medial medullary syndrome. Report of 18 new patients and a review of the literature [J]. Stroke, 1995,26(9): 1548 - 1552.

[41] TOYODA K, IMAMURA T, SAKU Y, et al. Medial medullary infarction: analyses of eleven patients [J]. Neurology, 1996,47(5): 1141 - 1147.

[42] BASSETTI C, BOGOUSSLAVSKY J, MATTLE H, et al. Medial medullary stroke: report of seven patients and review of the literature [J]. Neurology, 1997,48(4): 882 - 890.

[43] KUMRAL E, AFSAR N, KIRBAS D, et al. Spectrum of medial medullary infarction: clinical and magnetic resonance imaging findings [J]. J Neurol, 2002,249(1): 85 - 93.

[44] PARK JY, CHUN MH, KANG SH, et al. Functional outcome in poststroke patients with or without fatigue [J]. Am J Phys Med Rehabil, 2009,88(7): 554 - 558.

[45] KIM JS, HAN YS. Medial medullary infarction: clinical, imaging, and outcome study in 86 consecutive patients [J]. Stroke, 2009,40(10): 3221 - 3225.

[46] ROPPER AH, FISHER CM, KLEINMAN GM. Pyramidal infarction in the medulla: a cause of pure motor hemiplegia sparing the face [J]. Neurology, 1979,29(1): 91 - 95.

[47] KIM JS, KOH JY, LEE JH. Medial medullary infarction with restricted sensory symptom [J]. Eur Neurol, 1998,39(3): 174 - 177.

[48] LEE SH, KIM DE, SONG EC, et al. Sensory dermatomal representation in the medial lemniscus [J]. Arch Neurol, 2001,58(4): 649 - 651.

[49] KIM JS, CHOI KD, OH SY, et al. Medial medullary infarction: abnormal ocular motor findings [J]. Neurology, 2005,65(8): 1294 - 1298.

[50] KIM JS, MOON SY, KIM KY, et al. Ocular contrapulsion in rostral medial medullary infarction [J]. Neurology, 2004,63(7): 1325 - 1327.

[51] CHOI KD, JUNG DS, PARK KP, et al. Bowtie and upbeat nystagmus evolving into hemi-seesaw nystagmus in medial medullary infarction: possible anatomic mechanisms [J]. Neurology, 2004,62(4): 663 - 665.

[52] BROWN WJ, FANG HC. Spastic hemiplegia in man associated with unilateral infarct of the cortico spinal tract at the pontomedullary juncture [J]. Trans Am Neurol Assoc, 1956,(81st Meeting): 22 - 26.

[53] PAULSON GW, YATES AJ, PALTAN-ORTIZ JD. Does infarction of the medullary pyramid lead to

spasticity [J]. Arch Neurol, 1986,43(1): 93 - 95.

[54] KIM JS, CHOI-KWON S. Poststroke depression and emotional incontinence: correlation with lesion location [J]. Neurology, 2000,54(9): 1805 - 1810.

[55] FISHER CM, CURRY HB. Pure motor hemiplegia of vascular origin [J]. Arch Neurol, 1965, 13: 30 - 44.

[56] MIZUTANI T, LEWIS RA, GONATAS NK. Medial medullary syndrome in a drug abuser [J]. Arch Neurol, 1980,37(7): 425 - 428.

[57] KASE CS, VARAKIS JN, STAFFORD JR, et al. Medial medullary infarction from fibrocartilaginous embolism to the anterior spinal artery [J]. Stroke, 1983,14(3): 413 - 418.

[58] TYLER KL, SANDBERG E, BAUM KF. Medical medullary syndrome and meningovascular syphilis: a case report in an HIV-infected man and a review of the literature [J]. Neurology, 1994, 44 (12): 2231 - 2235.

[59] MEYER JS, HERNDON RM. Bilateral infarction of the pyramidal tracts in man [J]. Neurology, 1962, 12: 637 - 642.

[60] REINHOLD H. Beitrage zur Pathologie der akuten Erweichungen des Pons und der Oblongata [J]. Dtsch Zeit Nervenheilk, 1894,5: 351 - 374.

[61] BABINSKI J, NAGEOTTE J. Hdmiasynergie, lateropulsion et myosis bulbaires avec hemianesthesie et hemiplegie croisees [J]. Rev Neurol (Paris), 1902,10: 358 - 365.

[62] BASSETTI C, BOGOUSSLAVSKY J, BARTH A, et al. Isolated infarcts of the pons [J]. Neurology, 1996,46(1): 165 - 175.

[63] KUMRAL E, BAYULKEM G, EVYAPAN D. Clinical spectrum of pontine infarction. Clinical-MRI correlations [J]. J Neurol, 2002,249(12): 1659 - 1670.

[64] ERRO ME, GALLEGO J, HERRERA M, et al. Isolated pontine infarcts: etiopathogenic mechanisms [J]. Eur J Neurol, 2005,12(12): 984 - 988.

[65] KATAOKA S, HORI A, SHIRAKAWA T, et al. Paramedian pontine infarction. Neurological/topographical correlation [J]. Stroke, 1997,28(4): 809 - 815.

[66] FISHER CM. Ataxic hemiparesis. A pathologic study [J]. Arch Neurol, 1978,35(3): 126 - 128.

[67] FISHER CM. A lacunar stroke. The dysarthria-clumsy hand syndrome [J]. Neurology, 1967,17(6): 614 - 617.

[68] KIM JS, LEE JH, IM JH, et al. Syndromes of pontine base infarction. A clinical-radiological correlation study [J]. Stroke, 1995,26(6): 950 - 955.

[69] HELGASON CM, WILBUR AC. Basilar branch pontine infarction with prominent sensory signs [J]. Stroke, 1991,22(9): 1129 - 1136.

[70] CAPLAN LR, GOODWIN JA. Lateral tegmental brainstem hemorrhages [J]. Neurology, 1982,32(3): 252 - 260.

[71] KIM JS, BAE YH. Pure or predominant sensory stroke due to brain stem lesion [J]. Stroke, 1997,28 (9): 1761 - 1764.

[72] SHINTANI S, TSURUOKA S, SHIIGAI T. Pure sensory stroke caused by a pontine infarct. Clinical, radiological, and physiological features in four patients [J]. Stroke, 1994,25(7): 1512 - 1515.

[73] KIM JS. Restricted acral sensory syndrome following minor stroke. Further observation with special reference to differential severity of symptoms among individual digits [J]. Stroke, 1994, 25 (12): 2497 - 2502.

[74] COMBARROS O, BERCIANO J, OTERINO A. Pure sensory deficit with crossed orocrural topography after pontine haemorrhage [J]. J Neurol Neurosurg Psychiatry, 1996,61(5): 534 - 535.

［75］ HOLTZMAN RN, ZABLOZKI V, YANG WC, et al. Lateral pontine tegmental hemorrhage presenting as isolated trigeminal sensory neuropathy ［J］. Neurology, 1987,37(4): 704－706.

［76］ SUNADA I, AKANO Y, YAMAMOTO S, et al. Pontine haemorrhage causing disturbance of taste ［J］. Neuroradiology, 1995,37(8): 659.

［77］ DONALDSON D, ROSENBERG NL. Infarction of abducens nerve fascicle as cause of isolated sixth nerve palsy related to hypertension ［J］. Neurology, 1988,38(10): 1654.

［78］ FUKUTAKE T, HIRAYAMA K. Isolated abducens nerve palsy from pontine infarction in a diabetic patient ［J］. Neurology, 1992,42(11): 2226.

［79］ KIM JS, KANG JK, LEE SA, et al. Isolated or predominant ocular motor nerve palsy as a manifestation of brain stem stroke ［J］. Stroke, 1993,24(4): 581 – 586.

［80］ KIM JS. Internuclear ophthalmoplegia as an isolated or predominant symptom of brainstem infarction ［J］. Neurology, 2004,62(9): 1491 – 1496.

［81］ DAROFF R, HOYT W. Supranuclear disorders of ocular control systems in man. In: Bach Y, Rita P, Collins C, editors. The control of eye movements ［M］. Orlando, FL: Academic Press, 1977: 175.

［82］ PIERROT-DESEILLIGNY C, CHAIN F, LHERMITTE F. The pontine reticular formation syndrome. Physiopathologic data on voluntary eye movement abnormalities ［J］. Rev Neurol (Paris), 1982,138(6 – 7): 517 – 532.

［83］ MIURA K, OPTICAN LM. Membrane channel properties of premotor excitatory burst neurons may underlie saccade slowing after lesions of omnipause neurons ［J］. J Comput Neurosci, 2006, 20 (1): 25 – 41.

［84］ FISHER CM. Some neuro-ophthalmological observations ［J］. J Neurol Neurosurg Psychiatry, 1967,30 (5): 383 – 392.

［85］ PIERROT-DESEILLIGNY C, CHAIN F, SERDARU M, et al. The 'one-and-a-half' syndrome. Electro-oculographic analyses of five cases with deductions about the physiological mechanisms of lateral gaze ［J］. Brain, 1981,104(Pt 4): 665 – 699.

［86］ FISHER CM. Ocular Bobbing ［J］. Arch Neurol, 1964,11: 543 – 546.

［87］ NELSON JR, JOHNSTON CH. Ocular bobbing ［J］. Arch Neurol, 1970,22(4): 348 – 356.

［88］ NEWMAN N, GAY AJ, HEILBRUN MP. Disjugate ocular bobbing: its relation to midbrain, pontine, and medullary function in a surviving patient ［J］. Neurology, 1971,21(6): 633 – 637.

［89］ CAPLAN LR. Ptosis ［J］. J Neurol Neurosurg Psychiatry, 1974,37(1): 1 – 7.

［90］ TAHMOUSH AJ, BROOKS JE, KELTNER JL. Palatal myoclonus associated with abnormal ocular and extremity movements. A polygraphic study ［J］. Arch Neurol, 1972,27(5): 431 – 440.

［91］ LAPRESLE J, HAMIDA MB. The dentato-olivary pathway. Somatotopic relationship between the dentate nucleus and the contralateral inferior olive ［J］. Arch Neurol, 1970,22(2): 135 – 143.

［92］ KIM JS, LEE SB, PARK SK, et al. Periodic limb movement during sleep developed after pontine lesion ［J］. Mov Disord, 2003,18(11): 1403 – 1405.

［93］ HAN SH, PARK KY, YOUN YC, et al. Restless legs syndrome and akathisia as manifestations of acute pontine infarction ［J］. J Clin Neurosci, 2014,21(2): 354 – 355.

［94］ LEE SJ, KIM JS, SONG IU, et al. Poststroke restless legs syndrome and lesion location: anatomical considerations ［J］. Mov Disord, 2009,24(1): 77 – 84.

［95］ EGAN CA, DAVIES L, HALMAGYI GM. Bilateral total deafness due to pontine haematoma ［J］. J Neurol Neurosurg Psychiatry, 1996,61(6): 628 – 631.

［96］ CASCINO GD, ADAMS RD. Brainstem auditory hallucinosis ［J］. Neurology, 1986, 36 (8): 1042 – 1047.

[97] LANSKA DJ, LANSKA MJ, MENDEZ MF. Brainstem auditory hallucinosis [J]. Neurology, 1987,37 (10): 1685.

[98] MURATA S, NARITOMI H, SAWADA T. Musical auditory hallucinations caused by a brainstem lesion [J]. Neurology, 1994,44(1): 156 - 158.

[99] LEE E, SOHN HY, KWON M, et al. Contralateral hyperacusis in unilateral pontine hemorrhage [J]. Neurology, 2008,70(24 Pt 2): 2413 - 2415.

[100] FISHER CM. The neurological examination of the comatose patient [J]. Acta Neurol Scand, 1969,45 (Suppl 36): 1 - 56.

[101] KIM JS. Pathologic laughter after unilateral stroke [J]. J Neurol Sci, 1997,148(1): 121 - 125.

[102] KIM JS, CHOI S, KWON SU, et al. Inability to control anger or aggression after stroke [J]. Neurology, 2002,58(7): 1106 - 1108.

[103] ANDERSEN G, INGEMAN-NIELSEN M, VESTERGAARD K, et al. Pathoanatomic correlation between poststroke pathological crying and damage to brain areas involved in serotonergic neurotransmission [J]. Stroke, 1994,25(5): 1050 - 1052.

[104] CHOI-KWON S, HAN SW, KWON SU, et al. Fluoxetine treatment in poststrokedepression, emotional incontinence, and anger proneness: a double-blind, placebo-controlled study [J]. Stroke, 2006,37(1): 156 - 161.

[105] DRAKE ME JR, PAKALNIS A, PHILLIPS B. Secondary mania after ventral pontine infarction [J]. J Neuropsychiatry Clin Neurosci, 1990,2(3): 322 - 325.

[106] FERBERT A, BRUCKMANN H, DRUMMEN R. Clinical features of proven basilar artery occlusion [J]. Stroke, 1990,21(8): 1135 - 1142.

[107] KIM JS, LEE JH, LEE MC, et al. Transient abnormal behavior after pontine infarction [J]. Stroke, 1994,25(11): 2295 - 2296.

[108] KIM JS, CHO KH, KANG DW, et al. Basilar artery atherosclerotic disease is related to subacute lesion volume increase in pontine base infarction [J]. Acta Neurol Scand, 2009,120(2): 88 - 93.

[109] KUBIK CS, ADAMS RD. Occlusion of the basilar artery: a clinical and pathological study [J]. Brain, 1946,69(2): 73 - 121.

[110] VOETSCH B, DEWITT LD, PESSIN MS, et al. Basilar artery occlusive disease in the New England Medical Center Posterior Circulation Registry [J]. Arch Neurol, 2004,61(4): 496 - 504.

[111] FISHER CM. The 'herald hemiparesis' of basilar artery occlusion [J]. Arch Neurol, 1988,45(12): 1301 - 1303.

[112] ROPPER AH. 'Convulsions' in basilar artery occlusion [J]. Neurology, 1988,38(9): 1500 - 1501.

[113] BIEMOND A. Thrombosis of the basilar artery and the vascularization of the brain stem [J]. Brain, 1951,74(3): 300 - 317.

[114] KLEIN IF, LAVALLEE PC, SCHOUMAN-CLAEYS E, et al. High-resolution MRI identifies basilar artery plaques in paramedian pontine infarct [J]. Neurology, 2005,64(3): 551 - 552.

[115] CAPLAN LR. "top of the basilar" syndrome [J]. Neurology, 1980,30(1): 72 - 79.

[116] MARTIN PJ, CHANG HM, WITYK R, et al. Midbrain infarction: associations and aetiologies in the New England Medical Center Posterior Circulation Registry [J]. J Neurol Neurosurg Psychiatry, 1998, 64(3): 392 - 395.

[117] KIM JS, KIM J. Pure midbrain infarction: clinical, radiologic, and pathophysiologic findings [J]. Neurology, 2005,64(7): 1227 - 1232.

[118] BOGOUSSLAVSKY J, MAEDER P, REGLI F, et al. Pure midbrain infarction: clinical syndromes, MRI, and etiologic patterns [J]. Neurology, 1994,44(11): 2032 - 2040.

[119] KUMRAL E, BAYULKEM G, AKYOL A, et al. Mesencephalic and associated posterior circulation infarcts [J]. Stroke, 2002,33(9): 2224 - 2231.

[120] OGAWA K, SUZUKI Y, OISHI M, et al. Clinical study of twenty-one patients with pure midbrain infarction [J]. Eur Neurol, 2012,67(2): 81 - 89.

[121] LEIGH RJ, ZEE DS. The neurology of eye movements [M]. 3rd ed. New York: Oxford University Press, 1999: 321 - 404.

[122] KSIAZEK SM, REPKA MX, MAGUIRE A, et al. Divisional oculomotor nerve paresis caused by intrinsic brainstem disease [J]. Ann Neurol, 1989,26(6): 714 - 718.

[123] RABADI MH, BELTMANN MA. Midbrain infarction presenting isolated medial rectus nuclear palsy [J]. Am J Med, 2005,118(8): 836 - 837.

[124] LEE DK, KIM JS. Isolated inferior rectus palsy due to midbrain infarction detected by diffusion-weighted MRI [J]. Neurology, 2006,66(12): 1956 - 1957.

[125] HALMAGYI GM, BRANDT T, DIETERICH M, et al. Tonic contraversive ocular tilt reaction due to unilateral meso-diencephalic lesion [J]. Neurology, 1990,40(10): 1503 - 1509.

[126] LEE SH, PARK SW, KIM BC, et al. Isolated trochlear palsy due to midbrain stroke [J]. Clin Neurol Neurosurg, 2010,112(1): 68 - 71.

[127] DEUSCHL G, BAIN P, BRIN M. Consensus statement of the Movement Disorder Society on tremor. Ad Hoc Scientific Committee [J]. Mov Disord, 1998,13(Suppl 3): 2 - 23.

[128] REMY P, DE RECONDO A, DEFER G, et al. Peduncular 'rubral' tremor and dopaminergic denervation: a PET study [J]. Neurology, 1995,45(3 Pt 1): 472 - 477.

[129] PAVIOUR DC, JAGER HR, WILKINSON L, et al. Holmes tremor: application of modern neuroimaging techniques [J]. Mov Disord, 2006,21(12): 2260 - 2262.

[130] DEUSCHL G, WILMS H, KRACK P, et al. Function of the cerebellum in Parkinsonian rest tremor and Holmes' tremor [J]. Ann Neurol, 1999,46(1): 126 - 128.

[131] KIM DG, KOO YH, KIM OJ, et al. Development of Holmes' tremor in a patient with Parkinson's disease following acute cerebellar infarction [J]. Mov Disord, 2009,24(3): 463 - 464.

[132] MORGAN JC, SETHI KD. Midbrain infarct with parkinsonism [J]. Neurology, 2003,60(12): e10.

[133] AKYOL A, AKYILDIZ UO, TATAROGLU C. Vascular parkinsonism: a case of lacunar infarction localized to mesencephalic substantia nigra [J]. Parkinsonism Relat Disord, 2006,12(7): 459 - 461.

[134] GONZALEZ-ALEGRE P. Monomelic parkinsonian tremor caused by contralateral substantia nigra stroke [J]. Parkinsonism Relat Disord, 2007,13(3): 182 - 184.

[135] KIM JS, IM JH, KWON SU, et al. Micrographia after thalamo-mesencephalic infarction: evidence of striatal dopaminergic hypofunction [J]. Neurology, 1998,51(2): 625 - 627.

[136] KWON M, LEE JH, KIM J, et al. Hypokinetic dysarthria and palilalia in midbrain infarction [J]. J Neurol Neurosurg Psychiatry, 2008,79(12): 1411 - 1412.

[137] LOHER TJ, KRAUSS JK. Dystonia associated with pontomesencephalic lesions [J]. Mov Disord, 2009,24(2): 157 - 167.

[138] KIM JS. Asterixis after unilateral stroke: lesion location of 30 patients [J]. Neurology, 2001,56(4): 533 - 536.

[139] PARK HK, KIM HJ, KIM SJ, et al. From Jekyll to Hyde after limbic subthalamic nucleus infarction [J]. Neurology, 2011,77(1): 82 - 84.

[140] ZAKARIA T, FLAHERTY ML. Locked-in syndrome resulting from bilateral cerebral peduncle infarctions [J]. Neurology, 2006,67(10): 1889.

[141] KOBAYASHI K, MATSUBARA R, KURACHI M, et al. Locked-in syndrome with bilateral midbrain

infarcts—report of an autopsy [J]. No To Shinkei, 1983,35(2): 115-121.

[142] SILVERMAN IE, GESCHWIND MD, VORNOV JJ. Cerebellar top-of-the-basilar syndrome [J]. Clin Neurol Neurosurg, 1998,100(4): 296-298.

[143] TROJANOWSKI JQ, WRAY SH. Vertical gaze ophthalmoplegia: selective paralysis of downgaze [J]. Neurology, 1980,30(6): 605-610.

[144] BUTTNER-ENNEVER JA, BUTTNER U, COHEN B, et al. Vertical glaze paralysis and the rostral interstitial nucleus of the medial longitudinal fasciculus [J]. Brain, 1982,105(Pt 1): 125-149.

[145] PIERROT-DESEILLIGNY CH, CHAIN F, et al. Parinaud's syndrome: electro-oculographic and anatomical analyses of six vascular cases with deductions about vertical gaze organization in the premotor structures [J]. Brain, 1982,105(Pt 4): 667-696.

[146] BHIDAYASIRI R, PLANT GT, LEIGH RJ. A hypothetical scheme for the brainstem control of vertical gaze [J]. Neurology, 2000,54(10): 1985-1993.

[147] HALMAGYI GM, EVANS WA, HALLINAN JM. Failure of downward gaze: the site and nature of the lesion [J]. Arch Neurol, 1978,35(1): 22-26.

[148] JACOBS L, ANDERSON PJ, BENDER MB. The lesions producing paralysis of downward but not upward gaze [J]. Arch Neurol, 1973,28(5): 319-323.

[149] JAMPEL RS, FELLS P. Monocular elevation paresis caused by a central nervous system lesion [J]. Arch Ophthalmol, 1968,80(1): 45-57.

[150] LESSELL S. Supranuclear paralysis of monocular elevation [J]. Neurology, 1975,25(12): 1134-1143.

[151] THOMKE F, HOPF HC. Acquired monocular elevation paresis. An asymmetric upgaze palsy [J]. Brain, 1992,115(Pt 6): 1901-1910.

[152] BOGOUSSLAVSKY J, REGLI F. Upgaze palsy and monocular paresis of downward gaze from ipsilateral thalamo-mesencephalic infarction: a vertical "one-and-a-half" syndrome [J]. J Neurol, 1984, 231(1): 43-45.

[153] DELEU D, BUISSERET T, EBINGER G. Vertical one-and-a-half syndrome. Supranuclear downgaze paralysis with monocular elevation palsy [J]. Arch Neurol, 1989,46(12): 1361-1363.

[154] COLLIER J. Nuclear ophthalmoplegia with special reference to retraction of the lids and ptosis and to lesions of the posterior commissure [J]. Brain, 1927,50: 488.

[155] SEYBOLD ME, YOSS RE, HOLLENHORST RW, et al. Pupillary abnormalities associated with tumors of the pineal region [J]. Neurology, 1971,21(3): 232-237.

[156] van Bogaert L. L'hallucinose pdonculaire [J]. Rev Neurol (Paris), 1927,43: 608-617.

[157] MCKEE AC, LEVINE DN, KOWALL NW, et al. Peduncular hallucinosis associated with isolated infarction of the substantia nigra pars reticulata [J]. Ann Neurol, 1990,27(5): 500-504.

[158] SERRA CATAFAU J, RUBIO F, PERES SJ. Peduncular hallucinosis associated with posterior thalamic infarction [J]. J Neurol, 1992,239(2): 89-90.

[159] BENKE T. Peduncular hallucinosis: a syndrome of impaired reality monitoring [J]. J Neurol, 2006,253 (12): 1561-1571.

[160] MARTIN JP. Hemichorea resulting from a local lesion of the brain (the syndrome of the body of Luys) [J]. Brain, 1927,50: 637-642.

[161] MEHLER MF. The rostral basilar artery syndrome: diagnosis, etiology, prognosis [J]. Neurology, 1989,39(1): 9-16.

[162] AHN SH, KIM BJ, KIM YJ, et al. Patterns and outcomes of the top of the basilar artery syndrome: the role of the posterior communicating artery [J]. Cerebrovasc Dis, 2018,46(3-4): 108-117.

第五章

丘脑和其他类型大脑后动脉卒中综合征

◆ 引 言 ◆

大约 20%～40% 的脑缺血事件来自后循环[1,2]。根据登记研究,孤立的大脑后动脉(PCA)供血区卒中占脑梗死的 5%～10%[3,4],而多达 40% 的患者在后循环或颈动脉供血区都有梗死[4,5]。在单纯 PCA 供血区梗死的患者中,深部结构(即丘脑和中脑)的局限受累在不同研究中的比例为 34% 到 64% 不等,其中腹外侧丘脑成为最常受累的结构[4,5]。单纯 PCA 皮质梗死的比例范围为总 PCA 梗死的 14%～51%,其中枕叶最常受累[6,7]。

在洛桑急性卒中登记和分析(Acute Stroke Registry and Analysis of Lausanne,ASTRAL)中,从 2003 年至 2018 年间纳入的 5 120 名急性缺血性脑卒中患者中,184 名(3.6%)患者表现为涉及 PCA 供血区不同程度的后循环卒中,而 336 名(6.6%)患者表现为单纯 PCA 供血区梗死。其中,226 例(67.3%)是丘脑梗死(来自 ASTRAL 注册的未发表结果)[2]。

PCA 供应的幕上后部结构受累会导致典型的卒中综合征。可以根据临床特征来辨别责任血管。

幕上 PCA 综合征的临床鉴别有多个临床意义,前循环与后循环的精确定位有利于:①将动脉和心脏检查的结果与卒中定位相关联;②推断复发事件中的卒中机制,尤其是脑实质病变在影像学上不明显的情况下[例如短暂性脑缺血发作(TIA)];③决定在颅内外动脉多部位闭塞的情况下是否急行血管再通。

然而,后循环缺血可能很难识别,特别是 TIA 患者,纯粹从临床基础上区分前、后循环可能很困难。对比前、后循环卒中症状的研究表明,前庭小脑体征(包括眼球震颤和动眼神经麻痹)、视野异常和交叉感觉运动障碍对后循环卒中非常具有特异性,而构音障碍、轻偏瘫和认知症状则不是[8,9]。

在某些情况下,从临床上区分大脑中动脉(MCA)和 PCA 卒中是不可能的[10-12]。对于典型的急性 PCA 近端闭塞,其对侧偏瘫是由大脑脚缺血引起的,而半球症状是由大范围的丘脑缺血引起的。然而,研究表明,对于符合急性血管内治疗条件的大(近端)动脉闭塞患者,前、后循环卒中的临床区分非常可靠[13]。

本章将回顾与丘脑和其他幕上结构的后循环缺血相关的主要临床综合征。中脑梗死的临床特征已在第 4 章中描述。

◆ 第一节　大脑后循环的解剖 ◆

大脑后动脉（PCA）是基底动脉（BA）的终末支，向中脑（头侧）、丘脑（内侧和后外侧区域）、海马、枕叶、颞叶（下部和内侧部分）及部分顶叶（后部和下部）供血[14]。

PCA 起源于脑桥中脑交界处的 BA 分叉，传统上分为四段：P_1，从 BA 的末端到后交通动脉（posterior communicating artery，PCom）；P_2，在 PCom 和中脑后部之间；P_3，从丘脑枕至距状裂前界；P_4，距状裂内的皮质段成为距状动脉[15]。

传统上，PCA 有两个主要的血管供应区域：近端或深部 PCA 区域，包括丘脑，以及远端或浅表 PCA 区域，包括枕叶和颞顶叶[16,17]。

一、丘脑的血液供应

丘脑大部分血液供应来自 PCA 和 PCom 近端部分的 4 个动脉干。因此，丘脑的供血区域可分为 4 个主要区域：①由极动脉或丘脑结节动脉供应的前部区域；②由旁正中动脉或丘脑-下丘脑动脉供应的内侧区域；③由丘脑膝状体动脉供应的下外侧区域；④由脉络膜后动脉供应的后部区域[15,18]。与供应基底神经节和内囊的豆纹动脉类似，丘脑动脉在起源、动脉数量和供应的核团方面可能表现出广泛的个体差异[15,18]。

二、后循环卒中的皮质分支

当 PCA 到达中脑背表面时，它们分成 4 个皮质分支：颞前动脉、颞后动脉、顶枕动脉和距状动脉。颞前动脉首先从远端 P_3 段发出；然后，颞后动脉出现并向外侧走行，沿着海马回行进。颞后动脉在天幕和内侧颞叶之间走行，包括梭状回。顶枕动脉通常起源于 P_4 段，供应枕叶和内侧顶下叶，通常发出胼周后动脉，环绕胼胝体压部。通常，距状动脉作为 P_4 段的单个分支出现，首先向顶枕动脉外侧行进，然后沿着距状裂向内侧蜿蜒行进[17,19]。

后循环重要的解剖变异很常见，但通常无症状。尽管通常是偶然发现的，但它们的临床意义很重要，应避免将它们误认为病理改变，并且在确定卒中病因时评估其可能的相关性。

颈动脉或胚胎（fetal PCA，fPCA）起源的 PCA 是指直接源自颅内颈内动脉（ICA）的 PCA，发生在 10%～29% 的人群中[20,21]。在 Willis 环的变异中，颈内动脉通过 PCom 对 PCA 供血，而 PCA 与 BA 的连接发育不良甚至不发育。fPCA 主要是单侧的，部分还是完全的 fPCA 则取决于是否存在发育不全的 P_1 段。双侧 fPCA 与纤细的 BA 相关，因为 BA 不参与中脑、颞叶或枕叶的血供。

尽管单侧或双侧 fPCA 与卒中风险之间没有明确的关联，但这种胚胎性的吻合可能使来自颈动脉的血栓栓塞 PCA[22]。因此，同侧 fPCA 患者枕部卒中的病因学评估应包括颈动脉疾病的评估。此外，在受血流动力学显著影响的颈动脉闭塞性疾病患者中，同侧 fPCA 和无功能的前交通动脉可能特别容易因血流动力学衰竭而发生缺血和梗死。

另一种发生率为 0.1%～0.6% 的胚胎性吻合是连接颈动脉和基底动脉的永存三叉动脉[23]。该动脉起源于颈内动脉,从颈动脉管发出后与基底动脉中部吻合。位于吻合口近心端的基底动脉部分通常发育不全。在此类患者中,动脉粥样硬化性颈动脉狭窄可能导致双侧枕叶梗死[24]。

Percheron 动脉是丘脑供血动脉的一种解剖变异,其特征是一条来自近端 PCA(P$_1$ 段)的丘脑穿通动脉,供应头侧中脑和双侧丘脑腹内侧[15]。这种变异更可能出现 P$_1$ 段发育不全或缺失。该动脉的闭塞导致双侧丘脑腹内侧梗死,伴或不伴头侧中脑受累[25]。

◆ 第二节　丘脑卒中综合征 ◆

由于复杂的解剖结构和血管构筑,涉及丘脑的缺血性卒中可引起多种综合征。孤立的丘脑梗死传统上分为 4 个区域(即前部、旁正中、下外侧和后部梗死),分别对应于极动脉(结节动脉)、旁正中动脉、丘脑膝状体动脉和脉络膜后动脉的血管区域。这种分类最初是基于神经解剖学和神经病理学数据[15],后来被成像技术(CT 和 MRI)证实[18,26]。下文还描述了具有不同临床表现的丘脑梗死的一些变异解剖模式,包括前正中、中央和后外侧梗死类型[15,27]。这些表现由丘脑动脉供应的变异或交界区缺血导致。

丘脑梗死的主要类型及其血管供应和典型的临床表现如下所述,并总结在表 5.1 中。丘脑卒中的病例如图 5.1 所示。

表 5.1　丘脑梗死、血管供应和相应的临床综合征,包括 4 种经典的丘脑卒中综合征(a～d)、较少见的变异(e～g)和 Percheron 动脉闭塞综合征(h)

丘脑梗死类型	发生率	主要病因	供血动脉	临床症状
(a) 前部	11%～13%	SVD 60%	极动脉	性格改变,冷漠; 行为失败、执着; 暂时性无关信息叠加(回文心理); 顺行性健忘症; 失语症; 右半空间忽略; 情绪性面部轻瘫、无泪症、失用症
(b) 旁正中	23%～27%	CE 33%, SVD 33%	旁正中动脉	唤醒减少或波动; 学习和记忆受损、虚构、暂时性定向障碍; 社交技能和个性的改变,包括冷漠、攻击性、焦虑; 垂直注视轻瘫; 左侧失语,右侧空间缺陷
(c) 下外侧	27%～45%	SVD 33%, LAA 33%	丘脑膝状体动脉	感觉丧失(不同程度); 偏侧共济失调; 偏瘫; 疼痛综合征(Dejerine-Roussy)

（续表）

丘脑梗死类型	发生率	主要病因	供血动脉	临床症状
(d) 后部	6%	SVD 33%	脉络膜后动脉	视野丧失（偏盲、象限盲）；可变感觉丧失、虚弱、失语、记忆障碍、肌张力障碍、手震颤
(e) 前正中	13%	CE 56%	变异前正中动脉	认知和记忆障碍；意识减退；垂直眼轻瘫；失语症（左侧病变）
(f) 中部	6%	SVD 50%	边缘动脉	感觉减退；记忆力减退
(g) 后外侧	11%	SVD 38%，LAA 38%	变异后外侧动脉	感觉减退；共济失调；偏瘫；失语症和执行功能障碍（左侧）
(h) 双侧旁正中	12%	40% CE	Percheron 动脉	警觉紊乱；顺行和逆行记忆缺陷；行为改变（混合或易怒和冷漠）；垂直凝视麻痹

SVD. 小血管疾病；CE. 心源性栓塞；LAA. 大动脉粥样硬化

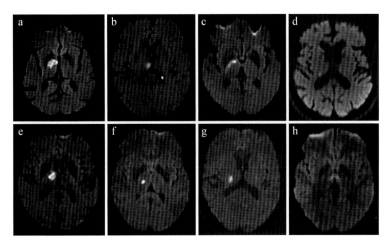

图 5.1　弥散加权 MRI 显示右侧丘脑梗死：前部（图 a）、旁正中（图 b）、下侧（图 c）和后部（图 d）。同样显示累及了前正中区（图 e）、中央区（图 f）、后外侧区（图 g）和双侧旁正中区（图 h）的定位（来自洛桑大学医院放射科）

一、丘脑前部梗死

　　丘脑前部梗死是由极动脉（也称为丘脑结节动脉）闭塞引起的[28]。该动脉起源于后交通动脉的中 1/3，但约有 1/3 的病例没有该动脉（在这些病例中，丘脑前部由来自同侧的旁正中动脉供应）。极动脉供应网状核、腹侧前核、腹外侧核的嘴部、内侧背核的腹极、乳头丘脑束、腹侧杏仁核通路、髓内板的腹侧部分和丘脑前核。丘脑前核接受来自乳头丘脑束的投射并与边缘系统前部相连。

丘脑前部梗死约占所有丘脑梗死的 13％，但很少孤立出现，通常是前内侧梗死的一部分[26]。最常见的病因是小血管疾病。

丘脑前部梗死的临床综合征以各种严重的神经心理缺陷为主[28,29]。正因为如此，这些卒中最初常常被漏诊或误诊。患者在早期会表现出意识水平的变化，而在后期会出现持续的人格变化。他们通常显得冷漠和意志力缺失，缺乏自发性和情感上的关注[28]。可能会出现定时和定向障碍、执行障碍和持续言语障碍。此外，患者可能对干扰更敏感，并且对暂时不相关的信息进行了不适当的叠加（后者被称为"心理回溯"）[29,30]。

丘脑前部梗死的另一个常见表现是顺行记忆受损，可能是由于患者乳头丘脑束受累，无法产生新的记忆。左侧病变通常影响语言功能，而右侧病变通常影响视觉记忆功能[29,31,32]。

语言障碍表现为经皮质运动性失语症，已在影响优势半球的丘脑前部病变中描述，即典型的左侧病变。他们的特点是语言流畅性受损、失语、语义和音位错语、理解受损，但保留完好的复述。

右侧病变可能与偏侧空间忽视有关。

"情绪性中枢性面瘫"的描述特征是情绪表达时面部肌肉表达受损，但自主随意运动正常[18]。

二、旁正中丘脑梗死

旁正中丘脑梗死是丘脑-下丘脑动脉（也称为旁正中动脉或丘脑穿通动脉）闭塞所致，这些动脉起源于 PCA 的近端 P_1 段，多数情况下一侧 P_1 发出一对。在大约 1/3 的病例中，这些小动脉都起源于一侧（不对称变异）或来自一侧 P_1（Percheron 动脉）的共干。它们供应中脑上部和丘脑后内侧的旁正中部分，包括背内侧核和板内核的后下部分。当丘脑结节动脉缺失时，旁正中动脉也供应丘脑前部，导致其供血区域会出现严重的梗死。

旁正中梗死是仅次于丘脑外侧部梗死的第二常见梗死，可能发生在单侧或双侧，约占所有丘脑梗死的 35％[26]，主要病因是栓塞。

单侧旁正中动脉梗死患者的典型症状是意识急剧下降、神经心理障碍和垂直凝视异常[28,33]。觉醒障碍是早期的一个主要特征，患者表现为嗜睡、昏睡甚至昏迷。它可能与板内核和中脑网状激活系统受累有关[30]。随着意识障碍的减轻和患者变得更加警觉，记忆和行为障碍可能会更加突出。健忘症占主导地位，患者无法学习和产生新的记忆。困惑、激动、攻击性和冷漠是常见的人格障碍，可能会长期存在[33,34]。有人提出，记忆丧失和行为异常综合征与乳头丘脑束或腹侧杏仁核通路的中断有关[31]。

垂直凝视麻痹的特征是存在向上凝视麻痹或向上和向下凝视麻痹，这取决于病变的大小、双侧病变和中脑受累的程度。双侧眼球偏斜也很常见，病变一侧的眼球位置高于对侧。此外，在左侧部位的梗死中描述了言语和语言障碍。他们的特点是发音低下和发音障碍，伴有持续言语和语言流畅度明显下降，但能正常复述并保留句法结构，这被 Guberman 和 Stuss 命名为动力不足性失语症[25]。在右侧梗死患者中可能会出现暂时性和空间性的忽视。

由于丘脑旁正中（和前部）病变，在缺血性卒中患者中出现以中枢性霍纳综合征（即同侧半身的上睑下垂、肌病、假性眼球内陷和少汗症）和对侧轻度共济失调性偏瘫为特征的另一种综合征[35]。在这些患者中，梗死延伸至下丘脑或中脑嘴侧旁正中区，这些区域也由来自 P_1 段的分支供应。这种综合征可能是丘脑-下丘脑-中脑嘴侧区域的交感神经兴奋和运动通路受损所致[35,36]。

三、下外侧丘脑梗死

这种类型的丘脑卒中是由下外侧动脉（也称为丘脑膝状体动脉）闭塞引起的，该动脉由 $6\sim10$ 条动脉组成，起源于 PCom 水平之后的 PCA 的 P_2 段。它们供应丘脑腹外侧，包括腹外侧和腹后核群、中央中核的外侧部分和丘脑枕核的嘴外侧部分[15]。

下外侧区梗死是丘脑缺血性卒中最常见的类型，约占所有丘脑梗死的 45%[26]。他们的主要病因是小血管疾病。

下外侧动脉导致的丘脑梗死的临床特征最初被法国神经学家 Dejerine 和 Roussy 描述为"丘脑综合征"，以强烈的中枢性卒中后疼痛为最典型的症状[37]。患者可能表现为纯感觉性卒中、感觉运动性卒中，或者在外侧丘脑广泛受累的情况下，表现为有运动障碍的感觉运动性卒中。

纯感觉性卒中是由于腹外侧核的选择性受累。它通常始于对侧感觉异常或麻木，然后是孤立的偏侧感觉障碍。感觉丧失可能涉及所有的感觉方式，尽管可能会观察到分离性障碍，但不包括疼痛和温度。面部-臂-腿的典型分布提示丘脑外侧梗死，然而感觉障碍可能主要分布于肢端[38,39]。一些患者可能会在受影响的区域出现剧烈和延迟的疼痛，镇痛药通常无法缓解。这种卒中后疼痛综合征明显偏向于右侧丘脑梗死[40]。

在感觉运动性卒中中，由于梗死区域延伸至内囊后肢，上述感觉障碍与同侧偏瘫有关。

异常运动模式，如共济失调性偏瘫或肌张力障碍，是由和丘脑外侧突触接触的小脑或锥体外束中断引起的。部分患者主要表现为无法站立和行走，Masdeu 和 Gorelick 将这种情况称为"丘脑性失稳"[41]。Foix 和 Hillemand 将另一种运动异常称为"丘脑手"，即手弯曲和内旋，拇指夹在其他手指下方[42]。

认知和行为表现通常在丘脑下外侧梗死中保留，尽管在优势半球病变中偶尔会报告轻度经皮质运动性失语伴流利性降低[30]。

四、丘脑后部梗死

丘脑后部梗死是由脉络膜后动脉闭塞引起的，脉络膜后动脉也起源于 PCA 的 P_2 段，位于下外侧动脉之后，由一组小血管组成，其中 $1\sim2$ 个分支（内侧）起源于 PCom 动脉起点附近，$1\sim6$ 个分支（外侧）起源于 PCA 远端 P_2 段。它们供应丘脑枕、外侧背核、后核、膝状体和部分前核。局限于丘脑背侧的梗死很少见[26]，最典型的临床表现是视野缺损（由于外侧膝状体受累)[43]。

脉络膜后内侧动脉梗死会导致视野缺损,包括上象限盲或下象限盲,而脉络膜后外侧动脉受累会导致水平楔形或管状扇形视野缺损[44]。

丘脑枕和后部核团受累可产生许多特异性较低的症状,包括同侧追踪障碍、对侧扫视障碍、轻度偏瘫或偏侧感觉异常、肌张力障碍异常运动和神经心理障碍(如失语症、健忘症、失忆症和视幻觉)[30]。

根据 CT 或 MRI 评估,在一小部分局限于丘脑枕梗死的患者中也观察到了一种被称为"痉挛性肌张力障碍不稳定手"的迟发性复杂运动机能亢进综合征,包括肌阵挛、共济失调、舞蹈病、假性红核震颤和手指张力障碍,可因自主活动而加重,给我们列出了涉及其他更多核团的问题[18,45]。

五、变异:丘脑前正中梗死

丘脑前正中梗死涉及丘脑前部区域的偏后部和旁正中区域的偏前部[27]。这可能与源自 PCA 近段变异的前正中动脉闭塞有关[15]。与丘脑旁正中梗死类似,心源性栓塞是最常见的病因[27]。

丘脑前正中梗死的主要特征是广泛且严重的神经心理障碍[27]。严重的顺行性遗忘非常常见,尤其当累及背内侧核的前部和顶核内部时。主动性丧失和执行功能障碍也很常见。与局限于前部区域的梗死相反,前正中区域梗死的患者不会表现出持续强迫的问题。相反,前正中梗死的主要行为变化是自我激活的严重丧失,需要不断的外部刺激。此外,丘脑前正中梗死还包括失语症与找词困难、流利性降低和命名障碍等问题。意识障碍在单侧前正中区域梗死中并不常见,但在双侧病变中常见。据报道,垂直凝视麻痹是由于额叶皮质纤维受累,这些纤维可能在内侧丘脑交叉[46]。

六、变异:中央丘脑梗死

中央区梗死的特点是所有 4 个相邻经典区域的部分受累。它可能是相邻区域之间分水岭区梗死的表现[27]。在 Carrera 等人观察到的 4 名患者中,感觉减退是一个共同特征,这可能是由于腹后外侧核的内侧部分受累。顺行性遗忘症和短期记忆障碍也占主导地位,并且比前正中区梗死更严重[27]。共济失调、垂直凝视麻痹和神经心理体征也见于双侧病变患者。

七、变异:丘脑后外侧梗死

后外侧区域是由下外侧区域的偏后部和后部区域的偏前部组合而成。这可能是由变异的后外侧动脉供应的。微血管病变是卒中的主要病因,也是下外侧梗死的主要病因[27]。

其临床表现的特点是对侧感觉减退和共济失调,伴有短暂的轻偏瘫。与下外侧梗死患者相比,后外侧梗死一个不同寻常的发现是左侧病变导致认知受损。患者存在类似皮质运动性失语症的重复障碍失语症,与前正中梗死引起的经皮质失语症不同。由于丘脑后外侧核发出的丘脑皮质纤维被破坏,也可观察到执行功能障碍[27,47]。

八、变异:双侧丘脑旁正中梗死

Percheron 动脉的闭塞导致伴或不伴中脑受累的双侧丘脑旁正中梗死,将产生严重的卒中[15,33]。2/3 的病例可见不对称丘脑受累,超过一半的病例出现中脑梗死[48]。动脉-动脉栓塞或心源性栓塞被认为是这种解剖变异卒中患者的最常见病因[49]。

双侧丘脑旁正中区梗死最典型的临床特征是知觉器官改变,如木僵或昏迷、显著的记忆障碍、行为改变和垂直凝视麻痹。总体而言,神经心理障碍比单侧梗死患者更严重,并且可能持续存在[25,34,50]。

患者通常表现为无动于衷,自发性活动降低,惰性增加。可以观察到定向障碍、混乱和无运动性缄默症(即清醒无反应)。患者可能表现出持续言语障碍和明显的虚构倾向。正如在额叶病变患者中观察到的那样,双侧丘脑旁正中梗死的患者也存在行为背景之外强迫性使用物体的情况[48,51]。

由旁正中区梗死引起的遗忘综合征类似于缺乏硫胺素的 Korsakoff 综合征,会破坏丘脑背内侧核和乳头体。其他行为特征的增加产生了一系列症状,导致出现"丘脑性痴呆"[18,52]。

◆ 第三节 非丘脑后循环卒中综合征 ◆

PCA 区域的梗死综合征通常与同向视野缺损有关。然而,PCA 区域梗死患者在临床上经常出现多种症状和体征,包括感觉和运动异常以及认知和神经心理缺陷[5,7,16,19]。尤其是在明显运动障碍的情况下,这些卒中可以类似大脑中动脉(MCA)区域的卒中[10-12]。

在本节中,我们首先描述了累及 PCA 区域的梗死中与丘脑受累无关的典型体征和症状,然后描述了与近端和远端 PCA 闭塞相关的主要临床综合征。

一、不累及丘脑的后循环卒中的临床特征

PCA 区域的半球梗死可能涉及枕叶、后颞叶和顶叶,具有不同的临床表现。最常见的症状是视野异常,超过 90% 的皮质 PCA 梗死患者出现视野异常[4,6,7]。在认知缺陷中,分别有18% 和 15% 的患者出现记忆障碍和失语症[6]。与视觉功能相关的认知缺陷,如视觉忽视或视觉失认,在临床实践中似乎不太常见,在皮质 PCA 梗死患者中小于 10%[6]。

1. 视野缺损

同向偏盲是单侧 PCA 梗死后最常见的视野缺损,涉及每只眼睛的两个右半侧或两个左半侧视野[16,53]。它是由对侧枕叶视放射(也称为膝部神经束)和(或)对侧大脑视觉(枕叶)皮质(Brodmann 17)的病变引起的。PCA 梗死引起的偏盲传统上被描述为黄斑保留,即保留视野的中央或内侧部分[4,6,7]。

同向性偏盲通常会致残,导致阅读和视觉扫描困难。患者通常无法注意到相关物体或避

开受影响一侧的障碍物，导致与接近的人或汽车发生碰撞。视觉缺陷通常被描述为空洞、黑暗或一侧视力受限，患者在经过一些训练后认识到，他们必须将额外的注意力集中在偏盲视野上。

在大多数情况下，偏盲是完全的，但也可以局限在上象限或下象限。如果梗死仅限于距状裂（舌回）的下部，或者如果它影响视束的下（颞）辐射，则可以看到上象限视野缺损（"天上掉馅饼"）。如果病变影响距状裂上部的楔回或上（顶叶）视辐射，则会导致下象限盲[6]。

通常在基底动脉尖部栓塞之后发现双侧 PCA 区域卒中导致双侧皮质视野缺损，包括完全的"皮质"盲[54,55]。有趣的是，尽管顶叶和丘脑结构不受影响，但这些患者可能会因失明而表现出视觉失认症。这种所谓的"安东综合征"的特点是患者尽管有失明的客观证据，但仍表明能正常看到东西[56]。如果患者不承认他们看不见，他们可能会使用虚构或增加冗长的词来弥补视觉输入的缺乏。

2. 优势侧 PCA 卒中患者的神经心理学特征

当优势侧的 PCA 区域（通常是左侧）发生梗死时，患者可能会出现语言相关的障碍，例如语言障碍、阅读障碍（无书写障碍）、计算障碍和颜色命名障碍[16,57]。

失语症可能是由于梗死大到累及左顶叶或颞叶[58]。"经皮质感觉失语症"类似于 Wernicke's 感觉失语症，但复述保留，这是由左侧顶枕区的梗死引起的。由于 PCA 区域左侧颞叶的梗死，患者也可能表现出"遗忘性（或命名性）失语症"（无法命名，但重复和理解能力保留完整）。

失读症是指阅读困难，患者无法阅读单个字母或数字，而书写、口语和其他语言功能得以保留。在不太严重的缺陷中，患者可能需要花费更多时间阅读，这取决于字母的顺序识别。不伴有失写症的失读症（单纯失读症）是由优势侧枕叶和胼胝体压部的病变引起的，常伴有右侧同向偏盲。病理生理学基础是视觉信息和语言处理区域之间的脱节[59]。左侧角回广泛受损的梗死患者会出现失读症和失写症，但仍保留口语功能[60]。

"Gerstmann 综合征"（即计算障碍、书写困难、手指失认和左右方向障碍）可见于顶叶下部（尤其是角回和邻近结构）病变[61]。

双侧或单侧优势侧 PCA 梗死可能通过破坏海马、海马旁和连接纤维而产生显著的记忆障碍[19,57,62]。患者表现出新记忆的获得受损（顺行性遗忘症），而在梗死前编码的记忆提取通常受影响较小（逆行性遗忘症）。

单侧病变患者的健忘症在床边检查时通常是短暂的，持续几天，但可能根本无法检测到。有时，患者坦率地表现出困惑，他们无法回忆起最近发生的事情，并且获得新信息后，过一会儿也记不起来。他们经常重复几分钟前所说的话和问题。

卒中引起的临床孤立性遗忘症可能难以与短暂性全面遗忘症（transient global amnesia，TGA）区分开来。后者通常在症状出现 12～48 小时后在海马中显示小的点状 DWI 病变（"像素"）。尽管如此，TGA 仍不被视为缺血性卒中，其病理生理学仍不确定[63]。正如我们小组所描述的，缺血性卒中导致典型的 TGA 表现非常罕见[64]。相关的局灶性神经系统症状和体征（例如视野缺损或短暂的偏侧综合征）警示信号可能提示卒中。此外，很长或很短时间健忘症和卒中因素的存在增加了缺血性失忆症的可能性，这些失忆症的病变位于或靠近 Papez 回路[64]。

放射学上,TGA 的 DWI 病变位于海马的 CA1 区域,通常是特异性的。在 $10\%\sim15\%$ 的情况下,可能会在同一侧或对侧海马中发生第二个类似的病灶[65]。相反,缺血性海马病变患者通常在同一区域或其他区域有其他急性病灶。这些病灶范围更大、更迅速地可见(即在 12 小时内),如果在 $5\sim7$ 天之后复查 MRI 增强,可见强化[66]。

在急性期之后,详细的神经心理学检查会发现 PCA 区域卒中的遗忘症状可能持续长达 6 个月。然而,在双侧颞叶内侧病变中,健忘症可能非常严重,而且是永久性的。

3. 非优势侧 PCA 卒中的神经心理学特征

非优势半球(通常为右侧)梗死的患者可能存在表现为视觉失认症的视觉认知功能障碍,包括面部失认、空间定向障碍、色觉障碍和错觉[16,19]。

视觉失认症是指尽管保留了基本的视觉功能,但仍无法识别视觉呈现的物体。这通常发生在 PCA 供应相邻顶叶结构的患者中,PCA 分支闭塞导致语言和视觉系统之间连接断开[67,68]。患者难以理解视觉呈现物体的性质和用途,但当他们触摸物体或向他们描述物体时,他们可以命名物体。两种形式的视觉失认被描述:"感知性"失认涉及感知和理解能力差,而"联想性"失认涉及匹配和使用能力差。患者可能会出现视性失语症,接近联想性失认症,即仅限于视觉模式的命名缺陷[69]。患者通常表现为左侧 PCA 区广泛梗死伴右侧同向偏盲。

面部失认症是一种视觉失认症,其特征是难以识别以前熟悉的面孔。这是枕叶下区、舌回和梭状回以及前颞叶皮质的病变所致。在文献中,这种缺陷被描述为与右侧的 PCA 区域相关[70]。

色盲是指难以感知颜色[71]。这是由于腹侧枕叶皮质和(或)舌回的梗死。如果梗死是单侧的,患者可能会出现同向偏侧色盲。

幻视并不常见,但可能由大脑任何一侧的 PCA 卒中引起,通常在恢复阶段出现[6]。它们可以是简单的,也可以是复杂的。

视觉暂留指的是即使图像已从视野中移除后仍然感觉图像存在。其梗死可能发生在舌回和梭状回[72]。

空间和地理定向障碍以及无法回忆路线或阅读或想象地图上地点的位置也很常见。这被称为地形失认症,可能包括多种表现形式,包括难以识别熟悉的环境地标,例如建筑物和街角。这种缺陷与右侧海马旁回后部以及舌状回和梭状回的前部有关[73]。

此外,PCA 卒中也可能导致异常的攻击行为,尤其是在右侧枕叶受累的情况下。这些患者在受到环境刺激时可能会变得焦虑、好斗和沮丧[74]。

二、根据闭塞部位分组的后循环卒中综合征

PCA 闭塞患者表现出临床卒中综合征,根据闭塞部位和相应的梗死部位和程度而有所不同。如上所述,认知症状通常与侧别有关[71,75,76]。

根据血管闭塞的位置,我们确定了 3 组与单侧和双侧 PCA 梗死相关的异质综合征,如下所列并总结在表 5.2 中。

表5.2　主要PCA卒中综合征的梗死部位和临床表现

PCA梗死	血管阻塞部位	梗死部位	临床卒中综合征
单侧近端PCA梗死	(a) 近端P_1段（靠近基底动脉的起源）	深部和浅表梗死，包括：内侧中脑、丘脑后外侧和半球枕顶颞叶PCA区域	意识下降
			嗜睡、意识丧失
			眼球运动异常（部分或完全同侧第三对脑神经麻痹、双侧上睑下垂和垂直凝视麻痹）
			对侧感觉减退和偏瘫
			眼球运动异常（部分或完全同侧第三对脑神经麻痹、双侧上睑下垂和垂直凝视麻痹）
			视觉失认症、颜色异常、视觉幻觉
	(b) P_2段（在丘脑膝状体动脉分支之前）	深层、浅层梗死，累及：外侧丘脑和大脑半球PCA区域	严重的对侧感觉丧失
			肌张力减退、笨拙和运动异常（但非偏瘫）
			短期记忆障碍
			语言和视觉认知功能障碍
单侧远端PCA梗死	(c) 单个或多个PCA分支	浅表梗死，累及距状动脉、枕顶动脉和颞后动脉区域	同侧偏盲，对称性偏盲
			语言障碍包括语言障碍、阅读障碍、计算障碍、颜色语言障碍（优势半球）
			视觉认知功能障碍，包括视觉失认症、色谱障碍和空间定向障碍（非优势半球）
双侧	(d) 双侧动脉闭塞或血栓碎片在基底动脉	深部和浅表梗死：丘脑梗死	皮质失明
			视觉异常和混淆（Anton综合征）
			健忘症和认知功能障碍
			情绪和行为障碍（烦躁不安、精神错乱）
			具有视觉认知异常的视野缺陷（双侧下干梗死）
			视神经共济失调、动眼肌失用症、失认症（Balint综合征）（双侧上干梗死）

（a）最近端PCA的闭塞（P_1段闭塞）：在其起源于BA附近的闭塞导致整个PCA区域梗死，其中包括中脑的大脑脚、外侧丘脑和半球区域（图5.2）。

如果双侧旁正中脑干结构的穿通动脉来自一个PCA，即使只有一个PCA闭塞，中脑梗死也可以是双侧的，在这种情况下，患者通常表现出长时间的木僵或昏迷，或随后出现嗜睡和垂直凝视麻痹[17]。

近端PCA的闭塞通常是栓塞性的（来自心脏、主动脉或椎基底动脉近端）[4]。

大约70%的患者描述了感觉和运动异常，感觉缺陷更为常见。在PCA区域缺血患者中，丘脑外侧梗死可能是引起感觉症状和体征的主要原因。严重的偏瘫或轻偏瘫主要是由于中脑外侧梗死引起的大脑脚皮质脊髓束和（或）皮质延髓束受累。

近端PCA闭塞可出现部分或完全的同侧第三对脑神经麻痹、双侧上睑下垂、垂直凝视丧

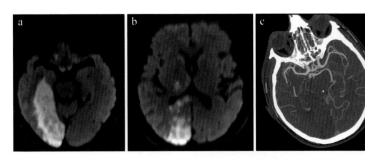

图 5.2　弥散加权 MRI 显示 PCA 梗死导致右侧颞叶大面积梗死（图 a）和枕叶、中外侧丘脑梗死（图 b），CT 血管成像显示右侧 P_1 闭塞（图 c，红色箭头）（来自洛桑大学医院放射科）

失、嗜睡和无意识等多种表现，也可能存在后半球皮质受累的其他征象，例如视觉失认、色觉缺失、视幻觉或错觉。

这种近端 P_1 闭塞也会产生 Weber[77]或 Parinoud[78]综合征。

（b）近端 PCA 的 P_2 段闭塞：超出后交通动脉起点但在丘脑膝状体动脉分支之前的闭塞，将导致深部和浅表梗死，主要累及丘脑下外侧和大脑半球 PCA 区域[16,17]。丘脑枕部（脉络膜后动脉）区域也可能受到影响。

丘脑外侧部位和 PCA 皮质分支的梗死（无论是否有枕部受累）都会导致对侧偏侧感觉综合征（有时伴有共济失调和轻微的皮质脊髓束症状）。如上所述，在脑卒中后可能会发生异常的对侧肢体自发运动，并且疼痛可能会持续数周或数月。Dejerine-Roussy 综合征可能发生在急性期之后。与单纯 PCA 皮质梗死患者相比，意识障碍更常见[7]。如上所述，PCA 浅表分支的缺血将导致同向视野缺损和认知障碍的各种组合。在右侧颞支和顶枕支受累的患者中可见视觉障碍和面容失认，而左侧病变的患者主要表现为经皮质感觉性失语[7]。

临床上有时无法区分体征是源于丘脑还是浅表病变；类似地，P_2 闭塞的卒中可能会出现类似 MCA 的顶叶和颞（后）支闭塞的症状。

（c）PCA 皮质分支：来自 PCA 的 P_3 段的闭塞主要影响距状动脉，导致同向视野缺损[5,17]。右侧顶枕支闭塞将导致视觉联想性失认和视觉忽视。如上所述，颞前支闭塞将主要影响特定于病变一侧的记忆功能，如果位于优势半球，则会出现语言障碍。颞后支闭塞导致空间/地理定向障碍和面容失认，主要发生在右侧半球。任何这些分支的闭塞都可能发生简单和复杂的幻视，通常在卒中后数小时至数天开始，并且通常会自发消失[4,7]。

多个皮质 PCA 分支的闭塞出现本章描述的体征的各种组合。

（d）双侧 PCA 区域梗死：在所有 PCA 卒中中大约占 6%～13%[6,7,76]。我们已经描述了单侧丘脑旁正中动脉（Percheron 动脉）闭塞引起的双侧丘脑卒中[15]。此外，在基底动脉尖综合征中，丘脑和（或）浅表 PCA 区域病变通常是双侧的，并且同时发生[54]（图 5.3）。

在广泛的病变中，患者通常会出现意识水平下降。在双侧枕部受累的情况下，他们表现为"皮质"盲，伴或不伴有 Anton's 综合征，即失明失认症，通常用虚构弥补失明。在代偿性血液供应（包括大脑中动脉）的情况下可观察到较轻的视野缺损，如双侧偏盲或双侧盲点。从长期来看，双侧丘脑受累引起的认知功能障碍可能在临床上更常见，表现为"丘脑痴呆"[52]。健忘症也可能是双侧颞叶内侧梗死的永久性后遗症。

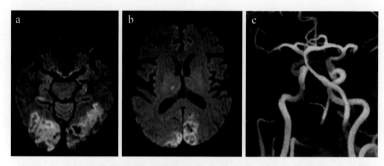

图 5.3 弥散加权 MRI 显示双侧 PCA 梗死，累及枕叶（图 a）和中央丘脑（图 b），磁共振血管造影显示基底动脉中部有局灶性狭窄（图 c，红色箭头）（来自洛桑大学医院放射科）

双侧 PCA 卒中最常见于距状裂下方的结构，包括枕叶和颞叶[17]，会产生上象限盲、色盲、知觉性视觉失认和面容失认。患者可能表现出多动和不安的行为，伴有运动激动和攻击性反应，尤其是在受到刺激时。这种躁动性谵妄似乎是双侧颞叶下部梗死患者的边缘系统受累所致[19,74]。

双侧枕顶交界区梗死可能导致 Balint 综合征，表现为视觉性共济失调（无法在视觉引导下到达目标）、眼球运动失用症（无法有意识地将眼睛移向物体）和视物不清（无法在视野内合成物体像）[79]。此外，双侧上部病变的患者可能难以从形态上识别物体、人或地方[80]。

◆ 第四节　后循环卒中的预后 ◆

与大脑皮质或其他皮质下结构的病变相比，通常认为丘脑梗死预后更好[26,81]。这通常反映为病死率较低、运动障碍恢复良好。然而，即使尚未进行系统的纵向分析，丘脑结节或旁正中动脉卒中患者也可能受到持续存在的认知和精神症状的影响[18]。

同样，浅表 PCA 区域梗死患者的功能结局通常良好[16]。与 MCA 梗死相比，他们在出院时无症状发生率更高，住院死亡率更低[3,4]。PCA 梗死的早期病死率较低，不同病例登记的病死率为 0%～7%[1,3,4,6,75]。反复发作的椎基底动脉缺血、心肌梗死、不明原因的突然死亡和肺炎是报告的主要死亡原因[3,7]。

与 MCA 区域梗死不同，因为所涉及的血管区域更为有限，PCA 恶性梗死伴有脑水肿、占位效应和小脑幕疝的报道很少。Gogela 等人描述了 3 例单侧枕叶梗死，导致大范围水肿和脑疝[82]，而 Pfefferkorn 等人报道了一例广泛的双侧 PCA 梗死，导致致命的脑疝[83]。

PCA 卒中的长期预后似乎与梗死的部位密切相关：深部结构（尤其是中脑）广泛受累的患者预后比梗死局限于浅表区域的患者差[84]。同样，与单纯 PCA 卒中相比，PCA＋患者（即在 PCA 区域外同时存在梗死的患者）在 6 个月时的残疾率和长期死亡率增加[85]。在我们机构对 PCA 卒中进行的一项回顾性队列研究中，我们观察到，与保守治疗相比，接受静脉溶栓和（或）机械取栓治疗的患者在 3 个月时认知、视觉和神经功能障碍有降低的趋势[86]。

卒中复发是后循环缺血性卒中后残疾或死亡的重要原因。与其他病因相比，具有动脉粥样硬化血栓病因的 PCA 梗死患者的复发风险更高[16]。此外,与固有 PCA 动脉粥样硬化患者相比,PCA 卒中合并近端大动脉疾病(即 BA 和 VA 颅内段病变)患者出现再次缺血事件的风险更高[7]。

与前循环卒中类似,PCA 卒中后的功能结局主要取决于运动功能障碍(由于中脑或内囊受累)的恢复。此外,优势半球梗死的大小对于神经心理缺陷的持续性和严重程度至关重要[16]。此外,PCA 卒中患者特别可能会受到视野缺损、感觉缺陷和不自主运动等长期后遗症的影响。

PCA 卒中后视野缺损可导致严重残疾和生活质量下降[87]。视力障碍对日常活动的影响范围很广,包括行动能力普遍下降、距离判断能力下降、跌倒风险增加、阅读障碍和无法驾驶[88]。卒中后可发生不同程度的自发视野改善,主要取决于症状初始的严重程度和病变范围。据报道,多达 50% 的患者通常在前 3～6 个月内出现这种改善,主要是由于脑水肿消退和神经传导恢复[89]。在这段时间之后,自然恢复也是有可能的,但通常速度要慢得多,并且可能与患者神经功能(尽管存在持续缺陷)的改善有关[89]。

丘脑梗死后与感觉障碍相关的后遗症相对常见。中枢性卒中后疼痛(CPSP)综合征是一种使人衰弱的后遗症,可发生在丘脑外侧感觉性卒中之后。它最初被描述为"Dejerine-Roussy 丘脑综合征"的一部分[37],但现在已经认识到沿脊髓丘脑或三叉神经-丘脑通路发生的任何卒中(包括延髓外侧卒中和顶叶皮质卒中)都可以产生类似的症状[90]。CPSP 的发生频率似乎取决于病变位置:在丘脑下外侧梗死中,17%～18% 的病例发生了 CPSP,而这个比例在延髓外侧梗死中更高,在顶叶皮质梗死中则低得多[90]。尽管这种迟发性感觉综合征的确切发病机制尚不清楚,但在神经核团水平上,丘脑卒中后的 CPSP 似乎与腹后外侧核的损伤密切相关[91]。症状通常在卒中发作数周或数月后出现,并出现在急性期感觉缺陷最严重的区域。患者可能会描述为剧烈刺痛或灼痛,并出现痛觉过度,尤其是痛觉超敏[92,93]。治疗方面可选择药物治疗、磁刺激和侵入性电刺激治疗[94]。

丘脑卒中患者也可能出现卒中后不自主运动,如扑翼样震颤、肌张力障碍、舞蹈病/手足徐动症、震颤和肌阵挛[95]。这些是丘脑后部或下外侧卒中的罕见并发症,通常在梗死发生数月后出现,并且在最初严重的运动障碍完全恢复后出现。受影响的患者经常表现出复杂的多动性运动组合,也被描述为"痉挛性肌张力障碍不稳定手综合征"[45]。肌张力障碍和舞蹈病、手足徐动症模式与严重的位置感觉缺陷有关,而震颤/肌阵挛模式与严重的小脑共济失调有关。因此,有人提出,除了运动障碍恢复得不平衡外,这些不自主运动还由本体感觉和小脑输入信息的失败导致[96]。

参考文献

[1] CAPLAN LR, WITYK RJ, GLASS TA, et al. New England Medical Center posterior circulation registry [J]. Ann Neurol, 2004,56(3):389-398.

[2] MICHEL P, ODIER C, RUTGERS M, et al. The Acute STroke Registry and Analysis of Lausanne (ASTRAL):design and baseline analysis of an ischemic stroke registry including acute multimodal

imaging [J]. Stroke, 2010,41(11): 2491 - 2498.

[3] ARBOIX A, ARBE G, GARCIA-EROLES L, et al. Infarctions in the vascular territory of the posterior cerebral artery: clinical features in 232 patients [J]. BMC Res Notes, 2011,4: 329.

[4] YAMAMOTO Y, GEORGIADIS AL, CHANG HM, et al. Posterior cerebral artery territory infarcts in the New England Medical Center Posterior Circulation Registry [J]. Arch Neurol, 1999, 56 (7): 824 - 832.

[5] LEE E, KANG DW, KWON SU, et al. Posterior cerebral artery infarction: diffusion-weighted MRI analysis of 205 patients [J]. Cerebrovasc Dis, 2009,28(3): 298 - 305.

[6] CALS N, DEVUYST G, AFSAR N, et al. Pure superficial posterior cerebral artery territory infarction in The Lausanne Stroke Registry [J]. J Neurol, 2002,249(7): 855 - 861.

[7] KUMRAL E, BAYULKEM G, ATAC C, et al. Spectrum of superficial posterior cerebral artery territory infarcts [J]. Eur J Neurol, 2004,11(4): 237 - 246.

[8] TAO WD, LIU M, FISHER M, et al. Posterior versus anterior circulation infarction: how different are the neurological deficits [J]. Stroke, 2012,43(8): 2060 - 2065.

[9] ZURCHER E, RICHOZ B, FAOUZI M, et al. Differences in ischemic anterior and posterior circulation strokes: a clinico-radiological and outcome analysis [J]. J Stroke Cerebrovasc Dis, 2019, 28 (3): 710 - 718.

[10] CHAMBERS BR, BROODER RJ, DONNAN GA. Proximal posterior cerebral artery occlusion simulating middle cerebral artery occlusion [J]. Neurology, 1991,41(3): 385 - 390.

[11] NORTH K, KAN A, DE SILVA M, et al. Hemiplegia due to posterior cerebral artery occlusion [J]. Stroke, 1993,24(11): 1757 - 1760.

[12] MAULAZ AB, BEZERRA DC, BOGOUSSLAVSKY J. Posterior cerebral artery infarction from middle cerebral artery infarction [J]. Arch Neurol, 2005,62(6): 938 - 941.

[13] VANACKER P, FAOUZI M, ESKANDARI A, et al. Large arterial occlusive strokes as a medical emergency: need to accurately predict clot location [J]. Eur J Emerg Med, 2017,24(5): 353 - 358.

[14] TATU L, MOULIN T, BOGOUSSLAVSKY J, et al. Arterial territories of the human brain: cerebral hemispheres [J]. Neurology, 1998,50(6): 1699 - 1708.

[15] PERCHERON G. The anatomy of the arterial supply of the human thalamus and its use for the interpretation of the thalamic vascular pathology [J]. Z Neurol, 1973,205(1): 1 - 13.

[16] BRANDT T, STEINKE W, THIE A, et al. Posterior cerebral artery territory infarcts: clinical features, infarct topography, causes and outcome. Multicenter results and a review of the literature [J]. Cerebrovasc Dis, 2000,10(3): 170 - 182.

[17] Caplan LR, VAN GIJN J. Stroke syndromes [M]. Cambridge: Cambridge University Press, 2012: 405 - 418.

[18] SCHMAHMANN JD. Vascular syndromes of the thalamus [J]. Stroke, 2003,34(9): 2264 - 2278.

[19] FISHER CM. The posterior cerebral artery syndrome [J]. Can J Neurol Sci, 1986,13(3): 232 - 239.

[20] JONGEN JC, FRANKE CL, SOETERBOEK AA, et al. Blood supply of the posterior cerebral artery by the carotid system on angiograms [J]. J Neurol, 2002,249(4): 455 - 460.

[21] NOUH A, REMKE J, RULAND S. Ischemic posterior circulation stroke: a review of anatomy, clinical presentations, diagnosis, and current management [J]. Front Neurol, 2014,5: 30.

[22] DE MONYE C, DIPPEL DW, SIEPMAN TA, et al. Is a fetal origin of the posterior cerebral artery a risk factor for TIA or ischemic stroke? A study with 16 - multidetector-row CT angiography [J]. J Neurol, 2008,255(2): 239 - 245.

[23] OKAHARA M, KIYOSUE H, MORI H, et al. Anatomic variations of the cerebral arteries and their

embryology: a pictorial review [J]. Eur Radiol, 2002,12(10): 2548 - 2561.

[24] GASECKI AP, FOX AJ, LEBRUN LH, et al. Bilateral occipital infarctions associated with carotid stenosis in a patient with persistent trigeminal artery. The collaborators of the North American Carotid Endarterectomy Trial (NASCET) [J]. Stroke, 1994,25(7): 1520 - 1523.

[25] GUBERMAN A, STUSS D. The syndrome of bilateral paramedian thalamic infarction [J]. Neurology, 1983,33(5): 540 - 546.

[26] BOGOUSSLAVSKY J, REGLI F, USKE A. Thalamic infarcts: clinical syndromes, etiology, and prognosis [J]. Neurology, 1988,38(6): 837 - 848.

[27] CARRERA E, MICHEL P, BOGOUSSLAVSKY J. Anteromedian, central, and posterolateral infarcts of the thalamus: three variant types [J]. Stroke, 2004,35(12): 2826 - 2831.

[28] BOGOUSSLAVSKY J, REGLI F, ASSAL G. The syndrome of unilateral tuberothalamic artery territory infarction [J]. Stroke, 1986,17(3): 434 - 441.

[29] GHIKA-SCHMID F, BOGOUSSLAVSKY J. The acute behavioral syndrome of anterior thalamic infarction: a prospective study of 12 cases [J]. Ann Neurol, 2000,48(2): 220 - 227.

[30] CARRERA E, BOGOUSSLAVSKY J. The thalamus and behavior: effects of anatomically distinct strokes [J]. Neurology, 2006,66(12): 1817 - 1823.

[31] VON CRAMON DY, HEBEL N, SCHURI U. A contribution to the anatomical basis of thalamic amnesia [J]. Brain, 1985,108(Pt 4): 993 - 1008.

[32] CLARKE S, ASSAL G, BOGOUSSLAVSKY J, et al. Pure amnesia after unilateral left polar thalamic infarct: topographic and sequential neuropsychological and metabolic (PET) correlations [J]. J Neurol Neurosurg Psychiatry, 1994,57(1): 27 - 34.

[33] CASTAIGNE P, LHERMITTE F, BUGE A, et al. Paramedian thalamic and midbrain infarct: clinical and neuropathological study [J]. Ann Neurol, 1981,10(2): 127 - 148.

[34] GRAFF-RADFORD NR, ESLINGER PJ, DAMASIO AR, et al. Nonhemorrhagic infarction of the thalamus: behavioral, anatomic, and physiologic correlates [J]. Neurology, 1984,34(1): 14 - 23.

[35] ROSSETTI AO, REICHHART MD, BOGOUSSLAVSKY J. Central Horner's syndrome with contralateral ataxic hemiparesis: a diencephalic alternate syndrome [J]. Neurology, 2003, 61 (3): 334 - 338.

[36] AMONOO-KUOFI HS. Horner's syndrome revisited: with an update of the central pathway [J]. Clin Anat, 1999,12(5): 345 - 361.

[37] DEJERINE J, ROUSSY J. Le syndrome thalamique [J]. Rev Neurol, 1906,14: 521 - 532.

[38] FISHER CM. Thalamic pure sensory stroke: a pathologic study [J]. Neurology, 1978, 28 (11): 1141 - 1144.

[39] KIM JS. Pure sensory stroke. Clinical-radiological correlates of 21 cases [J]. Stroke, 1992,23(7): 983 - 987.

[40] DÉJERINE J, ROUSSY G. Le syndrome thalamique [J]. Rev Neurol (Paris), 1906,14: 521.

[41] Masdeu JC, Gorelick PB. Thalamic astasia: inability to stand after unilateral thalamic lesions [J]. Ann Neurol, 1988,23(6): 596 - 603.

[42] FOIX CH, P. Les syndromes de la région thalamique [J]. Presse Med, 1925,1: 113 - 117.

[43] NEAU JP, BOGOUSSLAVSKY J. The syndrome of posterior choroidal artery territory infarction [J]. Ann Neurol, 1996,39(6): 779 - 788.

[44] FRISEN L, HOLMEGAARD L, ROSENCRANTZ M. Sectorial optic atrophy and homonymous, horizontal sectoranopia: a lateral choroidal artery syndrome [J]. J Neurol Neurosurg Psychiatry, 1978,41 (4): 374 - 380.

[45] GHIKA J, BOGOUSSLAVSKY J, HENDERSON J, et al. The "jerky dystonic unsteady hand": a delayed motor syndrome in posterior thalamic infarctions [J]. J Neurol, 1994,241(9): 537 - 542.

[46] CLARK JM, ALBERS GW. Vertical gaze palsies from medial thalamic infarctions without midbrain involvement [J]. Stroke, 1995,26(8): 1467 - 1470.

[47] ANNONI JM, KHATEB A, GRAMIGNA S, et al. Chronic cognitive impairment following laterothalamic infarcts: a study of 9 cases [J]. Arch Neurol, 2003,60(10): 1439 - 1443.

[48] LAZZARO NA, WRIGHT B, CASTILLO M, et al. Artery of percheron infarction: imaging patterns and clinical spectrum [J]. AJNR Am J Neuroradiol, 2010,31(7): 1283 - 1289.

[49] DE LA CRUZ-COSME C, MARQUEZ-MARTINEZ M, AGUILAR-CUEVAS R, et al. Percheron artery syndrome: variability in presentation and differential diagnosis [J]. Rev Neurol, 2011,53(4): 193 - 200.

[50] REILLY M, CONNOLLY S, STACK J, et al. Bilateral paramedian thalamic infarction: a distinct but poorly recognized stroke syndrome [J]. Q J Med, 1992,82(297): 63 - 70.

[51] ARAUZ A, PATINO-RODRIGUEZ HM, VARGAS-GONZALEZ JC, et al. Clinical spectrum of artery of Percheron infarct: clinical-radiological correlations [J]. J Stroke Cerebrovasc Dis, 2014,23(5): 1083 - 1088.

[52] SEGARRA JM. Cerebral vascular disease and behavior. I. the syndrome of the mesencephalic artery (basilar artery bifurcation) [J]. Arch Neurol, 1970,22(5): 408 - 418.

[53] MARGOLIS MT, NEWTON TH, HOYT WF. Cortical branches of the posterior cerebral artery. Anatomicradiologic correlation [J]. Neuroradiology, 1971,2(3): 127 - 135.

[54] CAPLAN LR. "Top of the basilar" syndrome [J]. Neurology, 1980,30(1): 72 - 79.

[55] ALDRICH MS, ALESSI AG, BECK RW, et al. Cortical blindness: etiology, diagnosis, and prognosis [J]. Ann Neurol, 1987,21(2): 149 - 158.

[56] KONDZIELLA D, FRAHM-FALKENBERG S. Anton's syndrome and eugenics [J]. J Clin Neurol, 2011,7(2): 96 - 98.

[57] DE RENZI E, ZAMBOLIN A, CRISI G. The pattern of neuropsychological impairment associated with left posterior cerebral artery infarcts [J]. Brain, 1987,110(Pt 5): 1099 - 1116.

[58] SERVAN J, VERSTICHEL P, CATALA M, et al. Aphasia and infarction of the posterior cerebral artery territory [J]. J Neurol, 1995,242(2): 87 - 92.

[59] LEFF AP, SPITSYNA G, PLANT GT, et al. Structural anatomy of pure and hemianopic alexia [J]. J Neurol Neurosurg Psychiatry, 2006,77(9): 1004 - 1007.

[60] GESCHWIND N. Disconnexion syndromes in animals and man. I [J]. Brain, 1965,88(2): 237 - 294.

[61] BENTON AL. Gerstmann's syndrome [J]. Arch Neurol, 1992,49(5): 445 - 447.

[62] BENSON DF, MARSDEN CD, MEADOWS JC. The amnesic syndrome of posterior cerebral artery occlusion [J]. Acta Neurol Scand, 1974,50(2): 133 - 145.

[63] BARTSCH T, DEUSCHL G. Transient global amnesia: functional anatomy and clinical implications [J]. Lancet Neurol, 2010,9(2): 205 - 214.

[64] MICHEL P, BEAUD V, ESKANDARI A, et al. Ischemic amnesia: causes and outcome [J]. Stroke, 2017,48(8): 2270 - 2273.

[65] SEDLACZEK O, HIRSCH JG, GRIPS E, et al. Detection of delayed focal MR changes in the lateral hippocampus in transient global amnesia [J]. Neurology, 2004,62(12): 2165 - 2170.

[66] SZABO K, FORSTER A, JAGER T, et al. Hippocampal lesion patterns in acute posterior cerebral artery stroke: clinical and MRI findings [J]. Stroke, 2009,40(6): 2042 - 2045.

[67] LARRABEE GJ, LEVIN HS, HUFF FJ, et al. Visual agnosia contrasted with visual-verbal disconnection [J]. Neuropsychologia, 1985,23(1): 1 - 12.

[68] MARTINAUD O, POULIQUEN D, GERARDIN E, et al. Visual agnosia and posterior cerebral artery infarcts: an anatomical-clinical study [J/OL]. PLoS One, 2012,7(1): e30433.

[69] COSLETT HB, SAFFRAN EM. Preserved object recognition and reading comprehension in optic aphasia [J]. Brain, 1989,112(Pt 4): 1091-1110.

[70] LANDIS T, CUMMINGS JL, CHRISTEN L, et al. Are unilateral right posterior cerebral lesions sufficient to cause prosopagnosia? Clinical and radiological findings in six additional patients [J]. Cortex, 1986,22(2): 243-252.

[71] ZEKI S. A century of cerebral achromatopsia [J]. Brain, 1990,113(Pt 6): 1721-1777.

[72] MEADOWS JC, MUNRO SS. Palinopsia [J]. J Neurol Neurosurg Psychiatry, 1977,40(1): 5-8.

[73] TAKAHASHI N, KAWAMURA M. Pure topographical disorientation—the anatomical basis of landmark agnosia [J]. Cortex, 2002,38(5): 717-725.

[74] BOTEZ SA, CARRERA E, MAEDER P, et al. Aggressive behavior and posterior cerebral artery stroke [J]. Arch Neurol, 2007,64(7): 1029-1033.

[75] PESSIN MS, LATHI ES, COHEN MB, et al. Clinical features and mechanism of occipital infarction [J]. Ann Neurol, 1987,21(3): 290-299.

[76] STEINKE W, MANGOLD J, SCHWARTZ A, et al. Mechanisms of infarction in the superficial posterior cerebral artery territory [J]. J Neurol, 1997,244(9): 571-578.

[77] WEBER HD. A contribution to the pathology of the crura cerebri [J]. Med Chir Trans, 1863,46: 121-139.

[78] PARINAUD H. Paralysie des mouvements associés des yeux [J]. Arch Neurol, 1883,5: 145-172.

[79] HECAEN H, DE AJURIAGUERRA J. Balint's syndrome (psychic paralysis of visual fixation) and its minor forms [J]. Brain, 1954,77(3): 373-400.

[80] LEVINE DN, WARACH J, FARAH M. Two visual systems in mental imagery: dissociation of "what" and "where" in imagery disorders due to bilateral posterior cerebral lesions [J]. Neurology, 1985,35(7): 1010-1018.

[81] STEINKE W, SACCO RL, MOHR JP, et al. Thalamic stroke. Presentation and prognosis of infarcts and hemorrhages [J]. Arch Neurol, 1992,49(7): 703-710.

[82] GOGELA SL, GOZAL YM, RAHME R, et al. Beyond textbook neuroanatomy: the syndrome of malignant PCA infarction [J]. Br J Neurosurg, 2015,29(6): 871-875.

[83] PFEFFERKORN T, DEUTSCHLAENDER A, RIEDEL E, et al. Malignant posterior cerebral artery infarction [J]. J Neurol, 2006,253(12): 1640-1641.

[84] MILANDRE L, BROSSET C, BOTTI G, et al. A study of 82 cerebral infarctions in the area of posterior cerebral arteries [J]. Rev Neurol (Paris), 1994,150(2): 133-141.

[85] NTAIOS G, SPENGOS K, VEMMOU AM, et al. Long-term outcome in posterior cerebral artery stroke [J]. Eur J Neurol, 2011,18(8): 1074-1080.

[86] STRAMBO D, BARTOLINI B, BEAUD V, et al. Thrombectomy and thrombolysis of isolated posterior cerebral artery occlusion: cognitive, visual and disability outcomes [J]. Eur Stroke J, 2020,51(1): 254-261.

[87] GRAY CS, FRENCH JM, BATES D, et al. Recovery of visual fields in acute stroke: homonymous hemianopia associated with adverse prognosis [J]. Age Ageing, 1989,18(6): 419-421.

[88] ROMANO JG. Progress in rehabilitation of hemianopic visual field defects [J]. Cerebrovasc Dis, 2009,27 (Suppl 1): 187-190.

[89] ZHANG X, KEDAR S, LYNN MJ, et al. Natural history of homonymous hemianopia [J]. Neurology, 2006,66(6): 901-905.

[90] KLIT H, FINNERUP NB, JENSEN TS. Central post-stroke pain: clinical characteristics, pathophysiology, and management [J]. Lancet Neurol, 2009,8(9): 857 - 868.

[91] KRAUSE T, BRUNECKER P, PITTL S, et al. Thalamic sensory strokes with and without pain: differences in lesion patterns in the ventral posterior thalamus [J]. J Neurol Neurosurg Psychiatry, 2012, 83(8): 776 - 784.

[92] HANSSON P. Post-stroke pain case study: clinical characteristics, therapeutic options and long-term follow-up [J]. Eur J Neurol, 2004,11(Suppl 1): 22 - 30.

[93] KIM JS. Post-stroke pain [J]. Expert Rev Neurother, 2009,9(5): 711 - 721.

[94] Flaster M, Meresh E, Rao M, et al. Central poststroke pain: current diagnosis and treatment [J]. Top Stroke Rehabil, 2013,20(2): 116 - 123.

[95] LEHERICY S, GRAND S, POLLAK P, et al. Clinical characteristics and topography of lesions in movement disorders due to thalamic lesions [J]. Neurology, 2001,57(6): 1055 - 1066.

[96] KIM JS. Delayed onset mixed involuntary movements after thalamic stroke: clinical, radiological and pathophysiological findings [J]. Brain, 2001,124(Pt 2): 299 - 309.

第六章

小 脑 梗 死

◆ 引言/流行病学 ◆

　　小脑是一个位于脑部后部的结构,位于大脑皮质枕叶和颞叶的下面。它约占脑体积的10％,但它包含的神经元比脑部其他部分多。小脑参与维持平衡和姿势、协调自主运动、运动学习和认知功能。

　　小脑是梗死发生的少见部位,发生率为2％[1],但病死率高于其他血管区域,因此早期诊断非常重要。

　　由于小脑梗死常表现为非特异性症状,如恶心、呕吐、头晕、不稳和头痛,尸检[2]和MRI[3]提示其真实发生频率可能更高。

　　在一系列尸检[4]和CT检查[5]中,小脑梗死的发生率是出血性卒中的3～4倍。文献报道男性小脑梗死的发病率是女性的2～3倍[4,6],平均年龄为65±13岁,其中一半病例发生在60～80岁[7]。

◆ 第一节 分 类 ◆

　　传统上,小脑梗死的分类基于小脑后下动脉(PICA)、小脑前下动脉(AICA)和小脑上动脉(SCA)的分布区域(表6.1),这3条动脉起源于椎基底动脉系统,依次从尾侧向头侧分布(图6.1)。PICA和SCA是成对的动脉,其内侧支主要供应小脑的蚓部和蚓旁部,外侧支供应小脑半球(图6.2)。

表6.1　小脑卒中综合征(Amarenco,1991)

小脑梗死部位	相关梗死区域	临床综合征
腹外侧(小脑上动脉)	中脑、丘脑下区、丘脑、枕颞叶上颞区	腹外侧基底动脉综合征伴或不伴四肢瘫痪后昏迷
		辨距不良和霍纳综合征(同侧)、体温和疼痛感觉丧失、神经麻痹(对侧)
		构音障碍、头痛、头晕、呕吐、共济失调和延迟昏迷

（续表）

小脑梗死部位	相关梗死区域	临床综合征
背内侧（小脑上动脉分支，mSCA）		构音障碍性共济失调
腹外侧（小脑上动脉分支，lSCA）		构音障碍、轴性外侧冲动（同侧）、共济失调和构音障碍
内侧（小脑前下动脉，AICA）	下脑桥外侧	Ⅶ、Ⅴ、Ⅷ颅神经麻痹，霍纳综合征、构音障碍（同侧）、温度和疼痛感觉丧失（对侧），前庭综合征
尾侧（小脑后下动脉，PICA）		眩晕、头痛、呕吐、共济失调和延迟性昏迷
背内侧（小脑后下动脉分支，mPICA）	背外侧髓系部位	Wallenberg综合征，孤立性眩晕，或伴辨距不良眩晕和轴向侧步（同侧）及共济失调
腹外侧（小脑后下动脉分支，lPICA）		眩晕，同侧肢体运动障碍 AICA综合征，伴或不伴迟发性昏迷
尾内侧	下脑桥外侧区和（或）髓外侧区	眩晕、呕吐、头痛、共济失调、构音障碍和迟发性昏迷
头尾侧	脑干，丘脑，枕颞叶	昏迷合并或不合并四肢瘫痪

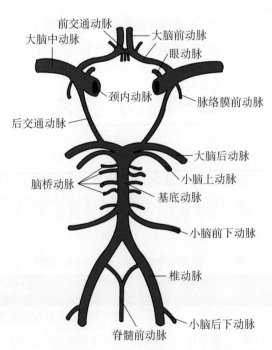

图 6.1　基底动脉和椎动脉及其分支大体解剖示意图

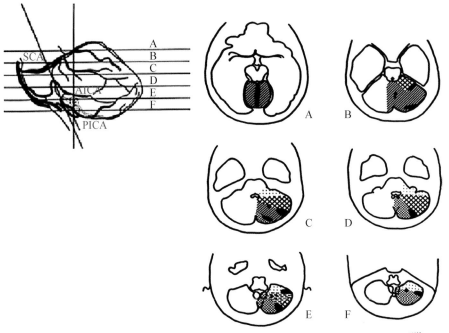

图 6.2 小脑动脉分支区域的解剖图(根据 Amarenco et al，1993b 修改)SCA. 小脑上动脉；AICA. 小脑前下动脉；PICA. 小脑后下动脉；mSCA. 小脑上动脉内侧支；ISCA. 小脑上动脉外侧支；IPICA. 小脑后下动脉外侧支；mPICA. 小脑后下动脉内侧支

一、小脑后下动脉梗死

PICA 区域的梗死曾被广泛研究，一度被认为是最常见的小脑梗死。但进一步的尸检研究表明，SCA 梗死可能与 PICA 梗死一样甚至更常见[2,6,8]。高估梗死发病率的部分原因是错误地认为所有的延髓外侧梗死(即 Wallenberg 综合征)是 PICA 闭塞所致。但如 Miller Fisher 所示，延髓外侧区主要由 3 或 4 个小的直接分支供应，这些分支发自椎动脉末端到基底动脉起点之间以及 PICA 开口处。由 PICA 发出的小分支较为少见，仅有 22% 的个体该区域是由 PICA 供应[9]。

小脑后下动脉通常是椎动脉的最大分支，从颅外硬膜内段发出，距基底动脉起点约 1.5 cm。小脑后下动脉也可能是椎动脉的末端，在这种情况下，该侧椎动脉较对侧椎动脉小，发出后到达小脑半球下部和小脑下蚓部。

它沿着延髓横向向下行进，形成第一个尾环后，在将背侧延髓与小脑扁桃体分开的沟中上升。然后它在扁桃体的头部上方形成第二个环，并沿着下蚓部下降。在两个环之间的不固定水平位置，它分成小脑后下动脉内侧支和外侧支(medial branch and lateral branch of the posterior inferior cerebellar artery，mPICA and IPICA)[10,11]。在中段延髓和小脑的中轴切面上，mPICA 向一个三角形区域供血，该区域基底位于背侧，腹侧顶点朝向四脑室，以上内容在 1990 年首次被描述[12]。PICA 的内侧支供应下蚓部(小结、蚓垂、蚓椎、蚓结节，有时也供应斜坡）、下半月小叶、薄叶和扁桃体的内部；即使 PICA 发育不全，也存在 mPICA。在这种情况下，PICA 的外侧支起源于小脑前下动脉[13]，这是因为这两条动脉之间存在互补关系。有时唯一的内侧支可能参与延髓背侧区域的供血[14]，有时参与延髓后外侧区域的供血[15]。后一个区域通常由源自椎动脉的短旋小动脉供应[9,16]。

内侧支梗死在临床上可能无症状[6,7,17]。1990 年首次描述了它的解剖-临床表现[17]，并提出了 3 种主要模式：①当延髓也被受累时表现为 Wallenberg 综合征；②眩晕伴同侧躯干侧倾、凝视以及辨距不良或不稳（由于小脑体征可能很轻微，可能需要 MRI 明确诊断）；③孤立性眩晕，该症状常被误诊为迷路炎[6,7,17]。

（1）当 PICA 供血区域包括延髓背外侧部时，患者表现为完全性或非完全性的 Wallenberg 综合征，症状包括眩晕、眼球震颤、三叉神经、舌咽神经和迷走神经麻痹、同侧霍纳综合征、肢体性共济失调以及对侧痛温觉丧失（图 6.3）。

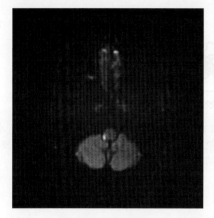

图 6.3 一例 70 岁延髓背外侧卒中的患者

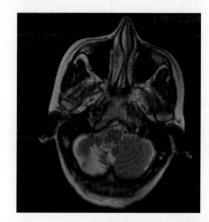

图 6.4 一例 45 岁右内侧 PICA 卒中的患者

（2）当 PICA 梗死区域未包含延髓时（图 6.4），主要表现为眩晕、头痛、步态共济失调、肢体共济失调和水平性眼球震颤。头痛为颈痛、枕痛或两者兼有，偶尔伴有耳周或半面-眼部放射痛。单侧头痛与小脑梗死同侧[18]。眼球震颤是最常见的体征（75%），表现为水平眼震（同侧 47%，对侧 5%，双侧 11%）或垂直眼震（11%）[19]。除眩晕外，PICA 梗死最显著的表现之一是同侧侧倾[17]，就好像重心存在一个侧向投影。这种症状完全不同于肢体的侧向偏移（即过指试验）和步态转向。试图站立或行走导致向小脑梗死的一侧跌倒[18]。1/4 的患者可能会出现脑干压迫的迹象，如嗜睡和侧视麻痹，随后出现进行性昏迷[18]。

（3）一种孤立的急性眩晕型症状，表现类似迷路炎[17]，可见于小脑内侧和尾部梗死患者。该类患者梗死区域累及小脑蚓部蚓垂-蚓结节复合体，该复合体是小脑前庭系统的一部分。MRI 已显示此类梗死发生频率较高[8]，因此当存在血管危险因素或支持血管病变的情况下，应进行 MRI 检查。另有两个提示在 PICA 供血区域梗死中存在"单纯"前庭综合征的体征：①正常的变温实验反应；②当向两侧凝视时，改变头部姿势后或躺下后眼球震颤方向的改变[6,20]。

PICA 梗死可能与临床表现更严重的 AICA 或 SCA 梗死相关。

这些多发性小脑梗死约占一系列尸检中所有小脑梗死病例的 20%，通常表现为假瘤模式或伴四肢瘫痪的深度昏迷[7]。

小脑后下动脉外侧支供应小脑半球尾部的前外侧区。PICA 外侧支梗死(图 6.5)的发病率较低,最初为尸检偶然发现,没有可用的临床信息[6]。随着时间的推移,其临床表现得到描述,主要是旋转性眩晕和孤立的同侧辨距障碍或眼震[8]。

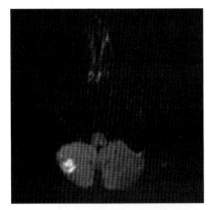 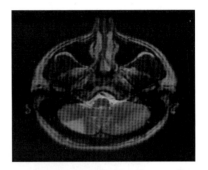

图 6.5 右 PICA 外侧支梗死　　图 6.6 一例 33 岁卵圆孔未闭患者的双侧 PICA 梗死

PICA 区域梗死的主要原因是动脉闭塞,主要累及 PICA 开口的椎动脉颅内段和 PICA 起始段。闭塞机制可分为心源性栓塞和动脉粥样硬化[6,18],外侧 PICA 梗死可能以动脉粥样硬化为主[8]。其他机制包括椎动脉夹层[18]、主动脉弓溃疡斑块[7]、卵圆孔未闭(图 6.6),以及后颅窝压力升高引起小脑扁桃体疝导致的 mPICA 闭塞[21]。

PICA 供血区域梗死通常预后良好[18]。

二、小脑前下动脉梗死

小脑前下动脉(AICA)区域的梗死非常罕见,但其发病率可能被低估了。

小脑前下动脉是一条几乎恒定的动脉。它通常起源于基底动脉,在 75% 的病例中起源于其下 1/3,也可起源于椎动脉,或同小脑后下动脉(PICA)共干起源于基底动脉。极少情况下,直接发自基底动脉的小动脉取代了 AICA[13]。

AICA 供应小脑前部和内侧的一小部分区域、小脑中脚以及小脑小叶。AICA 的近端分支通常供应脑桥的外侧部分,包括面神经核、三叉神经核和前庭神经核、第七和第八对脑神经根以及脊髓丘脑束。

AICA 梗死的临床表现通常涉及多根同侧脑神经:三叉神经感觉障碍、面神经麻痹、耳聋、前庭综合征或侧视麻痹。通常情况下,我们可以发现小脑体征,有时还会出现对侧疼痛和温度感觉丧失。最后一点和其他相关体征(比如霍纳综合征和累及脑神经的共济失调)可能与延髓外侧梗死引起的 Wallenberg 综合征相混淆。一些体征在 Wallenberg 综合征中并不常见,如伴或不伴耳鸣的耳聋或侧视麻痹,这可能有助于临床鉴别诊断[13,19]。

吞咽困难可能是由于梗死区域延伸至延髓外侧上部,当脑桥或中脑皮质脊髓束受累时,可观察到对侧肢体无力[22]。

AICA 梗死可能存在孤立的前庭表现,但很少见,也可能引起孤立的小脑体征。

Adams 在一例神经病理病例中描述了典型的 AICA 闭塞综合征[23]。它包括眩晕、耳鸣、同侧听力下降、构音障碍、周围性面瘫、霍纳综合征、多模式面部感觉减退和同侧肢体共济失调伴对侧肢体、躯干的热痛觉缺失[23]。1990 年,AICA 综合征在一系列大型临床神经病理学研究中被详细描述[13]。

AICA 梗死的主要原因是动脉粥样硬化性闭塞。单纯 AICA 梗死通常是基底动脉闭塞所致。基底动脉粥样硬化斑块延伸至 AICA,或小动脉粥样硬化斑块阻塞 AICA 起始部。我们还可以在尸检中发现累及基底动脉下段的动脉闭塞,累及 PICA 开口以上的椎动脉末端闭塞相对较少[24]。"AICA plus"梗死患者的主要病因为近端基底动脉闭塞。

然而,临床上不应排除房颤导致 AICA 梗死的可能。其他较少见的病因,如血管炎或血管延长扩张症也曾被提及(图 6.7)。

这些患者通常伴有高血压或糖尿病等血管危险因素。

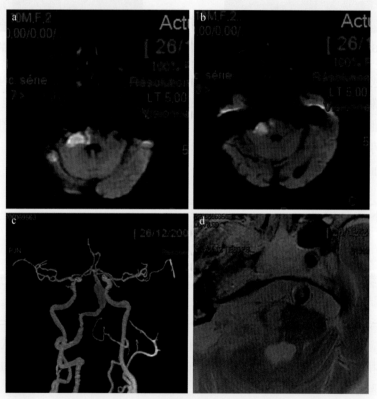

图 6.7　一名 85 岁的患者,因基底动脉延长扩张症(图 c)导致 AICA 梗死(图 a、b)。高分辨率 MRI(图 d)显示基底动脉内有血栓

三、小脑上动脉梗死

小脑上动脉(SCA)区域的梗死是最常见的小脑卒中综合征之一。

SCA 供应小脑半球和小脑蚓部的上半部分以及齿状核。该动脉也为脑桥头端被盖外侧部和中脑下部以及一小部分脑干供血。

完整的 SCA 梗死临床病理学描述已在现有最大的临床神经病理学系列中完成[25]。SCA 全区域梗死通常伴有基底动脉尖部区域的其他梗死,涉及单侧或双侧枕颞叶、丘脑、丘脑底部区域和中脑[25]。

SCA 区域梗死的典型临床特征是构音障碍和同侧肢体共济失调。构音障碍有助于与 PICA 卒中相鉴别[2]。眼球震颤是由内侧纵束和小脑通路受累所引起的。

当累及中脑背侧区域时,临床表现可能包括霍纳综合征、滑车神经麻痹和对侧痛温觉丧失。可伴有同侧肢体异常活动(舞蹈病或手足徐动症)。如 Guillain、Bertrand 和 Péron 所述,这些症状是典型的 SCA 综合征特征,但很少被发现[26]。

SCA 外侧支的孤立性闭塞已于 1991 年被描述[27,28]。外侧 SCA 综合征包括同侧肢体辨距障碍、同侧躯体侧倾、构音障碍和步态不稳。类似地,累及 SCA 内侧支可导致背内侧 SCA 供血区域梗死,其临床表现包括步态不稳和构音障碍[27]。

在枕颞叶、丘脑或丘脑底区域梗死的情况下,我们可以发现其他临床症状,如偏盲、记忆丧失或混乱、Balint 综合征、多模式感觉丧失、经皮质失语和运动无力。

当基底动脉突然闭塞时,有时会从一开始即出现深度昏迷,伴有或不伴有四肢瘫痪。

特别是当 PICA 区域也受累时,SCA 梗死可能有假性肿瘤样表现。这种情况往往伴有快速进展的小脑水肿,从而导致梗阻性脑积水和急性颅内高压[1,21]。

在 SCA 区域,超过一半的梗死是心源性栓塞引起的(心房颤动是主要原因)(图 6.8)。有时,导致脑卒中的机制是动脉-动脉栓塞,诸如动脉粥样硬化的椎动脉闭塞或主动脉弓溃疡斑块,也有椎动脉夹层导致栓塞的病例。

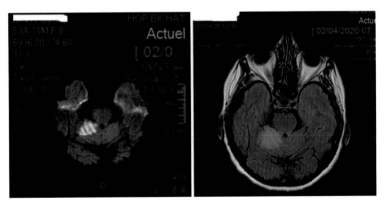

图 6.8　一例 53 岁女性房颤患者发生 SCA 梗死

四、多发性梗死

关于后循环区域多发性梗死的描述最初见于一系列尸检报告中[2],随着 CT 和 MRI 等成像技术的发展,后循环区域多发性梗死的发生得到了进一步证实。多发性梗死可出现在小脑的不同动脉供血区域,即 PICA 和 SCA,或者 PICA、AICA 和 SCA,也可能伴有脑干或后循环其他区域的缺血灶。基底动脉闭塞或优势椎动脉闭塞与多发小脑梗死和脑干梗死的表现类似,可能会有严重的疾病表现。

在新英格兰医学中心后循环研究登记中[29],多区域梗死被分为两组:近端颅内区域和远端颅内区域(PICA 和 SCA),剩下的那些被包括在中间颅内区域(PICA 和 AICA,AICA 和 SCA,以及 PICA、AICA 和 SCA)。栓塞是近端和远端区域小脑梗死患者的主要卒中机制:栓子来自颅外椎动脉或心脏(如心肌病、心房颤动、瓣膜病和卵圆孔未闭)。在栓子源于椎动脉颅外段(extracranial vertebral artery,ECVA)的患者中,栓子可能首先在椎动脉颅内段(intracranial part of the vertebral artery,ICVA)的颅内部分停留,然后向远端移动,其中部分栓子到达 SCA 以上的基底动脉区域。

与近端+远端区域相比,当中间区域受累时,梗死最常见的原因是大动脉颅内段闭塞性疾病。栓塞相对少见,约发生在 1/3 的患者中。基底动脉病变更常见的病因是基底动脉本身的原位闭塞性疾病或椎动脉颅内段血栓的扩展。椎动脉颅内段和基底动脉闭塞性疾病常同时存在。

五、小脑小梗死

随着 MRI 在诊断小脑梗死中的地位日益重要,现在经常发现非常小的小脑梗死(<2 cm),这种小梗死在 1993 年首次被描述[30]。这些小梗死也被称为小脑交界区梗死,其发生机制尚不清楚。它们位于交界区(或终点区),也称为非区域性梗死[8],位于 SCA 和 PICA 之间,或位于小脑皮质表面左右 SCA 之间[8,30],以及小脑深部白质区域的 SCA 和 PICA 之间。

小脑小梗死按部位可分为 3 组:①皮质交界区梗死;②深部分水岭区极小的深部梗死,通常局限于齿状核外的小孔;③沿着 SCA 和 PICA 皮质浅表支交界区分布的皮质浅部小梗死。

(1)与垂直于小脑皮质的穿支血管方向平行的皮质交界区梗死最常见。相对于 AICA-PICA、mPICA-lPICA、mPICA-SCA 和 mSCA-lSCA 交界区,位于 SCA 和 PICA 之间的皮质交界区梗死最为常见。其他交界区梗死涉及双侧小脑之间的内上部小脑[30]。

(2)在深分水岭区域[30]齿状核外的小孔中非常小的深部梗死:该类型梗死通常累及小脑尾部,位于 AICA、lPICA、mPICA、lSCA 和 mSCA 的深部交界区。这些动脉与垂直穿过皮质的浅表支吻合供应齿状核区域。

(3)PICA 和 SCA 之间的背侧皮质交界区梗死:它们分布在 SCA 和 PICA 皮质表浅支之间的交界区,严格位于皮质表面。

Cocker 等除了根据灌注区域之间的交界区对小脑小梗死进行了分类,还提出了根据小脑解剖位置的功能区分类[31],也就是根据其在中线、前叶、后叶或绒球小结叶等小脑半球位置对其进行分类。出于研究目的,有人提出了一种更精确的受累小叶分类方法[31]。根据该标准,病灶可以被定位于前蚓部、后蚓部、蚓结节、前半球、后半球或小脑绒球。

交界区梗死与区域性梗死在临床上没有区别[8,30]。一些患者可能在梗死前或梗死后数天、数周、数月或数年内出现短暂的意识丧失、躯干姿势或头位相关症状,以及由后循环低血流状态引起的头晕、俯仰感、眩晕和平衡失调。

交界区小脑梗死的病因也与区域性梗死没有区别[8,30]。交界区小脑梗死有同样高的栓塞发生率(47%),心源性栓塞(42%)和大动脉闭塞性疾病(19%)的发生率也基本相同。它们的不同之处在于双侧椎动脉闭塞远端存在更频繁的低血流量状态（非区域性梗死为 14％，区域性梗死为 0％），以及更频繁高凝状态下导致的终末动脉疾病（非区域性梗死的发生率为 17％，而区域性梗死为 1.25％）[8,32]。

交界区小脑梗死可以分为以下 3 种机制。

（1）大动脉闭塞远端局部灌注不足是最常见的机制[30]。它常累及近侧基底动脉和（或）AICA，有时椎动脉远端闭塞也可能导致同侧小脑交界区梗死。这种情况下，闭塞远端的基底动脉可由小脑上动脉或后交通动脉逆行供血。其他病例因双侧椎动脉闭塞（无论是远端，还是一侧近端、另一侧远端）且缺乏吻合支导致交界区梗死。

（2）已知与原发性或继发性高凝状态相关的小动脉或终末（软脑膜）动脉疾病，如血小板增多症、红细胞增多症、嗜酸性粒细胞增多症和弥散性血管内凝血[8]，可引起交界区梗死。偶尔也会遇到动脉炎和胆固醇栓子[8]。另有患者患有严重的颅内末端动脉粥样硬化，其 MRI 显示大脑半球多处皮质和深部梗死，血管造影显示多处颅内动脉狭窄但无颅外动脉粥样硬化。

（3）心脏骤停引起的全身性低血压很少是交界区小脑梗死的原因，因为小脑似乎相对不受系统性低血压的影响[30]。

最近的 SMART Medea 研究[3]表明，小脑小梗死主要累及后叶，并存在特征性的局部解剖模式，即皮质下白质不受影响。这可以用白质束及其皮层下的分支的树状分布来解释。深部。这些小脑叶接受来自两侧小脑裂隙中的动脉分支供血。这种双重皮质动脉供应解释了由小脑动脉近端闭塞所引起较大的梗死中皮质梗死而皮质下白质存活的现象[33]。然而在梗死脑叶上下的脑裂中，动脉分支可能均被阻塞，没有留下侧支动脉血供[3]（图 6.9）。

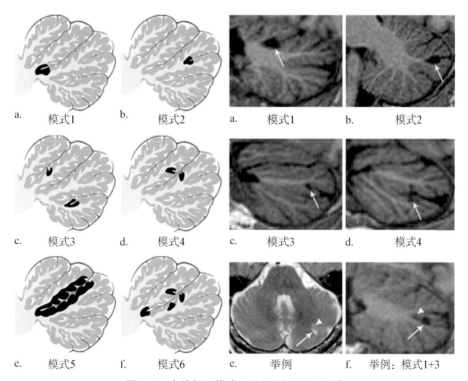

a. 模式1　　b. 模式2　　a. 模式1　　b. 模式2

c. 模式3　　d. 模式4　　c. 模式3　　d. 模式4

e. 模式5　　f. 模式6　　e. 举例　　f. 举例：模式1+3

图 6.9　小脑梗死模式：SMART Medea 研究

目前已发现了 4 种模式的小脑小梗死：梗死发生在大裂隙（模式 1）或小裂隙（模式 2）的顶端；梗死发生在更表浅的地方，沿裂隙的一侧（模式 3）或对侧（模式 4）分布；梗死可桥接多个裂隙。

六、腔隙性脑梗死

从未有小脑脂透明变性与卒中综合征相关的报道。血管起源的腔隙病变在尸检中很少被描述，在放射学研究中也很罕见[34]。逐渐变细的动脉到达小脑深部白质的解剖分布不利于腔隙性卒中发生[34]。有报道描述了在 SCA、PICA 和 AICA 之间的分水岭区域，CT 和 MRI 提示腔隙的深部小梗死，这与大动脉闭塞性疾病、心源性栓塞、终末动脉疾病、主动脉弓粥样硬化和颅内脉动粥样硬化相关。

◆ 第二节　小脑梗死的病因 ◆

小脑梗死的原因和危险因素与其他脑梗死没有区别[2,7,8]，我们可以发现大血管动脉粥样硬化、心源性栓塞和动脉夹层，以及其他不太常见的原因，如高凝状态或血管炎[8]。

心源性栓塞似乎更为常见，高达 54％的小面积非区域性梗死和大面积区域性梗死[8,25]可能源于心脏。SCA 和 PICA 供血区域的梗死更多与心源性相关，高达 80％的 SCA 梗死和 50％的 PICA 梗死[8,18,25]来自心脏原因，如房颤、瓣膜病、心肌病、卵圆孔未闭或血管造影并发症。某些研究表明，卵圆孔未闭更常与椎基底动脉区域的卒中相关[35]。

动脉粥样硬化机制在 23％～32％的梗死中被描述，其主要发生在 AICA 供血区域[2]。

与其他部位的动脉粥样硬化相比，后循环动脉粥样硬化的组织学特征并没有本质上的区别，但斑块内溃疡的发生率低于前循环[7,36]。当溃疡发生时，会影响锁骨下动脉或椎动脉的近端[7]。主动脉弓溃疡性粥样硬化斑块也可能是动脉-动脉栓塞的来源，它起初被描述为引起小脑梗死的一个病因[6,7,13,21]，直到后来认识到这可能是所有缺血性卒中的病因之一[37]。

动脉粥样硬化性狭窄常见于椎动脉起始部和颅内部分（V_4）。V_4 段中形成的血栓经常延伸到基底动脉近端[7,38,39]。

对于基底动脉而言，其近端 2 cm 的狭窄更常见。在其远端，大脑后动脉的起始部也是动脉粥样硬化病变的常见部位[7]。

基底动脉内的血栓经常延伸到下一个长环的小脑动脉（AICA 或 SCA）的开口[7]。

动脉粥样硬化也可能影响椎动脉和基底动脉的分支。大多数 AICA 闭塞是动脉粥样硬化血栓导致的原位闭塞[6,7,13,21]。

小动脉疾病也可能是小脑梗死的原因。一种称为脂透明变性的过程是这类梗死的发病机制，其通常发生在较小的血管，病变血管直径通常小于 0.5 厘米。这一过程的特征是纤维素样血管壁坏死和节段性小动脉紊乱，可使管腔闭塞并导致病变远端的缺血。由于血管壁的薄弱，该机制同样也会引起出血。小动脉疾病通常与高血压、糖尿病等血管危险因素有关。

后循环中最常受动脉夹层影响的血管是颅外段椎动脉。评估所有的动脉血管非常重要，我们可以由此发现双侧动脉夹层或伴发的颈内动脉夹层。通过超声、CT 和 MRI 检查可以明确诊断，MRI 中脂肪饱和 T1 轴位图像在显示壁内出血时更敏感。

对于没有动脉粥样硬化或脑栓塞等血管危险因素的年轻患者，应特别考虑椎动脉夹层[8]。尤其是对颈部疼痛、近期外伤或颈部推拿等动作以及马凡综合征、Ehlers-Danlos 综合征（图 6.10）、系统性红斑狼疮、肌纤维发育不良或弹性纤维假黄瘤的患者更应如此。

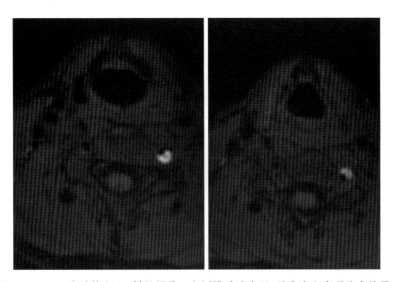

图 6.10　MRI 脂肪饱和 T1 轴位图像：左侧椎动脉夹层（壁内出血表现为高信号）

基底动脉及其主要分支的夹层非常罕见，并可能会出现致命的并发症（图 6.11）。

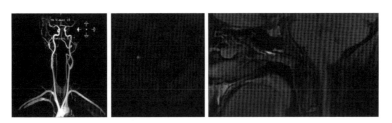

图 6.11　一例 38 岁 Ehlers-Danlos 综合征所致椎基底动脉卒中患者的
右侧椎动脉剥离延伸至基底动脉

不太常见的原因包括高凝状态（如抗磷脂综合征）或血管炎（韦格纳肉芽肿更常见）[30]。在 20%～30% 的患者中，病因仍未确定。

◆ 第三节　治　　疗 ◆

小脑梗死的急性期处理与其他卒中的处理相似。

在符合溶栓条件的患者出现症状的 4～5 小时内（评估放射学和临床信息后，无禁忌证），静脉内使用重组组织型纤溶酶原激活物（recombinant tissue plasminogen activator，rtPA）的纤溶作用已证明其有效性[40]。

在基底动脉闭塞的情况下，可以谨慎选择出现症状 6 小时内的患者进行机械性血栓取出术，尽管其益处尚未得到证实（目前正在进行临床试验）。虽然有数据提示患者从机械取栓中获益，但这种方法存在高死亡率和并发症发生率[40]。有专家认为，治疗窗口可延长至发病后 8～12 小时（需要结合临床特征和放射学检查结果）。

在小脑梗死后的监测过程中，如果出现临床表现恶化（意识水平下降、新的动眼神经体征等），则需要重复脑影像学检查以区分脑干缺血与继发性脑干受压或脑积水[40]。

在水肿明显导致脑干受压的情况下，应考虑行枕下去骨瓣减压术。去骨瓣减压术可与坏死组织切除相结合，也可以不切除坏死组织。

如果发生梗阻性脑积水，应考虑行脑室外引流术[40]（图 6.12）。虽然脑积水通常发生在梗死发生后最初的 48～72 小时内，但也可能在第一周内的任何时间内发生。

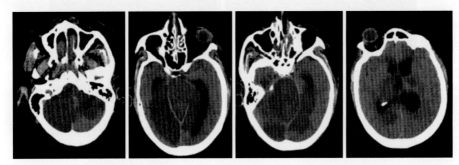

图 6.12　对一名小脑和大脑后动脉区域多发性双侧梗死并伴有脑室积水的患者进行脑室引流

卒中的二级预防措施为使用抗血小板剂或抗凝剂，以及控制危险因素，这与前循环缺血性卒中的治疗相同。具体措施取决于病因和确定的血管危险因素。

对于急性心源性栓塞引起的梗死，开始口服抗凝药物治疗的最佳时间尚不确定。然而，根据卒中复发风险和梗死脑组织出血性转化风险之间的平衡，最好在卒中发作后 4～14 天之间。

如果存在明显的主动脉弓动脉粥样硬化（＞4 mm）或颅内动脉狭窄，则可能需要双联抗血小板治疗 3 个月。双联抗血小板治疗也可以在脑卒中后的第一周内进行，特别是那些病因为动脉粥样硬化的患者（目前正在进行试验）。开始治疗前应评估出血的个体风险和潜在益处。

在存在动脉夹层的情况下，抗凝治疗的效果并不比抗血小板治疗更好[41]，但它可以在最初的 6～12 周内使用。一些学者建议在动脉闭塞或严重狭窄时进行抗凝治疗。几周后，如果达到"整体恢复"或闭塞持续存在，则可以停止抗血小板或抗凝治疗。如果在随访影像中有动脉瘤或剩余狭窄，是否应继续治疗尚不明确。静脉溶栓在这种情况下并非禁忌，仅在蛛网膜下腔出血的情况下才是禁忌的，抗凝治疗也是如此。

在发现卵圆孔未闭且未发现其他卒中病因的情况下，如果卵圆孔未闭与房间隔动脉瘤或大的房间分流有关，对于 60 岁以下的患者可以建议封闭卵圆孔[42]。

◆ 第四节　预　　后 ◆

　　小脑卒中患者通常预后良好、恢复良好,这种良好的情况比前循环卒中更为常见。根据功能独立性评测,80%以上的幸存者可以在很少或没有帮助的情况下获得良好的恢复[43]。在大多数登记系列中,超过 2/3 的患者在 3 个月时的 Rankin 评分与功能独立性评测一致。

　　然而,在早期阶段,小脑梗死比其他部位的脑梗死具有更高的病死率和更显著的发病率,原因是小脑水肿进展迅速,伴有急性脑积水、脑干压迫,从而导致死亡。

　　卒中单元的快速诊断和监测,以及对符合手术减压条件患者的早期识别(结合临床和放射学检查结果),可能会改善预后。大约一半进展至昏迷并接受去骨瓣减压术治疗的患者预后良好(改良 Rankin 评分≤2)[44]。

　　我们可以根据患者的临床病程来区分不同的患者群体[1]:

　　(1) 意识状态未受损的患者。

　　(2) 一些患者在最初的几个小时内意识突然恶化,通常是由于缺血范围扩展全脑干。

　　(3) 患者在几小时到 10 天之内出现的延迟性意识改变是由脑水肿压迫引起的。当出现意识恶化时,需要进行减压手术。在已发表的病例中,经枕下开颅打开硬脑膜或脑室外引流后,63%的患者完全恢复,但预后取决于是否存在相关的脑干梗死[21]。

　　就功能预后而言,改良 Rankin 评分应优于美国国立卫生院脑卒中量表(National Institutes of Health Stroke Scale,NIHSS)评分,因为后者主要针对前循环卒中,所以 NIHSS 评分低的患者可能会导致残疾。病灶出血量>20 ml 者预后较差,同时不良预后与脑积水的形成和脑干受压相关。如果有一个以上的动脉区域受到影响,预后也会更糟。

　　就动脉供血区域而言,与其他单动脉供血区域病变相比,SCA 梗死患者的功能障碍发生率最高[21,45]。

　　有多项研究报告表明,最初出现的意识水平降低与不良结局密切相关。另一方面,眩晕、呕吐、共济失调、头痛的症状与更好的功能恢复相关(可能与单独的小脑受累有关)[2]。

　　对侧小脑和新皮质区域的激活可以解释区域性梗死的良好恢复[46]。

● 参考文献 ●

[1] MACDONELL RA, et al. Cerebellar infarction: natural history, prognosis, and pathology [J]. Stroke, 1987,18: 849 - 855.

[2] AMARENCO P. The spectrum of cerebellar infarctions [J]. Neurology, 1991,41(7): 973 - 979.

[3] DE COCKER LJL, GEERLINGS MI, HARTKAMP NS, et al. Cerebellar infarct patterns: the SMART-Medea study [J]. Neuroimage Clin, 2015,8: 314 - 321.

[4] SYPERT GW, ALVORD EC. Cerebellar infarction: a clinicopathologic study [J]. Arch Neurol, 1975, 32: 357 - 363.

[5] SHENKIN HA, ZAVALA M. Cerebellar strokes: mortality, surgical indications, and results of

ventricular drainage [J]. Lancet，1982,11：429－431.

［6］ AMARENCO P，HAUW J-J，HÉNIN D，et al. Les infarctus du territoire de l'artère cérébelleuse postero inferieure：étude clinico-pathologique de 28 cas [J]. Rev Neurol (Paris)，1989,145：277－286.

［7］ HAUW AP，GAUTIER J-C J-J. Arterial pathology in cerebellar infarction [J]. Stroke，1990,21：1299－1305.

［8］ AMARENCO P，LÉVY C，COHEN A，et al. Causes and mechanisms of territorial and nonterritorial cerebellar infarcts in 115 consecutive cases [J]. Stroke，1994,25：105－112.

［9］ FISHER CM，KARNES WE，KUBIK CS. Lateral medullary infarction：the pattern of vascular occlusion [J]. J Neuropathol Exp Neurol. 1961,20,323－379.

［10］ Newton TH，Poots DG. Radiology of the skull and brain：angiography [M]. Saint-Louis：CV Mosby，1974：1710－1774.

［11］ TAVERAS JM，WOOD EH. Diagnostic neuroradiology. vol. Ⅱ [M]. Baltimore：Williams and Wilkins，1976：783－787,793－796.

［12］ AMARENCO P，HAUW JJ. Anatomie des arteres cerebelleuses [J]. Rev Neurol (Paris)，1989,145：267－276.

［13］ AMARENCO P，HAUW JJ. Cerebellar infarction in the territory of the anterior and inferior cerebellar artery. A clinicopathological study of 20 cases [J]. Brain，1990,113：139－155.

［14］ GOODHART SP，DAVISON C. Syndrome of the posterior inferior cerebellar arteries and of anterior inferior cerebellar arteries and their branches [J]. Arch Neurol Psychiatry，1936,35：501－524.

［15］ DUVERNOY HM. Human brainstem vessels [M]. Berlin：Springer，1978.

［16］ Hauw JJ，Der Agopian P，Trelles L，et al. Les infarctus bulbaires. Etude systematique de la topographie lesionnelle dans 49 cas [J]. J Neurol Sci，1976,28：83－102.

［17］ AMARENCO P，ROULLET E，HOMMEL M，et al. Infarction in the territory of the medial branch of the posterior inferior cerebellar artery [J]. J Neurol Neurosurg Psychiatry，1990,53：731－735.

［18］ KASE CS，NORRVING B，LEVINE SR，et al. Cerebellar infarction. Clinico-anatomic correlations [J]. Stroke，1993,24：76－83.

［19］ Lechtenberg R. Handbook of cerebellar diseases [M]. New York：Marcel Dekker，1993：251－290.

［20］ DUNCAN GW，PARKER SW，FISHER CM. Acute cerebellar infarction in the PICA territory [J]. Arch Neurol，1975,32(6)：364－368.

［21］ AMARENCO P，HAUW J-J. Infarctus cérébelleux oedémateux. Etude clinico-pathologique de 16 cas [J]. Neurochirurgie，1990,36：234－241.

［22］ KUMRAL E，KISABAY A，ATC C. Lesion patterns and etiology of ischemia in the anterior inferior cerebella artery territory involvement：a clinical-diffusion weighted-MRI study [J]. Eur J Neurol，2006,13(4)：395－401.

［23］ ADAMS RD. Occlusion of anterior inferior cerebellar artery [J]. Arch NeurPsych，943,49(5)：765－770

［24］ AMARENCO P，ROSENGART A，DEWITT LD，et al. Anterior inferior cerebellar artery territory infarcts. Mechanisms and clinical features [J]. Arch Neurol，1993,50：154－161

［25］ AMARENCO P，HAUW J. Cerebellar infarction in the territory of the superior cerebellar artery：a clinicopathologic study of 33 cases [J]. Neurology，1990,40(9)：1383－1390.

［26］ GUILLAIN G，BERTRAND I，PERON P. Le syndrome de lGuilère cérébelleuse supérieure [J]. Rev Neurol，1928,2：835.

［27］ AMARENCO P，ROULLET E，GOUJON C，et al. Infarction in the anterior rostral cerebel-lum (the territory of the lateral branch of the superior cerebellar artery) [J]. Neurology，1991,41(2 (Pt 1))：253－258.

［28］ KUMRAL E，KISABAY A，ATAC C. Lesion patterns and etiology of ischemia in superior cerebellar artery territory infarcts a clinicala in superior cerebella study［J］. Cerebrovasc Dis，2005，19（5）：283 - 290.

［29］ YAMAMOTO Y，GEORGIADIS A，CHANG H-M，et al. Posterior cerebral artery territory infarcts in the New England Medical Center posterior circulation registry［J］. Arch Neurol，1999，56（7）：824 - 832.

［30］ AMARENCO P，KASE CS，ROSENGART A，et al. Very small（border zone）cerebellar infarcts：distribution，mechanisms，causes and clinical features［J］. Brain，1993，116（Pt 1）：161 - 186.

［31］ DE COCKER LJL，VAN VELUW SJ，FOWKES M，et al. Very small cerebellar infarcts：integration of recent insights into a functional topographic classification［J］. Cerebrovasc Dis，2013，36（2）：81 - 87.

［32］ CANAPLE S，BOGOUSSLAVSKY J. Multiple large and small cerebellar infarcts［J］. J Neurol Neurosurg Psychiatry，1999，66：739 - 745.

［33］ DUVERNOY H，DELON S，VANNSON JL. The vascularization of the human cerebellar cortex［J］. Brain Res Bull，1983，11（4）：419 - 480.

［34］ Donnan GA，Norrving B，Bamford JM，et al. Lacunar and other subcortical infarctions［M］. Oxford：Oxford University Press，1995：208 - 213.

［35］ KIM BJ，SOHN H，SUN BJ，et al. Im aging characteristics of ischemic strokes related to patent fora men ovale［J］. Stroke，2013，44：3350 - 3356.

［36］ ZÜRCHER E，RICHOZ B，FAOUZI M，et al. Differences in ischemic anterior and posterior circulation strokes：a clinico-radiological and outcome analysis［J］. J Stroke Cerebrovasc Dis，2019，28（3）：710 - 718.

［37］ AMARENCO P，DUYCKAERTS C，TZOURIO C，et al. The prevalence of ulcerated plaques in the aortic arch in patients with stroke［J］. N Engl J Med，1992，326：221 - 225.

［38］ CASTAIGNE P，LHERMITTE F，GAUTIER JC，et al. Arterial occlusions in the vertebro-basilar system［J］. Brain，1973，96：133 - 154.

［39］ MOHR JP，WOLF PA，MICHAEL A. Stroke E-Book：pathophysiology，diagnosis，and management［M］. Elsevier，2011.

［40］ POWERS WJ，RABINSTEIN AA，ACKERSON T，et al. 2018 Guidelines for the early management of patients with acute ischemic stroke：a guideline for healthcare professionals from the American Heart Association/American Stroke Association［J/OL］. Stroke，2018，49（3）：e46 - e110.

［41］ CADISS trial investigators. Antiplatelet treatment compared with anticoagulation treatment for cervical artery dissection（CADISS）：a randomised trial［J］. Lancet Neurol，2015，14：361 - 367.

［42］ MAS JL，DERUMEAUX G，GUILLON B，et al. Patent foramen ovale closure or anticoagulation vs. antiplatelets after stroke［J］. N Engl J Med，2017，377：1011 - 1021.

［43］ KELLY PJ，STEIN J，SHAFQAT S，et al. Functional recovery after rehabilitation for cerebellar stroke［J］. Stroke，2001，32：530 - 534.

［44］ EDLOW JA，NEWMAN-TOKER DE，SAVITZ SI. Diagnosis and initial management of cerebellar infarction［J］. Lancet Neurol，2008，7：951 - 964.

［45］ TOHGI H，TAKAHASHI S，CHIBA K，et al. Clinical and neuroimaging analysis in 293 patients. The Tohoku Cerebellar Infarction Study Group［J］. Stroke，1993，24（11）：1697 - 1701.

［46］ SAVOIARDO M，BRACCHI M，PASSERINI A，et al. The vascular territories in the cerebellum and brainstem：CT and MR study［J］. Am J Neuroradiol，1989，8：199 - 209.

第七章

眼、前庭和耳综合征

◆ 引　言 ◆

　　脑干和小脑包含大量神经元和复杂的神经回路,这些神经元参与眼球运动的产生和控制[1]。因此,椎基底动脉卒中可能导致各种异常眼球运动模式。明确在椎基底动脉卒中中观察到的眼球运动异常的模式和特征对于理解每个结构和回路在眼球运动控制中的作用以及进行定位诊断很重要[2]。此外,由于异常眼球运动可能是唯一或主要的表现[3,4],因此检测异常眼球运动对于识别这些卒中至关重要。

　　在人类中,眼球运动的类型包括扫视、平稳追踪、视动性眼球震颤、前庭眼动反射(VOR)、辐辏和凝视[1]。因此,除了评估眼球共轭、瞳孔和眼睑功能以及不自主的眼球运动(如眼球震颤和扫视振荡)之外,眼球运动的评估还应包括所有这些运动类型[5]。此外,每个眼球运动都应在水平、垂直和旋转平面中进行描述,以便准确表述这些特征[5]。大脑影像技术和眼球运动记录的最新发展让我们能够更准确地描述每个眼球运动结构的功能。在这篇综述中,我们将详细介绍在涉及小脑和脑干的卒中中可能观察到的异常眼球运动。

◆ 第一节　延　髓　卒　中 ◆

　　延髓中控制眼球运动的结构有前庭神经核、舌下神经周围核(包括舌下神经前核、闰核、Roller核)、下橄榄核、小脑下脚(inferior cerebellar peduncles,ICP)和旁正中束(paramedian tract,PMT)细胞群(图7.1)。前庭内侧核和舌下神经前核(nucleus prepositus hypoglossi,NPH)也参与偏心水平凝视。因此,涉及延髓的卒中表现出各种形式的眼球震颤和前庭功能障碍。

一、延髓外侧部梗死

　　延髓背外侧梗死(Wallenberg综合征)通常会影响前庭下核和前庭内侧核,表现为恶心、呕吐、眩晕和失衡(详见第4章)[6]。

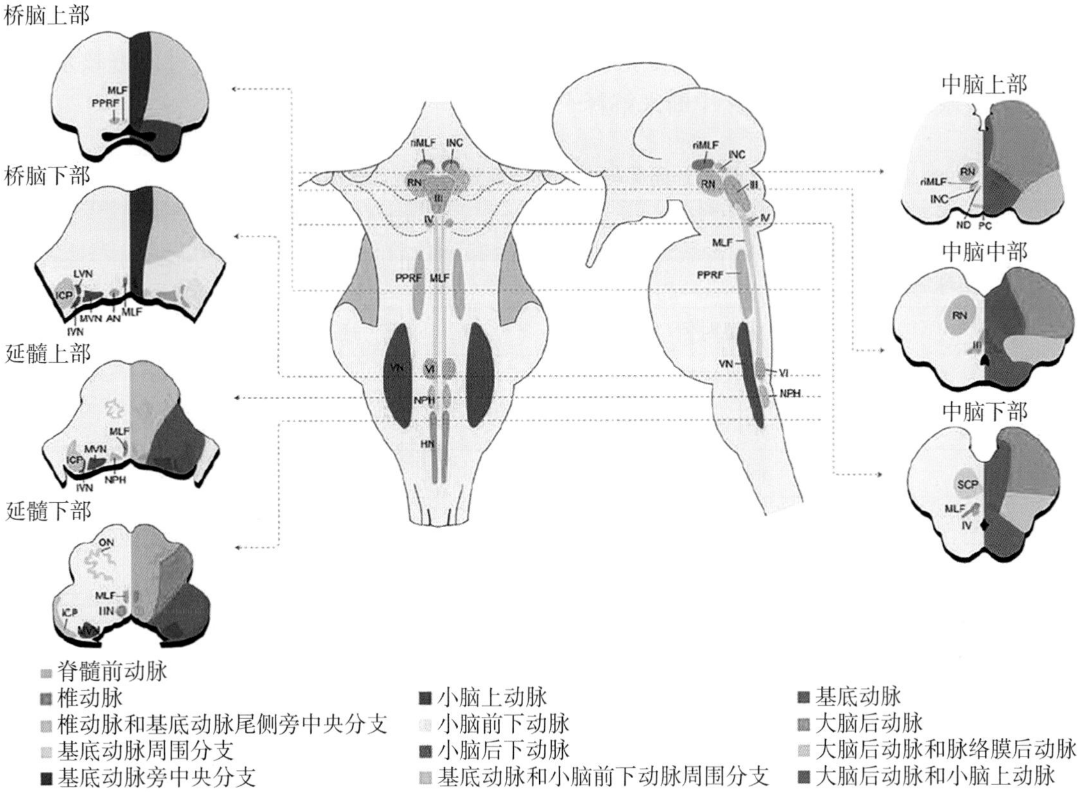
桥脑上部
MLF
PPRF
桥脑下部
LVN
ICP
MVN
AN
MLF
IVN
延髓上部
MLF
MVN
ICP
IVN
NPH
延髓下部
ON
MLF
ICP
MVN
riMLF
INC
RN
III
IV
PPRF
MLF
VN
VI
NPH
HN
riMLF
INC
RN
III
IV
MLF
PPRF
VN
VI
NPH
中脑上部
RN
riMLF
INC
ND
PC
中脑中部
RN
III
中脑下部
SCP
MLF
IV
脊髓前动脉
椎动脉
椎动脉和基底动脉尾侧旁中央分支
基底动脉周围分支
基底动脉旁中央分支
小脑上动脉
小脑前下动脉
小脑后下动脉
基底动脉和小脑前下动脉周围分支
基底动脉
大脑后动脉
大脑后动脉和脉络膜后动脉
大脑后动脉和小脑上动脉

图 7.1　脑干中的眼运动结构

HN，舌下神经核；ICP，小脑下脚；IVN，前庭内侧核；LVN，前庭外侧核；MLF，内侧纵束；MVN，前庭内侧核；NPH，舌下神经前置核；PC，后连合；PPRF，脑桥旁正中网状结构；riMLF，内侧纵束头端间质核；RN，红核；SCP，小脑上脚；VN，前庭核

通常，水平眼球震颤方向背离病灶侧（表 7.1）[7,8]，但中间部和嘴部梗死的患者可能指向病灶侧[8]。这些发现与一项以猴子为研究对象的实验结果一致：自发性眼球震颤在累及一侧前庭神经或前庭核尾侧部的病变中主要是指向病灶对侧[9]，而当前庭上核或前庭内侧核嘴部的部分受损时则指向病灶侧[9]。垂直眼震通常方向向上[7,8]，扭转性眼球震颤方向可能是病灶同侧或对侧[10]。之后，自发性眼球震颤可能会改变其震颤方向[8]。在 LMI 中很少观察到跷跷板和半跷跷板眼球震颤[11,12]，这归因于来自椭圆囊或垂直半规管的通路中断而导致的旋转平面上的前庭失衡[12]。水平凝视诱发性眼球震颤（gaze-evoked nystagmus，GEN）很常见，而位置性眼球震颤很少见，GEN 通常是扭转性的[13]。以 2～3 Hz 频繁地水平摇晃头部 10～20 秒诱发的眼球震颤称为摇头性眼震（head-shaking nystagmus，HSN），方向总是在病灶同侧[8]。即使在病灶对侧自发性眼球震颤的患者中，水平摇头也会逆转自发性水平眼球震颤的方向[13]。HSN 也可能异常强烈和反常，即眼球震颤出现在受刺激平面以外的平面上（在头部水平摇晃后出现向下或向上震颤）[8]。即使在有强烈 HSN 的患者中，注视也能显著抑制 HSN，因此需要避免视觉固定（例如：使用弗伦泽尔护目镜）以正确观察 HSN。

眼偏斜反应（ocular tilt reaction，OTR）由头部倾斜、眼球扭转和眼球偏斜组成，通常在急性期被观察到，并且位于病灶侧，即头部向病灶侧倾斜，眼睛的上极向病灶同侧肩部旋转，病灶同侧眼球的位置相对低于病灶对侧的眼球[13]。大部分 OTR 与主观视觉垂直（subjective visual vertical，SVV）的病灶同侧倾斜有关[13,14]。OTR 和 SVV 倾斜可以通过前庭核水平层面的耳石-眼或垂直半规管通路中断来解释[14,15]。

表 7.1　延髓外侧部与内侧部梗死的眼球运动表现的比较

	外侧髓质梗死	内侧髓质梗死
自发性眼球震颤		
水平	病灶对侧（通常）	病灶同侧，弱
	病灶同侧（偶尔）	
垂直	眼球向上（通常）	眼球向上（偶尔）
旋转	同侧或对侧	同侧
混杂眼球震颤	跷跷板或半跷跷板（很少）	半跷跷板（很少）
凝视诱发性眼球震颤	对侧更强	同侧更强
眼球斜视	同侧	对侧
摇头眼球震颤	同侧	对侧（偶尔）
扫视	正常	正常
眼球追踪	同侧受损	同侧受损
床旁的 HIT	完好无损（通常）	正常
	前庭核病变中受损（同侧）	舌下神经前核病变中受损（对侧）
冷热试验	完好无损（通常）	正常
	前庭核病变中出现发热性瘫痪	
眼偏斜反应	同侧	对侧
	对侧（罕见）	

HIT：head impulse test，头部冲击试验

　　患者眼球可能会表现出向病灶侧偏斜，但眼球运动不受限制（眼侧倾检查），包括静止状态下眼球向病灶侧偏斜、向病灶侧扫视过度和向正常侧扫视不足，以及向病灶侧垂直扫视方向偏斜[7,16,17]。眼球侧移可能是连接下橄榄核、小脑浦肯野细胞、顶核和脑桥旁正中网状结构（PPRF）的神经通路病变引起的[18]。LMI 中的眼球侧倾是由于从病灶对侧的下橄榄核到小脑背侧蚓部攀缘纤维的损伤[18]。在延髓外侧交叉后，攀缘纤维受损后浦肯野细胞的活性增加会抑制同侧顶核并产生向同侧扫视的偏向（图 7.2）。

二、延髓内侧部梗死

　　延髓内侧部梗死（MMI）会产生不同的眼球运动异常模式[19,20]，尤其是当病变扩展到被盖时。虽然水平眼球震颤在 LMI 中通常是指向病灶对侧的，但它在 MMI 患者中主要指向病灶

侧,可能与 NPH 舌下神经核受累有关(表 7.1)[19]。GEN 在凝视病灶侧时更为强烈[19]。MMI 中偶尔会出现向上的眼球震颤,这归因于舌下神经周围核受累[21,22]。然而,上跳或扭转上跳向半跷跷板型眼球震颤的演变表明,来自两个前半规管的 VOR 通路参与上跳性眼球震颤的机制[23,24]。由于 MLF 是将信号从前庭传递到眼球运动核的中线结构,因此单侧病变中的上跳性眼球震颤可以用延髓头端两个前半规管的交叉纤维同时受损来解释[23]。在尾侧髓质病变中,闰核和 PMT 细胞的尾侧亚群通过投射到小脑绒球来参与垂直眼位的处理,这些核团可能是参与上跳性眼球震颤的其他神经基质[22,25]。OTR 在孤立的单侧 MMI 中是反向的[19,20,23]。MMI 中的反向 OTR 提示重力感受或来自交叉后前庭神经核垂直半规管通路的单侧病变。MMI 中,攀缘纤维在交叉前的损伤也会导致对侧眼倾斜(图 7.2)[19,20]。

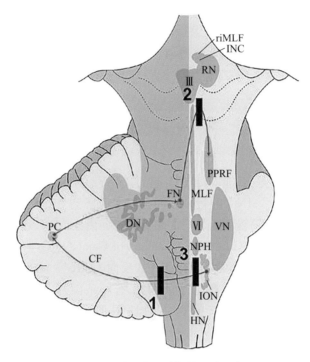

图 7.2　眼球侧向运动相关通路示意图

CF,攀缘纤维;DN,齿状核;FN,顶核;HN,舌下神经核;ICP,小脑下脚;ION,下橄榄核;MLF,内侧纵束;NPH,舌下神经前核;PC,小脑浦肯野细胞;PPRF,脑桥旁正中网状结构;RN,红核;UF,钩束;VN,前庭核。小脑中的浦肯野细胞被来自对侧 ION(下橄榄核)的 CF(攀缘纤维)抑制,降低了同侧 FN(顶核)的活性,而 FN 通过刺激对侧脑桥旁正中网状结构(PPRF)产生对侧扫视。因此,交叉前后的 CF 损伤会引起眼球侧移,其方向由 PC 决定。Wallenberg 综合征中的眼球偏向健侧可能是病变对侧 ION 到背蚓部 PC 的 CF 受损所致。①小脑上动脉梗死的眼球偏向健侧是对侧 FN 到钩束附近的同侧 PPRF 的纤维损伤所致;②在延髓内侧梗死中,交叉前 CF 被破坏;③引起对侧眼倾斜

◆ 第二节　脑 桥 卒 中 ◆

脑桥被盖包含用于共轭水平凝视的重要结构,包括 PPRF、外展神经核、中缝间核和 MLF(图 7.1)[1]。因此,水平凝视麻痹是脑桥梗死的特征[26,27]。然而,各种垂直眼球运动障碍模

式,包括垂直凝视诱发性眼球震颤(GEN)、垂直平滑追踪受损和前庭眼动反射(VOR)也可能发生,这是因为脑桥眼球运动中心通过 MLF 连接到中脑和中脑-间脑交界区,此区域主要控制垂直凝视[28]。

一、眼球震颤和扫视性侵扰/扫视性振荡

位于 MLF 中双侧前半规管的上行 VOR 通路的受累,在被盖梗死中可能会出现向上的眼球震颤[25]。由于 MLF 携带来自对侧前半规管和后半规管的兴奋性纤维到达眼球运动神经核,因此涉及 MLF 的卒中可能会出现各种分离的扭转垂直眼球震颤模式[29,30]。在脑桥底部和被盖之间略高于脑桥中线水平的局灶性梗死中也出现向上眼震,这归因于交叉到对侧腹侧被盖束的损伤,该传导束被认为传递了上行的 VOR(前庭眼动反射)[22]。在涉及脑桥基底部和被盖部的广泛卒中中,可以观察到眼球摆动、眼睛间歇性向下跳动,然后缓慢返回到初始位置[31]。在脑桥广泛病变的患者中,水平凝视消失,但垂直凝视保留;相对突出的垂直方向的凝视摆动可能表现为"眼球浮动"。

二、核间性眼肌麻痹

核间性眼肌麻痹(INO)是 MLF 的病变引起的,MLF 包含连接外展中间神经元和对侧内直肌亚核的纤维(图 7.3)[32]。INO 的特征是同侧眼内收障碍和试图向对侧凝视时对侧眼的分离性外展性眼球震颤[33]。辐辏可能是正常或受损的。由于 MLF 还携带参与垂直 VOR 的纤维和从椭圆囊到 Cajal 间质核(interstitial nucleus of Cajal,INC)的纤维,因此 INO 通常伴有垂直/扭转或分离的垂直扭转性眼球震颤[29,34]、反向 OTR[4,35]和垂直方向的 VOR[36,37]受损。保留的前管功能表明从前半规管上行的 VOR 有一条额外的通路,可能是腹侧被盖束。病变对侧眼或双眼外斜视常见于单侧核间性眼肌麻痹(wall-eyed monocular INO,WEMINO)或双侧核间性眼肌麻痹(wall-eye bilateral INO,WEBINO)[40,41]。在双侧 INO 中,垂直平滑追踪、垂直视动性眼球震颤、垂直视动继发性眼球震颤和垂直凝视保持也可能受损[36]。一些患者表现出固定受损和单眼外展扫视的零星暴发[42]。INO 可能作为背侧脑干梗死的孤立或主要症状出现,预后良好[4]。

三、水平凝视麻痹

PPRF 包含同侧水平扫视的爆发神经元[43]。PPRF 中的爆发神经元接收来自对侧额叶眼区的输入并投射到同侧外展神经核。对脑桥爆发神经元的选择性损伤会导致孤立的同侧扫视麻痹,并伴有眼球的对侧共轭偏差[44,45]。相比之下,外展神经核的损伤会导致扫视、平滑追踪和 VOR 的同侧麻痹[46]。由于神经核包括外直肌运动神经元以及通过 MLF 投射到对侧内直肌亚核的中间神经元,核性病变会导致同侧共轭凝视麻痹而不是单侧外展受限[1]。然而,向病变侧的扫视可能在对侧单侧视野中相对保留。例如,在影响右侧外展神经核的病变中,从左侧凝视到中心的扫视相对保留,因为这些运动主要是通过肌松拮抗肌(左侧外直肌和右侧内直

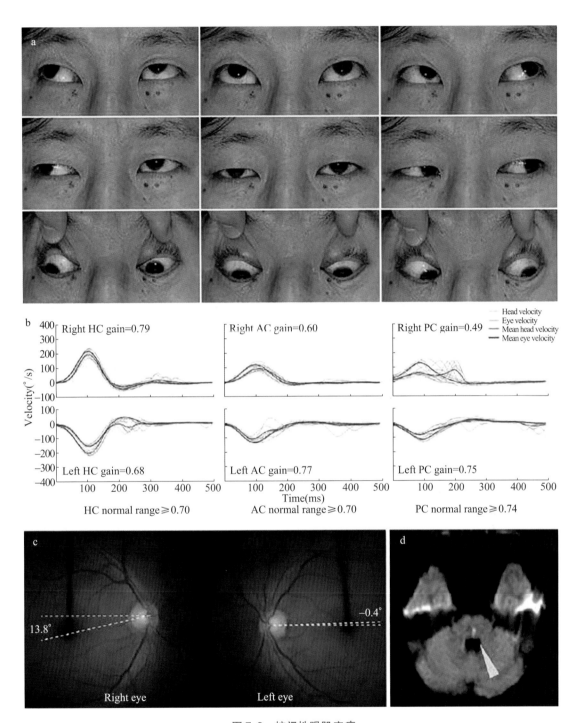

图 7.3 核间性眼肌麻痹

a.向右注视时左眼内收受损；b.(对侧)右后半规管的前庭眼动反射头部脉冲增益减少；c.眼底摄影显示右眼异常外旋和左眼内旋；d.左侧内侧纵束区域的梗死(箭头)

肌)来实现的，这是由右侧延髓网状结构中的抑制性爆发神经元介导的。局限于外展神经核的病变很少发生，核性病变通常累及邻近的被盖结构，尤其是 MLF、PPRF 和面神经束的膝部[47]。因此，同侧周围型面神经麻痹在核性外展神经麻痹中很常见。

外展神经核病变和 PPRF 病变的临床特征总结在表 7.2 中。

表 7.2　外展神经核病变和 PPRF 病变的临床特征

外展神经核病变	PPRF 病变
同侧斜视共轭水平凝视麻痹(扫视、平滑追踪和 VOR)	同侧共轭水平扫视性麻痹
在对侧半球中,向病变侧的扫视相对通畅	在同侧和对侧半球中,向病变侧的扫视受损
聚焦和垂直的眼球运动正常	聚焦和垂直的眼球运动正常
水平凝视:当注视对侧时诱发眼球震颤	水平凝视:当注视对侧时诱发眼球震颤
同侧面瘫(周围型)	

PPRF,脑桥旁正中网状结构;VOR,前庭眼动反射

四、一个半综合征

这种综合征是指一侧共轭凝视麻痹(一个)和同侧 INO(一半)的组合[48]。因此,唯一剩下的眼球运动是对侧眼球的外展(一半)。一个半综合征是由 PPRF/外展神经核和 MLF 的联合损伤引起的。麻痹性脑桥外斜视这一术语是为一个半综合征并伴有对侧眼外斜视的患者创造的[49]。

五、外展麻痹

支配外展肌束的轴内损伤导致同侧外直肌麻痹[50]。束状外展神经麻痹很少孤立出现[51],通常伴有对侧偏瘫或同侧面部无力[52]。

六、其他发现

脑桥背外侧核(dorsolateral pontine nuclei,DLPN)和被盖网状核(nucleus reticularis tegmenti pontis,NRTP)参与控制眼球平滑追踪运动。DLPN 损伤会损害同侧平滑追踪[53,54],而 NRTP 损伤会损害垂直平滑追踪[55]和辐辏眼球运动[56]。虽然被盖部梗死通常表现为前庭或眼球运动症状[57],但涉及其他区域的梗死也可能导致眼球运动障碍。脑桥前内侧梗死通常会导致运动障碍,伴有构音障碍和共济失调。然而,三分之一的患者可能会出现被盖症状和体征,包括眩晕、眼球震颤、Horner 综合征和水平凝视麻痹[57]。超过一半的前外侧梗死患者也会出现被盖症状和体征[57]。大范围的脑桥卒中(通常是出血)会导致快速昏迷、瞳孔针尖样但反射灵敏[48]、眼球摆动[31]、水平凝视麻痹和四肢瘫痪[58]。下橄榄体假性肥大和眼腭震颤可能为迟发性并发症[59,60]。

◆ 第三节　中脑卒中 ◆

中脑包含动眼神经核、滑车神经核和纤维束,中脑、间脑交界处包含参与垂直和扭转眼球运动的运动前控制的关键结构,尤其是扫视和凝视(图 7.1,图 7.4)。因此,垂直性眼肌麻痹是累及中脑或中脑、间脑交界处病变的特征,可能是核上、核性或纤维束状起源。由于该区域还包含用于控制瞳孔、眼睑和辐辏的神经结构,以及用于水平眼球运动的下行纤维,因此这些眼球运动异常可能会在受损时伴或不伴有垂直眼肌麻痹。

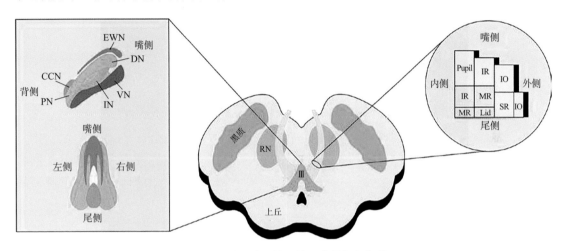

图 7.4　动眼神经核和神经束的解剖部位

CCN,中央尾核;DN,背核;EWN, Edinger-Westphal 核;IN,下核;IO,下斜肌;IR,下直肌;MR,内直肌;PN,后核;RN,红核;SR,上直肌;VN,腹核

一、基底动脉尖部的眼球功能障碍

基底动脉尖部闭塞通过破坏包含内侧纵束头端间质核(rostral interstitial nucleus of the medial longitudinal fasciculus, riMLF)、Cajal 间质核(interstitial nucleus of Caja,INC)、中脑网状结构(mesencephalic reticular formation,MRF)喙部的顶盖前部和后连合(posterior commissure,PC),引起眼球运动异常的特征性组合,它们参与眼球垂直和扭转运动的运动前控制(顶盖前部综合征)(图 7.5;另见第 4 章)[61]。

riMLF 和 INC 都是调节垂直和扭转眼跳的重要结构,这些结构中的病变显示出特征性的眼球运动表现(表 7.3)。riMLF 位于中线附近的红核前区,包含产生垂直和向侧(眼睛的顶部朝向同一侧的肩部)扭转扫视的爆发神经元[62]。每个 riMLF 在双侧投射到支配上提肌群(上直肌和下斜肌)的运动神经元,但在同侧投射到支配下降肌群(下直肌和上斜肌)的运动神经元[63,64]。单侧 riMLF 病变导致病变对侧眼球扭转、病变对侧扭转性眼球震颤以及同侧快速相位旋转和垂直凝视的丧失[65-68]。双侧病变导致向下或所有垂直扫视的丧失[69]。另一方面,

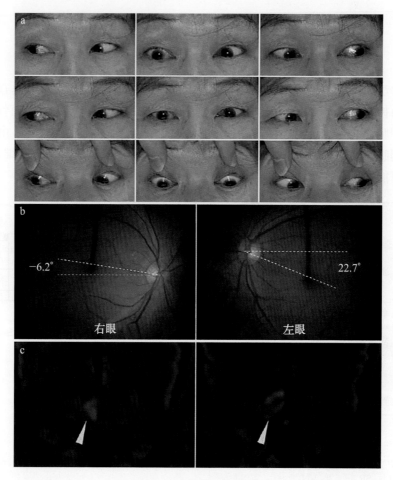

图 7.5 Pretectal 综合征

a.试图向上注视时双眼上翻受损;b.眼底摄影显示右眼异常内旋和左眼外旋;c.右侧丘脑和中脑区域梗死(箭头)

INC 与前庭神经核一起,作为垂直和扭转眼球运动整合的一个元素[70,71]。它向眼外运动神经元发送与眼位、扫视和追踪相关的信号,这些信号在每个轴突上以不同的比例组合在一起[72]。INC 通过后屈束与 riMLF 分离,但来自 riMLF 的纤维穿过 INC,为 INC 提供轴突侧支[63,64]。单侧 INC 病变产生对侧 OTR 和同侧旋转性眼震,而双侧病变缩小所有垂直眼球运动范围,但没有减慢扫视[73]。

MRF 的嘴侧部分与 INC 和 riMLF 相邻,包含在垂直扫视之前具有低频长导波活动的神经元[74]。嘴部 MRF 的一侧受累会产生缓慢且不到位的向上和向下扫视,而不会出现囊后漂移[75]。PC 包含几组来自后连合相邻核(nuclei of the posterior commissure,nPC)的交叉轴突和来自 riMLF 和 INC 的轴突,这些轴突投射到对侧中脑被盖中的相应结构[76]。nPC 还包含在向上扫视前短暂放电的神经元[63]。PC 是一种对向上扫视至关重要的结构[77]。

表 7.3　累及 riMLF 与 INC 病变的眼球运动结果比较

	riMLF 病变	INC 病变
扫视		
垂直	振幅和速度降低	振幅降低,速度正常
扭动	同侧受损	对侧快速动眼受损
自发性眼球震颤		
垂直	否	上下动眼双侧病变
扭转视动性	对侧	同侧
凝视诱发性眼球震颤	否	垂直和扭转
眼球追踪		受损
VOR(垂直和扭转)	眼球震颤消失	VOR(单侧病变)影响小
OTR	相反	相反
凝视保持	正常	受损

INC,Cajal 间质核;OTR,眼偏斜反应;riMLF,内侧纵束头端间质核;VOR,前庭眼动反射

因此,根据相关结构的组合,可能会出现不同组合的垂直凝视麻痹,例如,向上凝视麻痹、向下凝视麻痹、垂直一个半综合征[78]和完全性垂直凝视麻痹[28,79]。分离性垂直眼球震颤可能发生在顶盖前区综合征中[80,81]。专门参与辐辏控制的神经元位于动眼神经核背侧和背外侧1~2毫米处[82,83]。顶盖前区综合征可能导致与辐辏相关的各种眼球运动障碍,包括会聚不足、会聚痉挛和会聚性眼球震颤[84]。会聚性眼球痉挛可能导致随意侧向凝视时外展受限,类似于外展神经麻痹(假性外展神经麻痹)[85]。在顶盖前区综合征中,可观察到双侧上睑下垂或眼睑退缩(Collier's 征)[86]。

二、动眼神经神经麻痹

前内侧和前外侧中脑梗死经常通过影响动眼神经核或神经束引起动眼神经麻痹(图 7.1,图 7.4)[87]。由于中脑中动眼神经核团和纤维束的特征性空间位置排布,可能会出现动眼神经麻痹的各种体征[88,89]。单个眼外肌的孤立性麻痹可能由于某个亚核或传导束病变而发生[3,89,90]。极少数情况下,由于微血管缺血,中脑病变会导致动眼神经麻痹,类似于外周性麻痹[91]。

三、滑车神经麻痹

滑车神经核位于中脑中央灰质中,接近中线,靠近 MLF 和小脑上脚的交叉纤维。滑车神经核由基底动脉分叉处的旁正中支供血,容易受到外伤引起的剪切力损伤。

滑车神经核团或传导束麻痹可能是孤立的[92,93],但更常伴有各种神经功能缺损,包括霍

纳综合征、INO、上视性眼球震颤、共济失调或耳鸣,这是由于包括下行交感神经束、MLF、结合臂、上行的三叉丘脑/脊髓丘脑束和下丘在内的相邻结构同时受累[92-94]。核性滑车神经病变会导致病变对侧上斜肌麻痹(superior oblique palsy, SOP),但根据脑干中病变的位置,核下性神经纤维束病变可能会导致同侧或对侧 SOP。与病灶对侧 SOP 相比,病灶同侧 SOP 患者的病变更常位于中脑导水管后方[93]。

四、核间性眼肌麻痹

脑桥中脑交界处 MLF 的损伤会因为结合臂的交叉同时受累导致核间性眼肌麻痹(INO)和共济失调[95,96]。

◆ 第四节 小 脑 卒 中 ◆

小脑包含几个参与控制眼球运动的结构。此外,小脑含有各种参与整合本体感觉和前庭信息的纤维[97]。眩晕/头晕是小脑卒中最常见的症状,可能是孤立的,类似于急性周围性前庭神经疾病[2,98]。

一、小脑前下动脉梗死

小脑前下动脉(AICA)供应各种外周和中央前庭结构,包括内耳、脑桥外侧、小脑中脚和小脑前下部分[99]。AICA 梗死通常导致伴有各种症状和体征的外周和中枢前庭神经系统疾病。凝视诱发的眼球震颤和平滑追踪受损通常与单侧半规管麻痹和听力损失有关[100]。孤立性眩晕的反复发作可能先于 AICA 梗死[101]。

AICA 梗死的临床表现可能类似于更常见的前庭疾病,如梅尼埃病或前庭神经炎。由于影像学可能无法检测到病变,因此应对急性眩晕患者进行详细的神经系统检查[100]。在 AICA 梗死中,自发性眼球震颤通常是水平的,并背离病灶侧跳动[102]。方向变换的凝视诱发性震颤,尤其是不对称震颤(Bruns 眼震)很常见。HINTS(水平甩头试验阴性、方向改变性眼球震颤和眼球偏斜)作为急性自发性眩晕患者卒中的替代试验,[103] 可能不适用于伴有内耳受累的 AICA 梗死的诊断[104,105]。因此,严重失衡[101] 和 HSN(摇头后眼球震颤)中心模式的表现可能有助于识别 HINTS 阴性的 AICA 梗死患者[104]。

AICA 梗死患者经常伴有感音神经性听力损失,主要起源于耳蜗[100,106,107]。急性期的感音神经性听力损失和变温试验无反应通常会随着时间的推移而恢复[108,109]。短暂的听觉障碍,包括伴或不伴有耳鸣的听力损失,可能是 AICA 梗死的前驱症状[110]。

AICA 梗死可导致眼偏斜反应(OTR)与头部倾斜方向的主观视觉垂直(SVV)偏差相关[111,112]。值得注意的是,同向的 OTR 归因于内耳梗死,而反向的 OTR 归因于脑干或小脑绒球受累[97112]。这些发现表明,外周前庭结构的功能可能在确定 AICA 梗死患者的 OTR 方向方面起着至关重要的作用[112]。

极少数情况下,AICA 梗死会导致突发性耳聋和眩晕,而没有脑干或小脑体征(即迷路梗死,见下文)[113]。因此,即使是孤立性突发性听力损失的患者,临床医生也应该意识到 AICA 梗死的可能性,尤其是当患者年龄较大且具有多种血管危险因素时。

1. 迷路梗死

供应耳蜗和前庭迷路的内听动脉(internal auditory artery,IAA)是 AICA 的一个分支。由于 IAA 是一条侧支最少的终末动脉,迷路特别容易发生缺血[101,114,115]。迷路梗死主要是 AICA 本身或 AICA 开口处的基底动脉血栓性狭窄所致[116]。然而,迷路梗死也可能由动脉-动脉栓塞或心源性栓塞引起[117,118]。

迷路梗死主要导致听觉和前庭功能的突然丧失。特别是耳蜗的顶端区域更容易发生血管损伤,低频听力损失更为常见[114,119]。孤立性眩晕可能发生于外周前庭迷路的短暂性缺血[115,120]。前庭迷路的上部可能更容易发生缺血,这可能是前庭前动脉口径小和缺乏侧支所致[120]。良性阵发性位置性眩晕可能在前庭前动脉梗死后发生,归因于椭圆囊斑缺血性坏死和随后的耳石脱落到后半规管。在前庭前动脉梗死中,后半规管可能不受影响,因为它由前庭后动脉(耳蜗总动脉的一个分支)供血[120,121]。

2. 小脑中脚梗死

小脑中脚(middle cerebellar peduncle,MCP)作为皮质-脑桥-小脑连接的传导通路,传递有关眼球运动的信息[122]。MCP 梗死的常见表现包括自发性水平眼球震颤、水平凝视诱发性眼球震颤(GEN)、双侧水平平滑追踪受损、单侧听力损失或变温试验无反应和眼偏斜反应(OTR)[123]。这些发现表明内耳、脑干、小脑及 MCP 附近结构受损。

3. 孤立性小脑绒球梗死

小脑绒球参与控制由前庭刺激引起的平滑追踪、凝视和眼球运动[124]。尽管局限于绒球的病变很少见[38],但孤立性单侧绒球梗死患者表现出几种动眼和前庭异常:自发性眼球震颤向病变侧跳动、反向眼扭转、SVV 倾斜和低频刺激下水平 VOR 增益增加,并且在更高速度或更高频率刺激下增益降低[125,126]。尽管在低频和高频刺激下 VOR 增益的相反变化的机制尚不清楚,但小脑绒球可调控 VOR 增益,包括在低频刺激下抑制水平 VOR,而在高频刺激下促进 VOR。

二、小脑后下动脉梗死

小脑后下动脉(PICA)通常分为内侧和外侧分支。内侧 PICA 供应小脑下半球和蚓部,包括结节部和悬雍垂部[127]。在内侧 PICA 分支小脑梗死中,导致眩晕的主要结构是结节,它与同侧前庭核紧密相连,并接收来自迷路的直接传入纤维。在功能上,结节性前庭浦肯野纤维抑制同侧前庭核[128,129]。

自发性眼球震颤和姿势不稳在 PICA 小脑梗死中的方向和严重程度各不相同[130]。在单侧小脑卒中患者中可发现单向凝视诱发性眼球震颤(GEN),眼震朝向或背离病变侧,[131]。因为 GEN 被认为是包括锥体、舌叶、扁桃体和半月形小叶双腹侧和下部在内的结构损害[131],GEN 的出现表明病变涉及近中线的小脑结构和下部结构。同时,病变同侧摇头性眼震(headshaking nystagmus,HSN)也可能与异常的 HSN 相关,其眼震方向大多是向下的[132]。

HSN 的产生可能归因于小脑悬雍垂、结节和下扁桃体的损伤[132]。

在病变涉及小脑结节和小脑扁桃体的患者中,可能观察到阵发性或持续性位置性眼震[133,134]。

阵发性中枢性位置性眼球震颤(central positional nystagmus,CPN)的方向大多与半规管旋转轴的矢量和方向一致,通常在半规管定位期间被抑制。可以通过损伤后诱发的去抑制作用引起旋转后半规管信号增强来解释阵发性 CPN。相反,当小脑和脑干中的倾斜估计环路由于涉及前庭小脑的病变而出现故障,并且估计的重力方向错误地偏离了真实的垂直方向时,可以模拟持续性 CPN。由于导致 CPN 阵发性或持续性形式的病变重叠,这两种类型的眼球震颤经常在患有 CPN 的患者中合并出现。眼球震颤的特征和相关的神经耳科检查可能能够区分中枢性和周围性位置性眼球震颤[135]。

内侧 PICA 小脑梗死类似急性外周前庭功能障碍[136]。根据一份关于 240 名单纯性小脑梗死患者的报告[137],25 名患者(11%)仅有孤立性眩晕,主要发生在包括小脑结节在内的内侧 PICA 区域梗死的患者中(24/25,96%)。冷热水试验和水平摇头试验可能有助于区分中枢性和外周性前庭病变[138]。

孤立的内侧 PICA 区域小脑梗死可导致反向的部分 OTR 和 SVV 倾斜[139]。这些发现可能归因于结节抑制性投射至病变对侧前庭核中感受重力神经元被中断[139]。影响结节和腹侧舌叶的缺血性病变也可引起周期性交替性眼球震颤[140]。极少数情况下,PICA 区小脑梗死可导致急性听力损失,尤其是当 PICA 占主导供血地位并替代 AICA 时[141]。

1. 孤立性扁桃体梗死

猴子的副绒球由 3 个不同的解剖部分组成:腹侧副绒球、背侧副绒球以及岩小叶[142]。人类小脑扁桃体的分界不太清楚,对应于猴子的背侧绒球和相邻的岩小叶[142]。副绒球与绒球在前庭功能、凝视保持和平滑追踪方面的相对作用尚不清楚;然而,与绒球相比,副绒球似乎更参与平滑追踪[143-145]。

一名急性单侧扁桃体梗死的患者表现出:①几乎完全消失的平滑追踪,更多位于病灶侧;②不固定的低振幅、病变侧跳动性眼球震颤;③凝视障碍;④VOR 正常[146]。病变侧自发性眼球震颤提示静息状态下前庭功能不对称。浦肯野细胞或其抑制性传导束的损伤可能导致同侧前庭核的去抑制作用。或者,扁桃体病变患者的水平追踪中等程度不对称可能会诱发小的自发性眼球震颤[147]。值得注意的是,一名患有绒球梗死的患者表现出更严重的自发性眼球震颤以及异常的头部脉冲反应,这表明绒球在控制 VOR 方面比扁桃体发挥更重要的作用[125]。同时,与绒球病变相比,扁桃体的平滑追踪更可能受到严重损害[125,146]。

扁桃体病变患者的水平凝视诱发和反跳性眼球震颤表明神经凝视保持网络功能障碍,而小的反向 SVV 倾斜表明扁桃体参与控制耳石信号[124,125]。

2. 孤立性结节梗死

位于小脑中线的结节、绒球、副绒球和腹侧悬雍垂构成前庭小脑。结节接收前庭输入,控制眼球运动,并根据重力调整姿势[148]。

孤立性结节梗死大多会引起突发性眩晕,伴有单侧眼球震颤和向相反方向倾倒,类似于急性外周性前庭病变[149,150]。然而,严重失衡和阴性的头部脉冲试验结果有助于区分结节性梗死和外周前庭功能障碍。在孤立的单侧结节性梗死中,自发性眼球震颤的方向都是与病变同侧的,通常水平摇头会加重这一现象。这些发现可能归因于前庭信号的重力惯性处理障碍[151]和对前庭次级神经元的结节抑制破坏[152]。其他发现包括周期性交替性眼球震颤[140,153]、反常的摇头性眼球震颤[154]、阵发性位置性眼球震颤[149]和后旋性眼球震颤的倾斜抑制受损[149]。

三、小脑上动脉梗死

小脑上动脉(SCA)供应小脑的头侧一半、齿状核以及脑桥头侧和中脑尾侧的被盖部分[155]。每个 SCA 都有一个短的主干,分为两个主要分支:内侧和外侧。众所周知,SCA 区域的梗死很少引起眩晕[156]。因此,低发生率的眩晕被认为是区分 SCA 梗死与 AICA 或 PICA 区域梗死的有用发现[156]。然而,根据最近的一项研究[157],大约一半(19/41)的孤立性 SCA 梗死患者为真正的眩晕,27%的患者表现出病变同侧自发性眼球震颤或 GEN。这些发现表明,眩晕和眼球震颤在 SCA 梗死中比以前认为的更常见。

外侧 SCA 梗死约占 SCA 梗死的 50%,其特征是头晕、恶心、不稳、轻度躯干共济失调和严重肢体共济失调[156,158]。在内侧 SCA 梗死中,最突出的临床表现是严重的步态共济失调,伴有突然跌倒或转向[159]。突出的身体倾倒可能归因于参与控制步态、肌肉张力和姿势的小脑蚓部偏喙部的功能障碍。单侧小脑头端梗死可导致扫视偏向健侧和病变侧肢体辨距不良[160]。对侧扫视由 3 个要素组成:①在尝试垂直扫视时眼睛向对侧偏斜,导致倾斜的轨迹;②对侧扫视时过度;③同侧扫视时不足。由于小脑上脚的顶核输出受阻导致的不对称小脑向外输出可能是造成扫视障碍的原因(图 7.2)[160]。然而,一名单侧小脑上脚孤立性梗死患者表现出同侧眼扭转、轻度构音障碍、同侧肢体共济失调和严重的躯干同侧痉挛,但无扫视障碍[161]。

参考文献

［1］LEIGH RJ，ZEE D． The neurology of eye movements ［M］． 4th ed． New York：Oxford University Press，2006：261 - 314．

［2］CHOI KD，LEE H，KIM JS． Vertigo in brainstem and cerebellar strokes ［J］． Curr Opin Neurol，2013，26(1)：90 - 95．

［3］LEE DK，KIM JS． Isolated inferior rectus palsy due to midbrain infarction detected by diffusion-weighted MRI ［J］． Neurology，2006，66(12)：1956 - 1957．

［4］KIM JS． Internuclear ophthalmoplegia as an isolated or predominant symptom of brainstem infarction ［J］． Neurology，2004，62(9)：1491 - 1496．

［5］HUH YE，KIM JS． Bedside evaluation of dizzy patients ［J］． J Clin Neurol (Seoul，Korea)，2013，9(4)：203 - 213．

［6］KIM JS． Pure lateral medullary infarction：clinical-radiological correlation of 130 acute，consecutive patients ［J］． Brain J Neurol，2003，126(Pt 8)：1864 - 1872．

［7］BALOH RW，YEE RD，HONRUBIA V． Eye movements in patients with Wallenberg's syndrome ［J］． Ann N Y Acad Sci，1981，374：600 - 613．

［8］CHOI KD，OH SY，PARK SH，et al． Head-shaking nystagmus in lateral medullary infarction：patterns and possible mechanisms ［J］． Neurology，2007，68(17)：1337 - 1344．

［9］ UEMURA T, COHEN B. Effects of vestibular nuclei lesions on vestibulo-ocular reflexes and posture in monkeys ［J］. Acta Otolaryngol Suppl, 1973,315: 1 - 71.

［10］ MORROW MJ, SHARPE JA. Torsional nystagmus in the lateral medullary syndrome ［J］. Ann Neurol, 1988,24(3): 390 - 398.

［11］ PORTA-ETESSAM J, CASANOVA I, PAJUELO B, et al. See-saw nystagmus in a patient with Wallenberg syndrome ［J］. J Neuroophthalmol, 2009,29(1): 73 - 74.

［12］ KHAN SR, LUECK CJ. Hemi-seesaw nystagmus in lateral medullary syndrome ［J］. Neurology, 2013, 80(13): 1261 - 1262.

［13］ DIETERICH M, BRANDT T. Wallenberg's syndrome: lateropulsion, cyclorotation, and subjective visual vertical in thirty-six patients ［J］. Ann Neurol, 1992,31(4): 399 - 408.

［14］ BRANDT T, DIETERICH M. Pathological eye-head coordination in roll: tonic ocular tilt reaction in mesencephalic and medullary lesions ［J］. Brain J Neurol, 1987,110(Pt 3): 649 - 666.

［15］ KIM SH, KIM JS. Effects of head position on perception of gravity in vestibular neuritis and lateral medullary infarction ［J］. Front Neurol, 2018,9: 60.

［16］ KOMMERELL G, HOYT WF. Lateropulsion of saccadic eye movements. Electro-oculographic studies in a patient with Wallenberg's syndrome ［J］. Arch Neurol, 1973,28(5): 313 - 318.

［17］ KIM JS, MOON SY, PARK SH, et al. Ocular lateropulsion in Wallenberg syndrome ［J］. Neurology, 2004,62(12): 2287.

［18］ HELMCHEN C, STRAUBE A, BUTTNER U. Saccadic lateropulsion in Wallenberg's syndrome may be caused by a functional lesion of the fastigial nucleus ［J］. J Neurol, 1994,241(7): 421 - 426.

［19］ KIM JS, CHOI KD, OH SY, et al. Medial medullary infarction: abnormal ocular motor findings ［J］. Neurology, 2005,65(8): 1294 - 1298.

［20］ KIM JS, MOON SY, KIM KY, et al. Ocular contrapulsion in rostral medial medullary infarction ［J］. Neurology, 2004,63(7): 1325 - 1327.

［21］ KIM JS, KIM HG, CHUNG CS. Medial medullary syndrome. Report of 18 new patients and a review of the literature ［J］. Stroke, 1995,26(9): 1548 - 1552.

［22］ PIERROT-DESEILLIGNY C, MILEA D. Vertical nystagmus: clinical facts and hypotheses ［J］. Brain J Neurol, 2005,128(Pt 6): 1237 - 1246.

［23］ CHOI KD, JUNG DS, PARK KP, et al. Bowtie and upbeat nystagmus evolving into hemi-seesaw nystagmus in medial medullary infarction: possible anatomic mechanisms ［J］. Neurology, 2004,62(4): 663 - 665.

［24］ LEE SU, PARK SH, JEONG SH, et al. Evolution of torsional-upbeat into hemi-seesaw nystagmus in medial medullary infarction ［J］. Clin Neurol Neurosurg, 2014,118: 80 - 82.

［25］ KIM JS, YOON B, CHOI KD, et al. Upbeat nystagmus: clinicoanatomical correlations in 15 patients ［J］. J Clin Neurol (Seoul, Korea), 2006,2(1): 58 - 65.

［26］ BUTTNER-ENNEVER JA, BUTTNER U. Neuroanatomy of the ocular motor pathways ［J］. Baillieres Clin Neurol, 1992,1(2): 263 - 287.

［27］ PIERROT-DESEILLIGNY C. Saccade and smooth-pursuit impairment after cerebral hemispheric lesions ［J］. Eur Neurol, 1994,34(3): 121 - 134.

［28］ BHIDAYASIRI R, PLANT GT, LEIGH RJ. A hypothetical scheme for the brainstem control of vertical gaze ［J］. Neurology, 2000,54(10): 1985 - 1993.

［29］ OH K, CHANG JH, PARK KW, et al. Jerky seesaw nystagmus in isolated internuclear ophthalmoplegia from focal pontine lesion ［J］. Neurology, 2005,64(7): 1313 - 1314.

［30］ OH SY, KIM HJ, KIM JS. Vestibular-evoked myogenic potentials in central vestibular disorders ［J］. J

Neurol，2016，263(2)：210 - 220.

[31] FISHER CM. Ocular bobbing [J]. Arch Neurol，1964，11：543 - 546.

[32] SPILLER WG. Ophthalmoplegia internuclearis anterior：a case with necropsy [J]. Brain J Neurol，1924，47(3)：345 - 357.

[33] BENDER MB，WEINSTEIN E. Effects of stimulation and lesion of the median longitudinal fasciculus in the monkey [J]. Arch Neurol Psychiatr，1944，52(2)：106 - 113.

[34] DEHAENE I，CASSELMAN JW，D'HOOGHE M，et al. Unilateral internuclear ophthalmoplegia and ipsiversive torsional nystagmus [J]. J Neurol，1996，243(6)：461 - 464.

[35] ZWERGAL A，CNYRIM C，ARBUSOW V，et al. Unilateral INO is associated with ocular tilt reaction in pontomesencephalic lesions：INO plus [J]. Neurology，2008，71(8)：590 - 593.

[36] RANALLI PJ，SHARPE JA. Vertical vestibulo-ocular reflex，smooth pursuit and eye-head tracking dysfunction in internuclear ophthalmoplegia [J]. Brain J Neurol，1988，111(Pt 6)：1299 - 1317.

[37] CREMER PD，MIGLIACCIO AA，HALMAGYI GM，et al. Vestibulo-ocular reflex pathways in nternuclear ophthalmoplegia [J]. Ann Neurol，1999，45(4)：529 - 533.

[38] CHOI SY，KIM HJ，KIM JS. Impaired vestibular responses in internuclear ophthalmoplegia：association and dissociation [J]. Neurology，2017，89(24)：2476 - 2480.

[39] LEE SH，KIM SH，KIM SS，et al. Preferential impairment of the contralesional posterior semicircular canal in internuclear ophthalmoplegia [J]. Front Neurol，2017，8：502.

[40] COGAN DG，KUBIK CS，SMITH WL. Unilateral internuclear ophthalmoplegia：report of 8 clinical cases with one postmortem study [J]. AMA Arch Ophthalmol，1950，44(6)：783 - 796.

[41] COGAN DG. Internuclear ophthalmoplegia，typical and atypical [J]. Arch Ophthalmol（Chicago，Ⅲ：1960)，1970，84(5)：583 - 589.

[42] HERISHANU YO，SHARPE JA. Saccadic intrusions in internuclear ophthalmoplegia [J]. Ann Neurol，1983，14(1)：67 - 72.

[43] COHEN B，KOMATSUZAKI A，BENDER MB. Electrooculographic syndrome in monkeys after pontine reticular formation lesions [J]. Arch Neurol，1968，18(1)：78 - 92.

[44] HANSON MR，HAMID MA，TOMSAK RL，et al. Selective saccadic palsy caused by pontine lesions：clinical，physiological，and pathological correlations [J]. Ann Neurol，1986，20(2)：209 - 217.

[45] JOHNSTON JL，SHARPE JA，MORROW MJ. Paresis of contralateral smooth pursuit and normal vestibular smooth eye movements after unilateral brainstem lesions [J]. Ann Neurol，1992，31(5)：495 - 502.

[46] MURI RM，CHERMANN JF，COHEN L，et al. Ocular motor consequences of damage to the abducens nucleus area in humans [J]. J Neuroophthalmol，1996，16(3)：191 - 195.

[47] HIROSE G，FURUI K，YOSHIOKA A，et al. Unilateral conjugate gaze palsy due to a lesion of the abducens nucleus. Clinical and neuroradiological correlations [J]. J Clin Neuroophthalmol，1993，13(1)：54 - 58.

[48] FISHER CM. Some neuro-ophthalmological observations [J]. J Neurol Neurosurg Psychiatry，1967，30(5)：383 - 392.

[49] SHARPE JA，ROSENBERG MA，HOYT WF，et al. Paralytic pontine exotropia. A sign of acute unilateral pontine gaze palsy and internuclear ophthalmoplegia [J]. Neurology，1974，24(11)：1076 - 1081.

[50] BRONSTEIN AM，MORRIS J，DU BOULAY G. Abnormalities of horizontal gaze. Clinical，oculographic and magnetic resonance imaging findings. I. Abducens palsy [J]. J Neurol Neurosurg Psychiatry，1990，53(3)：194 - 199.

［51］ DONALDSON D, ROSENBERG NL. Infarction of abducens nerve fascicle as cause of isolated sixth nerve palsy related to hypertension ［J］. Neurology, 1988,38(10): 1654.

［52］ AZARMINA M, AZARMINA H. The six syndromes of the sixth cranial nerve ［J］. J Ophthalmic Vis Res, 2013,8(2): 160 - 171.

［53］ MAY JG, KELLER EL, SUZUKI DA. Smooth-pursuit eye movement deficits with chemical lesions in the dorsolateral pontine nucleus of the monkey ［J］. J Neurophysiol, 1988,59(3): 952 - 977.

［54］ AHN BY, CHOI KD, KIM JS, et al. Impaired ipsilateral smooth pursuit and gaze-evoked nystagmus in paramedian pontine lesion ［J］. Neurology, 2007,68(17): 1436.

［55］ SUZUKI DA, YAMADA T, HOEDEMA R, et al. Smooth-pursuit eye-movement deficits with chemical lesions in macaque nucleus reticularis tegmenti pontis ［J］. J Neurophysiol, 1999,82(3): 1178 - 1186.

［56］ RAMBOLD H, NEUMANN G, HELMCHEN C. Vergence deficits in pontine lesions ［J］. Neurology, 2004,62(10): 1850 - 1853.

［57］ KUMRAL E, BAYULKEM G, EVYAPAN D. Clinical spectrum of pontine infarction. Clinical-MRI correlations ［J］. J Neurol, 2002,249(12): 1659 - 1670.

［58］ KUSHNER MJ, BRESSMAN SB. The clinical manifestations of pontine hemorrhage ［J］. Neurology, 1985,35(5): 637 - 643.

［59］ MOON SY, PARK SH, HWANG JM, et al. Oculopalatal tremor after pontine hemorrhage ［J］. Neurology, 2003,61(11): 1621.

［60］ KIM JS, MOON SY, CHOI KD, et al. Patterns of ocular oscillation in oculopalatal tremor: imaging correlations ［J］. Neurology, 2007,68(14): 1128 - 1135.

［61］ WALL M, SLAMOVITS TL, WEISBERG LA, et al. Vertical gaze ophthalmoplegia from infarction in the area of the posterior thalamo-subthalamic paramedian artery ［J］. Stroke, 1986,17(3): 546 - 555.

［62］ KING WM, FUCHS AF. Reticular control of vertical saccadic eye movements by mesencephalic burst neurons ［J］. J Neurophysiol, 1979,42(3): 861 - 876.

［63］ MOSCHOVAKIS AK, SCUDDER CA, et al. Structure of the primate oculomotor burst generator. I. Medium-lead burst neurons with upward on-directions ［J］. J Neurophysiol, 1991,65(2): 203 - 217.

［64］ MOSCHOVAKIS AK, SCUDDER CA, HIGHSTEIN SM, et al. Structure of the primate oculomotor burst generator. II. Medium-lead burst neurons with downward on-directions ［J］. J Neurophysiol, 1991, 65(2): 218 - 229.

［65］ RANALLI PJ, SHARPE JA. Upbeat nystagmus and the ventral tegmental pathway of the upward vestibulo-ocular reflex ［J］. Neurology, 1988,38(8): 1329 - 1330.

［66］ LEIGH RJ, SEIDMAN SH, GRANT MP, et al. Loss of ipsidirectional quick phases of torsional nystagmus with a unilateral midbrain lesion ［J］. J Vestib Res, 1993,3(2): 115 - 121.

［67］ RIORDAN-EVA P, FALDON M, BUTTNER-ENNEVER JA, et al. Abnormalities of torsional fast phase eye movements in unilateral rostral midbrain disease ［J］. Neurology, 1996,47(1): 201 - 207.

［68］ HELMCHEN C, RAMBOLD H, KEMPERMANN U, et al. Localizing value of torsional nystagmus in small midbrain lesions ［J］. Neurology, 2002,59(12): 1956 - 1964.

［69］ LEIGH RJ, ZEE D. The neurology of eye movements ［M］. New York: Oxford University Press, 2006: 598 - 718.

［70］ CRAWFORD JD, CADERA W, VILIS T. Generation of torsional and vertical eye position signals by the interstitial nucleus of Cajal ［J］. Science, 1991,252(5012): 1551 - 1553.

［71］ FUKUSHIMA K, FUKUSHIMA J, HARADA C, et al. Neuronal activity related to vertical eye movement in the region of the interstitial nucleus of Cajal in alert cats ［J］. Exp Brain Res, 1990,(1): 43 - 64.

［72］ DALEZIOS Y，SCUDDER CA，HIGHSTEIN SM，et al. Anatomy and physiology of the primate interstitial nucleus of Cajal. II. Discharge pattern of single efferent fibers ［J］. J Neurophysiol，1998，80 (6)：3100 – 3111.

［73］ HALMAGYI GM，BRANDT T，DIETERICH M，et al. Tonic contraversive ocular tilt reaction due to unilateral meso-diencephalic lesion ［J］. Neurology，1990，40(10)：1503 – 1509.

［74］ HANDEL A，GLIMCHER PW. Response properties of saccade-related burst neurons in the central mesencephalic reticular formation ［J］. J Neurophysiol，1997，78(4)：2164 – 2175.

［75］ WAITZMAN DM，SILAKOV VL，DEPALMA-BOWLES S，et al. Effects of reversible inactivation of the primate mesencephalic reticular formation. II. Hypometric vertical saccades ［J］. J Neurophysiol，2000，83(4)：2285 – 2299.

［76］ KOKKOROYANNIS T，SCUDDER CA，BALABAN CD，et al. Anatomy and physiology of the primate interstitial nucleus of Cajal I. efferent projections ［J］. J Neurophysiol，1996，75(2)：725 – 739.

［77］ PASIK P，PASIK T，BENDER MB. The pretectal syndrome in monkeys. I. Disturbances of gaze and body posture ［J］. Brain J Neurol，1969，92(3)：521 – 534.

［78］ BOGOUSSLAVSKY J，REGLI F. Upgaze palsy and monocular paresis of downward gaze from ipsilateral thalamo-mesencephalic infarction：a vertical "one-and-a-half" syndrome ［J］. J Neurol，1984，231(1)：43 – 45.

［79］ MEHLER MF. The neuro-ophthalmologic spectrum of the rostral basilar artery syndrome ［J］. Arch Neurol，1988，45(9)：966 – 971.

［80］ MARSHALL RS，SACCO RL，KREUGER R，et al. Dissociated vertical nystagmus and internuclear ophthalmoplegia from a midbrain infarction ［J］. Arch Neurol，1991，48(12)：1304 – 1305.

［81］ HALMAGYI GM，AW ST，DEHAENE I，et al. Jerk-waveform see-saw nystagmus due to unilateral meso-diencephalic lesion ［J］. Brain J Neurol，1994，117(Pt 4)：789 – 803.

［82］ MAYS LE，PORTER JD，GAMLIN PD，et al. Neural control of vergence eye movements：neurons encoding vergence velocity ［J］. J Neurophysiol，1986，56(4)：1007 – 1021.

［83］ JUDGE SJ，CUMMING BG. Neurons in the monkey midbrain with activity related to vergence eye movement and accommodation ［J］. J Neurophysiol，1986，55(5)：915 – 930.

［84］ PULLICINO P，LINCOFF N，TRUAX BT. Abnormal vergence with upper brainstem infarcts：pseudoabducens palsy ［J］. Neurology，2000，55(3)：352 – 358.

［85］ CAPLAN LR. "top of the basilar" syndrome ［J］. Neurology，1980，30(1)：72 – 79.

［86］ KEANE JR. The pretectal syndrome：206 patients ［J］. Neurology，1990，40(4)：684 – 690.

［87］ BILLER J，SHAPIRO R，EVANS LS，et al. Oculomotor nuclear complex infarction. Clinical and radiological correlation ［J］. Arch Neurol. 1984；41(9)：985 – 987.

［88］ KSIAZEK SM，SLAMOVITS TL，ROSEN CE，et al. Fascicular arrangement in partial oculomotor paresis ［J］. Am J Ophthalmol，1994，118(1)：97 – 103.

［89］ CASTRO O，JOHNSON LN，MAMOURIAN AC. Isolated inferior oblique paresis from brain-stem infarction. Perspective on oculomotor fascicular organization in the ventral midbrain tegmentum ［J］. Arch Neurol，1990，47(2)：235 – 237.

［90］ LEE HS，YANG TI，CHOI KD，et al. Teaching video NeuroImage：isolated medial rectus palsy in midbrain infarction ［J/OL］. Neurology，2008，71(21)：e64.

［91］ HOPF HC，GUTMANN L. Diabetic 3rd nerve palsy：evidence for a mesencephalic lesion ［J］. Neurology，1990，40(7)：1041 – 1045.

［92］ LEE SH，PARK SW，KIM BC，et al. Isolated trochlear palsy due to midbrain stroke ［J］. Clin Neurol Neurosurg，2010，112(1)：68 – 71.

［93］ JEONG SH，KIM SH，LEE SH，et al. Central trochlear palsy：report of two patients with Ipsilesional palsy and review of the literature ［J］. J Neuroophthalmol，2016，36(4)：377 – 382.

［94］ CHOI SY，SONG JJ，HWANG JM，et al. Tinnitus in fourth nerve palsy：an indicator for an intra-axial lesion ［J］. J Neuroophthalmol，2010，30(4)：325 – 327.

［95］ OKUDA B，TACHIBANA H，SUGITA M，et al. Bilateral internuclear ophthalmoplegia，ataxia，and tremor from a midbrain infarction ［J］. Stroke，1993，24(3)：481 – 482.

［96］ JEONG SH，KIM EK，LEE J，et al. Patterns of dissociate torsional-vertical nystagmus in internuclear ophthalmoplegia ［J］. Ann N Y Acad Sci，2011，1233：271 – 278.

［97］ KIM SH，PARK SH，KIM HJ，et al. Isolated central vestibular syndrome ［J］. Ann N Y Acad Sci，2015，1343：80 – 89.

［98］ LEE H. Neuro-otological aspects of cerebellar stroke syndrome ［J］. J Clin Neurol (Seoul，Korea)，2009，5(2)：65 – 73.

［99］ AMARENCO P，HAUW JJ. Cerebellar infarction in the territory of the anterior and inferior cerebellar artery. A clinicopathological study of 20 cases ［J］. Brain J Neurol，1990，113(Pt 1)：139 – 155.

［100］ LEE H，SOHN SI，JUNG DK，et al. Sudden deafness and anterior inferior cerebellar artery infarction ［J］. Stroke，2002，33(12)：2807 – 2812.

［101］ OAS JG，BALOH RW. Vertigo and the anterior inferior cerebellar artery syndrome ［J］. Neurology，1992，42(12)：2274 – 2279.

［102］ LEE H，KIM JS，CHUNG E-J，et al. Infarction in the territory of anterior inferior cerebellar artery：spectrum of audiovestibular loss ［J］. Stroke，2009，40(12)：3745 – 3751.

［103］ NEWMAN-TOKER DE，KATTAH JC，ALVERNIA JE，et al. Normal head impulse test differentiates acute cerebellar strokes from vestibular neuritis ［J］. Neurology，2008，70(24 Pt 2)：2378 – 2385.

［104］ HUH YE，KOO JW，LEE H，et al. Head-shaking aids in the diagnosis of acute audiovestibular loss due to anterior inferior cerebellar artery infarction ［J］. Audiol Neurootol，2013，18(2)：114 – 124.

［105］ CHOI S-Y，KEE H-J，PARK J-H，et al. Combined peripheral and central vestibulopathy ［J］. J Vestib Res，2014，24(5，6)：443 – 451.

［106］ RAJESH R，RAFEEQU M，GIRIJA AS. Anterior inferior cerebellar artery infarct with unilateral deafness ［J］. J Assoc Physicians India，2004，52：333 – 334.

［107］ PATZAK MJ，DEMUTH K，KEHL RA，et al. Sudden hearing loss as the leading symptom of an infarction of the left anterior inferior cerebellar artery ［J］. HNO，2005，53(9)：797 – 799.

［108］ LEE H，YI H-A，CHUNG I-S，et al. Long-term outcome of canal paresis of a vascular cause ［J］. J Neurol Neurosurg Psychiatry，2011，82(1)：105 – 109.

［109］ KIM H-A，LEE B-C，HONG J-H，et al. Long-term prognosis for hearing recovery in stroke patients presenting vertigo and acute hearing loss ［J］. J Neurol Sci，2014，339(1)：176 – 182.

［110］ LEE H，CHO YW. Auditory disturbance as a prodrome of anterior inferior cerebellar artery infarction ［J］. J Neurol Neurosurg Psychiatry，2003，74(12)：1644 – 1648.

［111］ LEE H，LEE SY，LEE SR，et al. Ocular tilt reaction and anterior inferior cerebellar artery syndrome ［J］. J Neurol Neurosurg Psychiatry，2005，76(12)：1742 – 1743.

［112］ LEE H，YI HA，LEE SR，et al. Ocular torsion associated with infarction in the territory of the anterior inferior cerebellar artery：frequency，pattern，and a major determinant ［J］. J Neurol Sci，2008，269(1 – 2)：18 – 23.

［113］ LEE H，AHN BH，BALOH RW. Sudden deafness with vertigo as a sole manifestation of anterior inferior cerebellar artery infarction ［J］. J Neurol Sci，2004，222(1 – 2)：105 – 107.

［114］ PERLMAN HB，KIMURA R，FERNANDEZ C. Experiments on temporary obstruction of the internal auditory artery [J]. Laryngoscope，1959,69(6)：591－613.

[115] GRAD A，BALOH RW. Vertigo of vascular origin. Clinical and electronystagmographic features in 84 cases [J]. Arch Neurol，1989,46(3)：281－284.

[116] AMARENCO P，ROSENGART A，DEWITT LD，et al. Anterior inferior cerebellar artery territory infarcts. Mechanisms and clinical features [J]. Arch Neurol，1993,50(2)：154－161.

[117] CHOI KD，CHUN JU，HAN MG，et al. Embolic internal auditory artery infarction from vertebral artery dissection [J]. J Neurol Sci，2006,246(1－2)：169－172.

[118] LIQUN Z，PARK KH，KIM HJ，et al. Acute unilateral audiovestibulopathy due to embolic labyrinthine infarction [J]. Front Neurol，2018,9：311.

[119] LEE H，YI HA，BALOH RW. Sudden bilateral simultaneous deafness with vertigo as a sole manifestation of vertebrobasilar insufficiency [J]. J Neurol Neurosurg Psychiatry，2003,74(4)：539－541.

[120] KIM J，LOPEZ I，DIPATRE P，et al. Internal auditory artery infarction Clinicopathologic correlation [J]. Neurology，1999,52(1)：40－44.

[121] HEMENWAY WG，LINDSAY JR. Postural vertigo due to unilateral sudden partial loss of vestibular function [J]. Ann Otol Rhinol Laryngol，1956,65(3)：692－706.

[122] GLICKSTEIN M，SULTAN F，VOOGD J. Functional localization in the cerebellum [J]. Cortex，2011,47(1)：59－80.

[123] KIM S-H，KIM J-S. Eye movement abnormalities in middle cerebellar peduncle strokes [J]. Acta Neurol Belg，2019,119(1)：37－45.

[124] ZEE D，YAMAZAKI A，BUTLER PH，et al. Effects of ablation of flocculus and paraflocculus of eye movements in primate [J]. J Neurophysiol，1981,46(4)：878－899.

[125] PARK H-K，KIM J-S，STRUPP M，et al. Isolated floccular infarction：impaired vestibular responses to horizontal head impulse [J]. J Neurol，2013,260(6)：1576－1582.

[126] YACOVINO DA，AKLY MP，LUIS L，et al. The floccular syndrome：dynamic changes in eye movements and vestibulo-ocular reflex in isolated infarction of the cerebellar flocculus [J]. Cerebellum，2018,17(2)：122－131.

[127] AMARENCO P，ROULLET E，HOMMEL M，et al. Infarction in the territory of the medial branch of the posterior inferior cerebellar artery [J]. J Neurol Neurosurg Psychiatry，1990,53(9)：731－735.

[128] VOOGD J，GERRITS NM，RUIGROK TJ. Organization of the vestibulocerebellum [J]. Ann N Y Acad Sci，1996,781：553－579.

[129] FUSHIKI H，BARMACK NH. Topography and reciprocal activity of cerebellar Purkinje cells in the uvula-nodulus modulated by vestibular stimulation [J]. J Neurophysiol，1997,78(6)：3083－3094.

[130] LEE H. Isolated vascular vertigo [J]. J Stroke，2014,16(3)：124－130.

[131] BAIER B，DIETERICH M. Incidence and anatomy of gaze-evoked nystagmus in patients with cerebellar lesions [J]. Neurology，2011,76(4)：361－365.

[132] HUH YE，KIM JS. Patterns of spontaneous and head-shaking nystagmus in cerebellar infarction：imaging correlations [J]. Brain J Neurol，2011,134(Pt 12)：3662－3671.

[133] CHOI JY，KIM JH，KIM HJ，et al. Central paroxysmal positional nystagmus：characteristics and possible mechanisms [J]. Neurology，2015,84(22)：2238－2246.

[134] CHOI JY，GLASAUER S，KIM JH，et al. Characteristics and mechanism of apogeotropic central positional nystagmus [J]. Brain J Neurol，2018,141：762－775.

[135] LEE S-H，KIM H-J，KIM J-S. Ocular motor dysfunction due to brainstem disorders [J]. J Neuroophthalmol，2018,38(3)：393－412.

［136］HUANG CY，YU YL. Small cerebellar strokes may mimic labyrinthine lesions ［J］. J Neurol Neurosurg Psychiatry，1985，48(3)：263－265.

［137］LEE H，SOHN SI，CHO YW，et al. Cerebellar infarction presenting isolated vertigo：frequency and vascular topographical patterns ［J］. Neurology，2006，67(7)：1178－1183.

［138］KIM HA，HONG JH，LEE H，ET al. Otolith dysfunction in vestibular neuritis：recovery pattern and a predictor of symptom recovery ［J］. Neurology，2008，70(6)：449－453.

［139］MOSSMAN S，HALMAGYI GM. Partial ocular tilt reaction due to unilateral cerebellar lesion ［J］. Neurology，1997，49(2)：491－493.

［140］JEONG HS，OH JY，KIM JS，et al. Periodic alternating nystagmus in isolated nodular infarction ［J］. Neurology，2007，68(12)：956－957.

［141］LEE H. Sudden deafness related to posterior circulation infarction in the territory of the nonanterior inferior cerebellar artery：frequency，origin，and vascular topographical pattern ［J］. Eur Neurol，2008，59(6)：302－306.

［142］VOOGD J，SCHRAA-TAM CK，VAN DER GEEST JN，et al. Visuomotor cerebellum in human and nonhuman primates ［J］. Cerebellum，2012，11(2)：392－410.

［143］RAMBOLD H，CHURCHLAND A，SELIG Y，et al. Partial ablations of the flocculus and ventral paraflocculus in monkeys cause linked deficits in smooth pursuit eye movements and adaptive modification of the VOR ［J］. J Neurophysiol，2002，87(2)：912－924.

［144］NAGAO S. Different roles of flocculus and ventral paraflocculus for oculomotor control in the primate ［J］. Neuroreport，1992，3(1)：13－16.

［145］BELTON T，MCCREA RA. Role of the cerebellar flocculus region in the coordination of eye and head movements during gaze pursuit ［J］. J Neurophysiol，2000，84(3)：1614－1626.

［146］LEE SH，PARK SH，KIM JS，et al. Isolated unilateral infarction of the cerebellar tonsil：ocular motor findings ［J］. Ann Neurol，2014，75(3)：429－434.

［147］SHARPE JA. Pursuit paretic nystagmus ［J］. Ann Neurol，1979，6(5)：458.

［148］NOLTE J. The human brain：an introduction to its functional anatomy ［M］. St. Louis，MO：Mosby，2002.

［149］MOON IS，KIM JS，CHOI KD，et al. Isolated nodular infarction ［J］. Stroke，2009，40(2)：487－491.

［150］Lee H，Cho YW. A case of isolated nodulus infarction presenting as a vestibular neuritis ［J］. J Neurol Sci，2004，221(1)：117－119.

［151］SHELIGA BM，YAKUSHIN SB，SILVERS A，et al. Control of spatial orientation of the angular Vestibulo-ocular reflex by the nodulus and uvula of the vestibulocerebellum ［J］. Ann N Y Acad Sci，1999，871(1)：94－122.

［152］WAESPE W，COHEN B，RAPHAN T. Dynamic modification of the vestibulo-ocular reflex by the nodulus and uvula ［J］. Science，1985，228(4696)：199－202.

［153］OH YM，CHOI KD，OH SY，et al. Periodic alternating nystagmus with circumscribed nodular lesion ［J］. Neurology，2006，67(3)：399.

［154］KIM J，AHN K，MOON S，et al. Isolated perverted head-shaking nystagmus in focal cerebellar infarction ［J］. Neurology，2005，64(3)：575－576.

［155］MOHR J，CAPLAN LR. Vertebrobasilar disease. In：Stroke ［M］. 4th ed. Philadelphia：Elsevier，2004：207－274.

［156］KASE CS，WHITE JL，JOSLYN JN，et al. Cerebellar infarction in the superior cerebellar artery distribution ［J］. Neurology，1985，35(5)：705－711.

［157］LEE H，KIM HA. Nystagmus in SCA territory cerebellar infarction：pattern and a possible mechanism

[J]. J Neurol Neurosurg Psychiatry, 2013,84(4): 446-451.

[158] Chaves C, Caplan LR, Chung CS, et al. Cerebellar infarcts in the New England Medical Center posterior circulation stroke registry [J]. Neurology, 1994,44(8): 1385.

[159] SOHN SI, LEE H, LEE SR, et al. Cerebellar infarction in the territory of the medial branch of the superior cerebellar artery [J]. Neurology, 2006,66(1): 115-117.

[160] RANALLI PJ, SHARPE JA. Contrapulsion of saccades and ipsilateral ataxia: a unilateral disorder of the rostral cerebellum [J]. Ann Neurol, 1986,20(3): 311-316.

[161] LEE SU, BAE HJ, KIM JS. Ipsilesional limb ataxia and truncal ipsipulsion in isolated infarction of the superior cerebellar peduncle [J]. J Neurol Sci, 2015,349(1): 251-253.

第八章

出血性卒中

◆ 第一节 流 行 病 学 ◆

颅内出血(intracerebral hemorrhage，ICH)通常是由血压异常升高或其他血管异常引发小的穿支动脉破裂引起的[1,2]。尽管在发达国家，由于血压控制的完善，高血压脑出血的发病率有所下降[3]，但其仍约占所有脑卒中的 10％～20％[4,5]，西方国家为 8％～15％(例如，美国、英国和澳大利亚)[6,7]，日本和韩国为 18％～24％[3,8]。然而，在欠发达国家，脑出血的发病率可能更高。

由于缺乏数据和对脑出血分类的充分定义，涉及后循环的脑出血发病率尚不清楚[9]。然而，基于医院的研究报道称丘脑 ICH 占 ICH 病例的 10％～15％，小脑 ICH 占 5％～15％，脑桥 ICH 约占 10％[10]。因此，累及后循环的 ICH 并不罕见。

◆ 第二节 病因学与病理生理学 ◆

一、原发性脑出血

1. 高血压性脑出血

高血压是脑出血最重要的危险因素。它导致动脉弹性降低，从而增加了血管内压力急性升高时破裂的可能性[11]。慢性高血压可导致脑动脉中膜和平滑肌的退变[2]。由于透明蛋白的存在，高血压患者的血管壁对血压升高所致应力的抵抗能力减弱，而脑血管系统中的透明蛋白与周围脑实质的最小阻力有关。这可以解释为什么脑实质是血压升高导致血管破裂和出血的唯一一组织[12]。

2. 淀粉样血管病

脑淀粉样血管病相关的脑出血占老年患者原发性脑出血的 10％～30％[13,14]，其特征是β淀粉样肽在大脑皮质、软脑膜和小脑的毛细血管、小动脉和中小型动脉中沉积[15]。与晚期脑淀粉样血管病相关的继发性病理改变包括血管平滑肌细胞缺失、微动脉瘤、血管壁同心裂、慢性血管周围或透壁性炎症和纤维素样坏死[16-18]。

脑淀粉样血管病相关出血优先发生在脑叶区，尤其是后循环区域（如枕叶和颞叶），这反映了血管淀粉样沉积物的分布[19-21]。

二、继发性脑出血

1. 动静脉畸形

血管畸形是颅内出血的重要原因，尤其是在年轻患者中。在血管畸形中，动静脉畸形是 ICH 最常见的原因。这些畸形通常位于大脑前动脉、大脑中动脉和大脑后动脉供血区域的交界处[22]。这些与畸形相关出血的潜在危险因素包括：①仅有深静脉引流的畸形（通常定义为通过脑室周围的引流，经 Galen 静脉或小脑通路）；②合并动脉瘤的畸形；③位于脑深部的畸形；④幕下畸形[23,24]（图 8.1）。

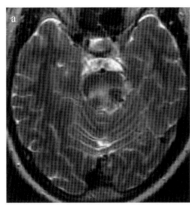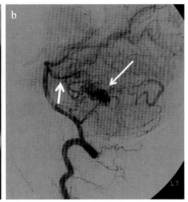

图 8.1　一名 42 岁女性出现头晕和右侧肢体刺痛感。

a. 脑 MRI T2 加权像显示圆形暗信号，邻近高信号，符合急性出血伴周围水肿表现。b. 血管造影显示动静脉畸形（长箭头），主要由扩大的小脑上动脉供血（短箭头）。患者接受了栓塞治疗

2. 海绵状血管畸形

脑海绵状血管瘤是中枢神经系统血管病变的第二大常见类型，由异常增大的毛细血管腔构成，不影响脑实质[25,26]。这些病变可能发生在任何部位，包括皮质表面、白质通路、基底节、脑干或小脑。对于没有出血或无神经功能障碍的非脑干海绵状血管瘤患者（图 8.2），5 年内的出血风险为 3.8%，而出血型的非脑干海绵状血管瘤患者 5 年内再出血的风险为 18.4%。相比之下，无出血或无神经功能障碍的脑干海绵状血管瘤患者 5 年内首次发生率为 8%，而出血型脑干海绵状血管瘤的 5 年内再出血发生率为 30.8%[27]。

3. 硬脑膜动静脉瘘

硬脑膜动静脉瘘是脑膜水平的动静脉分流，通常由颈外动脉或椎动脉的分支供血。由于出血部位是静脉而不是直接动脉来源，这些瘘管引起的出血比其他血管病变（如颅内动脉瘤）引起的出血表现出更良性的临床过程[28]。

4. 脑静脉血栓形成

脑静脉血栓形成是公认的脑出血病因之一。由于静脉闭塞引起的脑静脉压升高导致一系

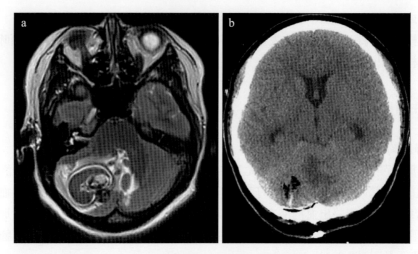

图 8.2　一名 18 岁女孩突然出现头晕、头痛和步态共济失调

a. T2 加权 MRI 显示不均匀(低、等、高)分叶状混杂信号,提示不同阶段出血,伴周围水肿。血管造影结果正常。这些发现与海绵状血管瘤的反复出血一致。b. 随访 CT 显示出血和肿块被手术清除

列病理生理变化,包括扩张的静脉床和毛细血管床、间质性脑水肿、脑脊液(cerebrospinal fluid,CSF)生成增加、CSF 吸收减少以及导致出血性病变的脑静脉破裂[29]。认识脑静脉血栓形成引起的脑出血至关重要,因为它是唯一一种需要抗凝治疗的脑出血。

5. 抗栓治疗相关的 ICH

口服抗凝治疗引起的凝血功能障碍也是脑出血的重要病理生理基础。口服抗凝剂可直接干扰维生素 K 依赖性凝血因子的合成,导致凝血酶原和凝血因子 VII、IX 和 Xa 功能障碍[30-32]。口服抗凝药可触发先前存在的亚临床脑出血,尤其是在患有潜在高血压和脑血管疾病的患者中[33]。据报道,硬膜下血肿也是抗凝治疗的一种罕见并发症[34,35]。

6. 肿瘤相关的 ICH

肿瘤相关的 ICH 是一种少见的脑出血病因。肿瘤出血的发生率估计为所有 ICH 的 0.8%~4.4%[36]。然而,ICH 在肿瘤患者中相对常见,在尸检中有 3.0%~14.6% 的患者存在 ICH 证实了这一点[37-39]。肿瘤患者发生 ICH 的原因有多种,包括肿瘤内出血、凝血障碍和抗癌治疗的并发症(图 8.3)。

7. 可逆性脑血管收缩综合征

可逆性脑血管收缩综合征是一组伴有典型的剧烈雷击性头痛的疾病,伴有可逆性、阶段性、多部位的脑动脉血管收缩。据报道,在患有该综合征的大型患者队列中,脑出血发病率为 43%[40]。

8. 动脉瘤

颅内动脉破裂导致蛛网膜下腔出血。累及颅内后循环的夹层动脉瘤是一种少见的病变,可见于健康的年轻人。夹层通常发生在内膜或内弹力层与中膜之间;外膜下夹层也可能发生,这也是蛛网膜下腔出血不常见的原因[41]。夹层引起的出血性卒中似乎更常累及后循环,而不是前循环。病理学研究表明,与大脑中动脉相比,外膜下夹层在椎动脉中更常见[42,43],这可以解释后循环夹层患者出血频率相对较高的原因(图 8.4)。

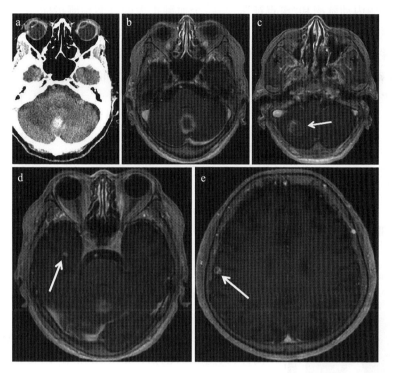

图 8.3 一名 88 岁女性出现头晕和行走困难。她患有恶性乳头状甲状腺癌，并伴有多发性肺和骨转移。脑 CT 显示小脑中线部位急性出血(a)，并经 MRI 证实(b)。增强 MRI 显示右侧小脑(c)有额外的强化出血性病变，右侧颞叶(d)和额叶(e)有小的强化病变。目前的小脑出血很可能是转移癌引起的出血

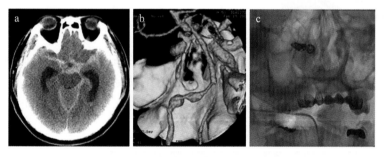

图 8.4 一名 45 岁男子在打完棒球后突然出现严重头痛。CT 显示蛛网膜下腔出血(a)。CT 血管造影显示左侧椎动脉远端夹层动脉瘤(b)，采用弹簧圈栓塞治疗(C)

◆ 第三节 诊 断 ◆

计算机断层扫描(computed tomography，CT)对急性出血的检测具有极好的敏感性和特异性(接近 100%)[44]。急性血肿在平扫 CT 上表现为高密度区，这是由于其高蛋白浓度和高质量密度。在 CT 扫描上看到的密度随扫描的时间而变化。CT 血管成像用于检测潜在血管

病变的情况,如颅内动脉瘤和"斑点征"——一个血肿扩大的早期预测指标[45]。

传统上,磁共振成像(magnetic resonance imaging,MRI)被认为对急性脑实质内血液的存在不敏感,并被用于检测缺血。随着梯度回波成像和磁敏感加权成像的应用,MRI 对急性出血的诊断准确性与非增强 CT 相似,并且在检测慢性出血方面存在优势[46]。高分辨率血管壁 MRI 被越来越多地用于评估血管壁病理学情况(见第 9 章)。

◆ 第四节 临床特征 ◆

一、丘脑出血

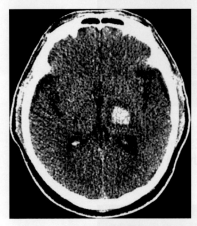

图 8.5 一名 60 岁的男性高血压患者出现构音障碍、右侧偏瘫和严重感觉障碍,CT 显示后外侧型丘脑出血(图 8.6c)

在 19 世纪初,Dejerine 和 Roussy 对丘脑综合征进行了详细的描述[47]。神经影像学的最新进展为丘脑出血提供了准确的诊断,并使临床医生能够将临床发现与神经影像学发现相关联。丘脑出血的临床特征因血肿位置和体积而异,典型症状包括:①对侧偏瘫,因为丘脑靠近内囊后肢,95% 的病例报告有偏瘫[48,49];②偏身感觉综合征,大约 85% 的丘脑性脑出血患者在面部、肢体和躯干出现明显的感觉缺失[48](图 8.5);③眼部症状,例如上视困难("凝视鼻尖"),由 ICH 导致的背侧中脑受压引起的瞳孔缩小和反应迟钝[50],以及伴随中脑水平动眼神经束受累的斜视和水平凝视障碍[51]。

与丘脑出血相关的临床综合征根据血肿的位置变化而不同,并根据破裂小动脉供应的特定丘脑区进行了细分(表 8.1,图 8.6)[49,52]。

表 8.1 丘脑出血临床综合征

	前型	后内侧型	后外侧型	背侧型	全局型
破裂动脉	极动脉或丘脑结节动脉的分支	丘脑穿支动脉	丘脑膝状动脉	脉络膜后动脉分支	无特异
意识	警惕	通常是急性昏迷或昏迷	意识水平与血肿的大小相似	警惕	3/4 的患者昏迷
行为改变	急性语言混乱、语言功能障碍、记忆障碍和冷漠	丘脑内侧血肿导致记忆功能障碍;中脑受累导致去皮质状态	左侧腔隙性综合征中的语言障碍(感觉运动性卒中＞纯运动性卒中＞纯感觉性卒中)	无	早期去大脑状态;较轻的病例与后外侧型非常相似

（续表）

	前型	后内侧型	后外侧型	背侧型	全局型
感觉表现	罕见的	不常见	频繁的发病前感觉异常发作、对侧感觉减退和晚期丘脑疼痛综合征	1/3 的患者出现感觉异常；频繁感觉障碍	有且严重
运动表现	通常不存在或轻微	中度至重度的对侧偏瘫	常见的中度到重度的对侧偏瘫，主要是大脑脚受压所致	内囊后肢受压而引起的轻度至中度对侧偏瘫	严重的对侧偏瘫
眼部检查结果	无	频繁	眼外肌功能障碍不常见；偶尔出现霍纳综合征	无	常见经典眼部特征
预后	极好	高病死率	高病死率和发病率	非常好	极高死亡人数

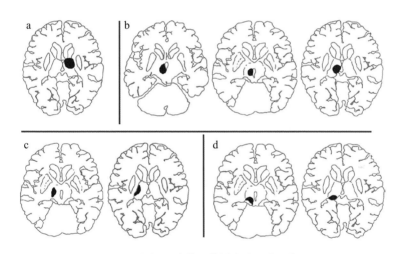

图 8.6　根据丘脑的血管供应确定出血部位

a.前型：后交通动脉的丘脑结节动脉。b.后内侧型：丘脑后-丘脑底下旁正中动脉，丘脑穿支。c.后外侧型：下外侧动脉，丘脑膝状回。d.背侧型：脉络膜后动脉

二、中脑出血

非外伤性、自发性、原发性中脑出血极为罕见。中脑出血大多由丘脑或脑桥 ICH 的继发性血肿扩展所致。孤立性中脑出血最常见的原因是动静脉畸形。少数情况下，也可由高血压引起[53]。中脑 ICH 表现为同侧共济失调或对侧偏瘫，并伴有眼肌麻痹（通常为同侧部分或完全性第 3 对脑神经麻痹）的进展性症状。在极少数情况下，也可能出现孤立综合征（表 8.2）。

表 8.2　中脑出血的临床症状

综 合 征	症 状
背侧中脑综合征	垂直凝视麻痹、眼球震颤、眼球收缩和瞳孔光分离
背侧中脑综合征＋	中脑背侧综合征伴有双侧第四对脑神经麻痹
韦伯综合征	同侧第三神经麻痹和对侧偏瘫
第三对脑神经麻痹综合征	孤立性同侧第三对脑神经麻痹，无偏瘫
运动障碍	对侧肢体肌张力障碍和震颤

三、脑桥出血

脑桥出血占 ICH 的 10%[59,60]，临床症状和预后表现多种多样，死亡率从 30% 到 90% 不等[61-63]。这种广泛的范围主要归因于血肿的大小和位置。因此，脑桥 ICH 可分为小的单侧被盖 ICH、基底-被盖 ICH、双侧被盖 ICH 或广泛脑桥 ICH。如图 8.7、图 8.8 和表 8.3 所示[63]。

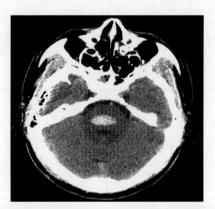

图 8.7　一名患有高血压的 53 岁男子突发嗜睡。神经系统查体显示严重的构音障碍、四肢轻瘫和双侧感觉障碍。CT 显示脑桥出血（双侧被盖型，图 8.8c）

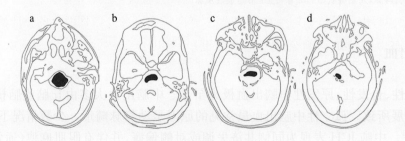

图 8.8　脑桥出血部位

a. 广泛型；b. 基底-被盖型；c. 双侧-被盖型；d. 单侧-被盖型

表8.3 脑桥出血的临床症状

	单侧背盖型	基底-背盖/双侧背盖型	广泛型
破裂动脉	长周动脉分支	基底动脉穿支	基底动脉穿支
意识	警惕	急性昏迷或昏迷	昏迷
行为改变	不常见	不常见	不常见
感觉表现	面部麻木	不常见;感觉减退	双侧感觉减退
运动表现	偏瘫和腭肌阵挛	纯运动性卒中和共济失调性偏瘫	进行性偏瘫
眼部检查结果	同侧瞳孔缩小、"一个半综合征"、水平注视麻痹、核间性眼肌麻痹、部分垂直眼球运动受累、眼球摆动和眼球共济失调	罕见的;孤立性外展神经麻痹	瞳孔缩小,针尖样瞳孔,眼球水平消失和眼球跳动
预后	极好	中高病死率	极高病死率

四、延髓出血

孤立的延髓ICH在文献中很少报道[64,65]。延髓出血的常见症状是眩晕、头痛和复视。各种神经耳科症状,包括自发性眼球震颤、眼球侧向运动和向地性位置性眼球震颤,均有报道[66]。

五、小脑出血

关于小脑出血,超过75%的患者主诉头晕和头痛,这在发病时很常见,而构音障碍、耳鸣和呃逆也可能发生,但频率较低[67]。神经系统查体结果因齿状核、半球白质和脑桥被盖的受累情况而异。70%的患者存在同侧共济失调,周围性面瘫、同侧水平凝视麻痹、第六对脑神经麻痹、角膜反射减弱和瞳孔缩小的患者也存在同侧共济失调。在非昏迷患者中,当累及同侧脑桥被盖时,会同时出现同侧肢体性共济失调、水平凝视麻痹和周围性面瘫的特征性三联征[67]。偶有小脑出血后眼球跳动的报道[68]。据报道,小脑出血急性期的总体临床病程是不可预测的[69-71]。

六、皮质出血

枕叶是高血压出血相对少见的部位。据报道,枕部出血是由动静脉血管瘤和脑血管病引起的[72],这些出血可引起严重的头痛,通常在同侧眼周,伴有对侧同向偏盲、书写困难和阅读障碍。

◆ 第五节　治　疗 ◆

一、血压控制

高血压是脑出血最常见的病因,其早期治疗极为重要。目前的证据表明,早期和强化降低血压(blood pressure,BP)是安全可行的,存活患者的功能恢复得更好,病死率和主要残疾终点的降低趋势良好。然而,与<180 mmHg 的标准目标相比,针对急性原发性脑出血的两项大型临床试验(INTERACT II 和 ATACH II)未能证明收缩压显著降低至<140 mmHg 可改善功能结局[73,74]。根据目前可用的数据,对于收缩压在 150~220 mmHg 且没有任何急性血压治疗禁忌证的脑出血患者,急性降压至 140 mmHg 是安全的。对于收缩压>220 mmHg 的脑出血患者,可以考虑通过持续静脉输液和频繁监测血压来积极降低血压[75]。

二、与抗栓治疗相关的 ICH

与抗凝治疗相关的脑出血是一种医疗急症,与高病死率和不良预后相关。在接受维生素 K 拮抗剂(vitamin K antagonist,VKA)治疗的患者中,可通过检测国际标准化比值(international normalized ratio,INR)来判断抗凝状态。因抗凝治疗导致 INR 升高的 ICH 患者应停用 VKA,接受替代维生素 K 依赖性因子的治疗,纠正 INR,并接受静脉注射维生素 K[75]。3 种药物能够纠正 INR 升高:活化因子 VII、新鲜冰冻血浆和凝血酶原复合物浓缩物[76]。

与 VKA-ICH 不同的是,在 VKA-ICH 中,INR 检测可以评估抗凝状态,而在使用新型口服抗凝剂治疗的患者中,凝血检测是不可用的。实验数据表明,凝血酶原复合物浓缩物、新鲜冰冻血浆和活化因子 VII 均可有效预防利伐沙班和达比加群引起的血肿扩大[77-79]。在针对性的拮抗剂中,依达赛珠单抗(idarucizumab)被推荐为接受达比加群治疗但发生严重或危及生命的出血患者的一线治疗用药,而 andexanet alfa 是凝血因子 Xa 抑制剂治疗下逆转危及生命的出血的首选药物[80]。PATCH 试验把接受抗血小板治疗(阿司匹林、氯吡格雷和潘生丁)的自发性急性脑出血患者随机分为两组,一组接受血小板输注治疗,另一组接受标准治疗,结果发现,血小板输注组死亡或不良结局的可能性增加[81]。对于 ICH 相关的凝血治疗,停止抗血小板治疗被认为是足够的。

三、颅内压增高的控制

颅内压(increased intracranial pressure,ICP)升高与脑出血后的不良预后相关,提示 ICP 监测可能有益于高危患者[82]。目前的 AHA/ASA 指南建议对格拉斯哥昏迷量表评分≤8 分的患者、有小脑幕切迹疝临床证据的患者以及有明显脑室内出血或脑积水的患者进行 ICP 监测和治疗。脑灌注压为 $50\sim70\,mmHg$ 可能是合理的。不推荐使用皮质类固醇治疗 ICH 患者的颅内压增高[75]。

四、脑出血的外科治疗

研究人员进行了两项大型临床试验 STICH 和 STICH II,以判断与保守治疗相比,早期手术是否能降低幕上脑出血的病死率并改善其神经预后。结果发现,早期血肿清除并无益处[83,84]。虽然尚未进行随机临床试验,但对于出血直径>3 cm、伴有神经功能恶化、脑干受压或梗阻性脑积水的后颅窝小脑出血患者,建议对其进行开颅手术。与小脑出血相比,脑干出血的减容手术可能有害[75]。

◆ 第六节　预　　后 ◆

累及后脑循环的脑出血预后不同,取决于脑出血的部位和血肿的大小。几项研究报道了不同脑出血部位中与预后相关的因素(表 8.4)。

表 8.4　累及后循环的脑出血预后不良因素

丘脑 ICH	脑桥 ICH	小脑 ICH
发病时意识模糊	发病时意识模糊低	发病时意识模糊
严重的运动无力和去大脑状态	瞳孔散大	延迟手术减压
全身并发症	呼吸异常	严重脑积水
全局型和后内侧型	较大的血肿	潜在原因如动静脉畸形和凝血障碍
较大的血肿	收缩压<100 mmHg	小脑血肿体积
血肿扩大,累及中脑和基底节	脑积水	四叠体池的闭塞
显著增大的脑室和严重的占位效应导致中线移位		
第三脑室血凝块		

ICH:颅内出血

◆ 参考文献 ◆

[1] QURESHI AI, MENDELOW AD, HANLEY DF. Intracerebral haemorrhage [J]. Lancet, 2009,373
(9675):1632 - 1644.

[2] QURESHI AI, TUHRIM S, BRODERICK JP, et al. Spontaneous intracerebral hemorrhage [J]. N Engl
J Med, 2001,344(19):1450 - 1460.

［3］ HONG KS, BANG OY, KANG DW, et al. Stroke statistics in Korea: part I. epidemiology and risk factors: a report from the korean stroke society and clinical research center for stroke ［J］. J Stroke, 2013,15(1): 2 - 20.

［4］ FEIGIN VL, LAWES CM, BENNETT DA, et al. Worldwide stroke incidence and early case fatality reported in 56 population-based studies: a systematic review ［J］. Lancet Neurol, 2009,8(4): 355 - 69.

［5］ SACCO S, MARINI C, TONI D, et al. Incidence and 10-year survival of intracerebral hemorrhage in a population-based registry ［J］. Stroke, 2009,40(2): 394 - 399.

［6］ KANNEL WB, WOLF PA, VERTER J, et al. Epidemiologic assessment of the role of blood pressure in stroke. The Framingham study ［J］. JAMA, 1970,214(2): 301 - 310.

［7］ BRODERICK J, CONNOLLY S, FELDMANN E, et al. Guidelines for the management of spontaneous intracerebral hemorrhage in adults: 2007 update: a guideline from the American Heart Association/ American Stroke Association Stroke Council, High Blood Pressure Research Council, and the Quality of Care and Outcomes in Research Interdisciplinary Working Group ［J］. Stroke, 2007,38(6): 2001 - 2023.

［8］ TOYODA K. Epidemiology and registry studies of stroke in Japan ［J］. J Stroke, 2013,15(1): 21 - 26.

［9］ AN SJ, KIM TJ, YOON BW. Epidemiology, risk factors, and clinical features of Intracerebral hemorrhage: An update ［J］. J Stroke, 2017,19(1): 3 - 10.

［10］ AUER RN, SUTHERLAND GR. Primary intracerebral hemorrhage: pathophysiology ［J］. Can J Neurol Sci, 2005,32(Suppl 2): S3 - S12.

［11］ PLESEA IE, CAMENITA A, GEORGESCU CC, et al. Study of cerebral vascular structures in hypertensive intracerebral haemorrhage ［J］. Romanian J Morphol Embryol, 2005,46(3): 249 - 256.

［12］ SUTHERLAND GR, AUER RN. Primary intracerebral hemorrhage ［J］. J Clin Neurosci, 2006,13(5): 511 - 517.

［13］ JELLINGER KA. Alzheimer disease and cerebrovascular pathology: an update ［J］. J Neural Transm (Vienna), 2002,109(5 - 6): 813 - 836.

［14］ KNUDSEN KA, ROSAND J, KARLUK D, et al. Clinical diagnosis of cerebral amyloid angiopathy: validation of the Boston criteria ［J］. Neurology, 2001,56(4): 537 - 539.

［15］ SCOTT O, SHI D, ANDRIASHEK D, et al. Clinical clues for autoimmunity and neuroinflammation in patients with autistic regression ［J］. Dev Med Child Neurol, 2017,59(9): 947 - 951.

［16］ MANDYBUR TI. Cerebral amyloid angiopathy: the vascular pathology and complications ［J］. J Neuropathol Exp Neurol, 1986,45(1): 79 - 90.

［17］ VONSATTEL JP, MYERS RH, HEDLEY-WHYTE ET. Cerebral amyloid angiopathy without and with cerebral hemorrhages: a comparative histological study ［J］. Ann Neurol, 1991,30(5): 637 - 649.

［18］ YAMADA M, ITOH Y, SHINTAKU M, et al. Immune reactions associated with cerebral amyloid angiopathy ［J］. Stroke, 1996,27(7): 1155 - 1162.

［19］ ROSAND J, MUZIKANSKY A, KUMAR A, et al. Spatial clustering of hemorrhages in probable cerebral amyloid angiopathy ［J］. Ann Neurol, 2005,58(3): 459 - 462.

［20］ VINTERS HV, GILBERT JJ. Cerebral amyloid angiopathy: incidence and complications in the aging brain. II. The distribution of amyloid vascular changes ［J］. Stroke, 1983,14(6): 924 - 928.

［21］ TIAN J, SHI J, BAILEY K, MANN DM. Relationships between arteriosclerosis, cerebral amyloid angiopathy and myelin loss from cerebral cortical white matter in Alzheimer's disease ［J］. Neuropathol Appl Neurobiol, 2004,30(1): 46 - 56.

［22］ SOLOMON RA, CONNOLLY ES JR. Arteriovenous malformations of the brain ［J］. N Engl J Med, 2017,376(19): 1859 - 1866.

［23］ DA COSTA L, WALLACE MC, TER BRUGGE KG, et al. The natural history and predictive features of hemorrhage from brain arteriovenous malformations [J]. Stroke, 2009,40(1): 100 – 105.

[24] DINC N, PLATZ J, TRITT S, et al. Posterior fossa AVMs: increased risk of bleeding and worse outcome compared to supratentorial AVMs [J]. J Clin Neurosci, 2018,53: 171 – 176.

[25] MARAIRE JN, AWAD IA. Intracranial cavernous malformations: lesion behavior and management strategies [J]. Neurosurgery, 1995,37(4): 591 – 605.

[26] MORIARITY JL, CLATTERBUCK RE, RIGAMONTI D. The natural history of cavernous malformations [J]. Neurosurg Clin N Am, 1999,10(3): 411 – 417.

[27] HORNE MA, FLEMMING KD, SU IC, et al. Clinical course of untreated cerebral cavernous malformations: a meta-analysis of individual patient data [J]. Lancet Neurol, 2016,15(2): 166 – 173.

[28] KING WA, MARTIN NA. Intracerebral hemorrhage due to dural arteriovenous malformations and fistulae [J]. Neurosurg Clin N Am, 1992,3(3): 577 – 590.

[29] SCHALLER B, GRAF R. Cerebral venous infarction: the pathophysiological concept [J]. Cerebrovasc Dis, 2004,18(3): 179 – 188.

[30] MAKRIS M, GREAVES M, PHILLIPS WS, et al. Emergency oral anticoagulant reversal: the relative efficacy of infusions of fresh frozen plasma and clotting factor concentrate on correction of the coagulopathy [J]. Thromb Haemost, 1997,77(3): 477 – 480.

[31] HIRSH J, DALEN J, ANDERSON DR, et al. Oral anticoagulants: mechanism of action, clinical effectiveness, and optimal therapeutic range [J]. Chest, 2001,119(1 Suppl): 8S – 21S.

[32] YEH CH, HOGG K, WEITZ JI. Overview of the new oral anticoagulants: opportunities and challenges [J]. Arterioscler Thromb Vasc Biol, 2015,35(5): 1056 – 1065.

[33] HART RG. What causes intracerebral hemorrhage during warfarin therapy [J]. Neurology, 2000,55 (7): 907 – 908.

[34] KANTER R, KANTER M, KIRSCH W, et al. Spontaneous posterior fossa subdural hematoma as a complication of anticoagulation [J]. Neurosurgery, 1984,15(2): 241 – 242.

[35] STENDEL R, SCHULTE T, PIETILA TA, et al. Spontaneous bilateral chronic subdural haematoma of the posterior fossa. Case report and review of the literature [J]. Acta Neurochir, 2002, 144 (5): 497 – 500.

[36] LICATA B, TURAZZI S. Bleeding cerebral neoplasms with symptomatic hematoma [J]. J Neurosurg Sci, 2003,47(4): 201 – 210.

[37] BARTH H, FRITSCH G, HAAKS T. Intracerebral hematoma as an acute manifestation of intracranial tumors [J]. Nervenarzt, 1994,65(12): 854 – 858.

[38] KONDZIOLKA D, BERNSTEIN M, RESCH L, et al. Significance of hemorrhage into brain tumors: clinicopathological study [J]. J Neurosurg, 1987,67(6): 852 – 857.

[39] WAKAI S, YAMAKAWA K, MANAKA S, et al. Spontaneous intracranial hemorrhage caused by brain tumor: its incidence and clinical significance [J]. Neurosurgery, 1982,10(4): 437 – 444.

[40] TOPCUOGLU MA, SINGHAL AB. Hemorrhagic reversible cerebral vasoconstriction syndrome: features and mechanisms [J]. Stroke, 2016,47(7): 1742 – 1747.

[41] BERGER MS, WILSON CB. Intracranial dissecting aneurysms of the posterior circulation. Report of six cases and review of the literature [J]. J Neurosurg, 1984,61(5): 882 – 894.

[42] DAY AL, GAPOSCHKIN CG, YU CJ, et al. Spontaneous fusiform middle cerebral artery aneurysms: characteristics and a proposed mechanism of formation [J]. J Neurosurg, 2003,99(2): 228 – 240.

[43] ENDO S, NISHIJIMA M, NOMURA H, et al. A pathological study of intracranial posterior circulation dissecting aneurysms with subarachnoid hemorrhage: report of three autopsied cases and review of the literature [J]. Neurosurgery, 1993,33(4): 732 – 738.

［44］ HSIEH PC, AWAD IA, GETCH CC, et al. Current updates in perioperative management of intracerebral hemorrhage ［J］. Neurol Clin, 2006,24(4): 745 - 764.

［45］ WADA R, AVIV RI, FOX AJ, et al. CT angiography "spot sign" predicts hematoma expansion in acute intracerebral hemorrhage ［J］. Stroke, 2007,38(4): 1257 - 1262.

［46］ KATO H, IZUMIYAMA M, IZUMIYAMA K, et al. Silent cerebral microbleeds on T2 * - weighted MRI: correlation with stroke subtype, stroke recurrence, and leukoaraiosis ［J］. Stroke, 2002,33(6): 1536 - 1540.

［47］ JAHNGIR MU, QURESHI AI. Dejerine Roussy syndrome ［M］. Treasure Island, FL: StatPearls, 2019.

［48］ STEINKE W, SACCO RL, MOHR JP, et al. Thalamic stroke. Presentation and prognosis of infarcts and hemorrhages ［J］. Arch Neurol, 1992,49(7): 703 - 710.

［49］ CHUNG CS, CAPLAN LR, HAN W, et al. Thalamic haemorrhage ［J］. Brain, 1996,119(Pt 6): 1873 - 1886.

［50］ FISHER CM. The pathologic and clinical aspects of thalamic hemorrhage ［J］. Trans Am Neurol Assoc, 1959,84: 56 - 59.

［51］ TIJSSEN CC. Contralateral conjugate eye deviation in acute supratentorial lesions ［J］. Stroke, 1994,25(7): 1516 - 1519.

［52］ KUMRAL E, KOCAER T, ERTUBEY NO, et al. Thalamic hemorrhage. A prospective study of 100 patients ［J］. Stroke, 1995,26(6): 964 - 970.

［53］ DURWARD QJ, BARNETT HJ, BARR HW. Presentation and management of mesencephalic hematoma. Report of two cases ［J］. J Neurosurg, 1982,56(1): 123 - 127.

［54］ LEE AG, BROWN DG, DIAZ PJ. Dorsal midbrain syndrome due to mesencephalic hemorrhage. Case report with serial imaging ［J］. J Neuroophthalmol, 1996,16(4): 281 - 285.

［55］ BHOLA R, OLSON RJ. Dorsal midbrain syndrome with bilateral superior oblique palsy following brainstem hemorrhage ［J］. Arch Ophthalmol, 2006,124(12): 1786 - 1788.

［56］ MOREL-MAROGER A, METZGER J, BORIES J, et al. Non-lethal brain stem hematomas in hypertensive patients ［J］. Rev Neurol (Paris), 1982,138(5): 437 - 445.

［57］ MIZUSHIMA H, SEKI T. Midbrain hemorrhage presenting with oculomotor nerve palsy: case report ［J］. Surg Neurol, 2002,58(6): 417 - 420.

［58］ WALKER M, KIM H, SAMII A. Holmes-like tremor of the lower extremity following brainstem hemorrhage ［J］. Mov Disord, 2007,22(2): 272 - 274.

［59］ GOTO N, KANEKO M, HOSAKA Y, et al. Primary pontine hemorrhage: clinicopathological correlations ［J］. Stroke, 1980,11(1): 84 - 90.

［60］ WESSELS T, MOLLER-HARTMANN W, NOTH J, et al. CT findings and clinical features as markers for patient outcome in primary pontine hemorrhage ［J］. AJNR Am J Neuroradiol, 2004, 25 (2): 257 - 260.

［61］ MURATA Y, YAMAGUCHI S, KAJIKAWA H, et al. Relationship between the clinical manifestations, computed tomographic findings and the outcome in 80 patients with primary pontine hemorrhage ［J］. J Neurol Sci, 1999,167(2): 107 - 111.

［62］ JEONG JH, YOON SJ, KANG SJ, et al. Hypertensive pontine microhemorrhage ［J］. Stroke, 2002,33(4): 925 - 929.

［63］ ChUNG CS, PARK CH. Primary pontine hemorrhage: a new CT classification ［J］. Neurology, 1992,42(4): 830 - 834.

［64］ MASTAGLIA FL, EDIS B, KAKULAS BA. Medullary haemorrhage: a report of two cases ［J］. J

Neurol Neurosurg Psychiatry, 1969,32(3): 221 - 225.

[65] BARINAGARREMENTERIA F, CANTU C. Primary medullary hemorrhage. Report of four cases and review of the literature [J]. Stroke, 1994,25(8): 1684 - 1687.

[66] LEE SU, KIM HJ, KANG BS, et al. Isolated medullary hemorrhage: clinical features in eleven consecutive patients [J]. J Stroke, 2017,19(1): 111 - 114.

[67] OTT KH, KASE CS, OJEMANN RG, et al. Cerebellar hemorrhage: diagnosis and treatment. A review of 56 cases [J]. Arch Neurol, 1974,31(3): 160 - 167.

[68] BOSCH EP, KENNEDY SS, ASCHENBRENER CA. Ocular bobbing: the myth of its localizing value [J]. Neurology, 1975,25(10): 949 - 953.

[69] FISHER CM, PICARD EH, POLAK A, et al. Acute hypertensive cerebellar hemorrhage: diagnosis and surgical treatment [J]. J Nerv Ment Dis, 1965,140: 38 - 57.

[70] BRILLMAN J. Acute hydrocephalus and death one month after non-surgical treatment for acute cerebellar hemorrhage. Case report [J]. J Neurosurg, 1979,50(3): 374 - 376.

[71] ST LOUIS EK, WIJDICKS EF, LI H, et al. Predictors of poor outcome in patients with a spontaneous cerebellar hematoma [J]. Can J Neurol Sci, 2000,27(1): 32 - 36.

[72] FLUGEL KA, FUCHS HH, HUK W. Spontaneous intracerebral hematomas: occipital lobe hemorrhages [J]. Fortschr Med, 1982,100(25): 1201 - 1209.

[73] ANDERSON CS, HEELEY E, HUANG Y, et al. Rapid blood-pressure lowering in patients with acute intracerebral hemorrhage [J]. N Engl J Med, 2013,368(25): 2355 - 2365.

[74] QURESHI AI, PALESCH YY, BARSAN WG, et al. Intensive blood-pressure lowering in patients with acute cerebral hemorrhage [J]. N Engl J Med, 2016,375(11): 1033 - 1043.

[75] HEMPHILL JC 3rd, GREENBERG SM, ANDERSON CS, et al. Guidelines for the management of spontaneous intracerebral hemorrhage: a guideline for healthcare professionals from the American Heart Association/American Stroke Association [J]. Stroke, 2015,46(7): 2032 - 2060.

[76] NEAL M, CROWTHER M, DOUKETIS J, et al. Reversal of vitamin K antagonistassociated coagulopathy: a survey of current practice [J]. Thromb Res, 2008,122(6): 864 - 866.

[77] ZHOU W, SCHWARTING S, ILLANES S, et al. Hemostatic therapy in experimental intracerebral hemorrhage associated with the direct thrombin inhibitor dabigatran [J]. Stroke, 2011, 42 (12): 3594 - 3599.

[78] ZHOU W, ZORN M, NAWROTH P, et al. Hemostatic therapy in experimental intracerebral hemorrhage associated with rivaroxaban [J]. Stroke, 2013,44(3): 771 - 778.

[79] GROTTKE O, AISENBERG J, BERNSTEIN R, et al. Efficacy of prothrombin complex concentrates for the emergency reversal of dabigatran-induced anticoagulation [J]. Crit Care, 2016,20(1): 115.

[80] STEFFEL J, VERHAMME P, POTPARA TS, et al. The 2018 European Heart Rhythm Association practical guide on the use of non-vitamin K antagonist oral anticoagulants in patients with atrial fibrillation [J]. Eur Heart J, 2018,39(16): 1330 - 1393.

[81] EKE O, SHANECHI M, GOTTLIEB M. Efficacy of platelet transfusion for acute intracerebral hemorrhage among patients on antiplatelet therapy [J]. CJEM, 2018,20(S2): S78 - S81.

[82] Diringer MN. Intracerebral hemorrhage: pathophysiology and management [J]. Crit Care Med, 1993,21(10): 1591 - 1603.

[83] MENDELOW AD, GREGSON BA, FERNANDES HM, et al. Early surgery versus initial conservative treatment in patients with spontaneous supratentorial intracerebral haematomas in the International Surgical Trial in Intracerebral Haemorrhage (STICH): a randomised trial [J]. Lancet, 2005,365(9457): 387 - 397.

[84] MENDELOW AD, GREGSON BA, ROWAN EN, et al. Early surgery versus initial conservative treatment in patients with spontaneous supratentorial lobar intracerebral haematomas (STICH II): a randomised trial [J]. Lancet, 2013,382(9890): 397-408.

[85] LEE SH, PARK KJ, KANG SH, et al. Prognostic factors of clinical outcomes in patients with spontaneous thalamic hemorrhage [J]. Med Sci Monit, 2015,21: 2638-2646.

[86] Jang JH, Song YG, Kim YZ. Predictors of 30-day mortality and 90 0-day functional recovery after primary pontine hemorrhage [J]. J Korean Med Sci, 2011,26(1): 100-107.

第九章

影 像 诊 断

◆ 引 言 ◆

尽管评估后循环卒中的影像学方法与评估前循环卒中的影像学方法相似,但在影像方式的选择和影像特征的解释方面存在本质差别。计算机断层扫描(CT)、磁共振成像(MRI)、数字减影血管造影(digital subtraction angiography, DSA)和超声检查(ultrasonography, USG,包括多普勒超声)通常用于评估后循环卒中。然而,占据后循环大部分空间的中脑、脑桥、延髓和小脑被充满气体和骨骼的结构所包绕。与前循环相比,后颅窝的脑实质体积较小,但是却有更多的组织与气体、骨骼及脑脊液紧密接触。因此,对于后颅窝脑实质,CT 比 MRI 有更多的显影缺陷。时间飞跃法磁共振血管成像(time-of-flight magnetic resonance angiography, TOF - MRA)相比于 CT 血管成像(computed tomographic angiography, CTA)更易出现磁敏感伪影(后颅窝更显著)。然而,由于颅内椎基底动脉沿颅底走行,CTA 在后续处理过程中可能会发生血管显影信息丢失,因此,对狭窄闭塞的诊断应谨慎。血管壁 MRI 在诸如 CTA、MRA 和 DSA 的管腔成像之外提供直接的血管壁信息,对后颅窝血管的显示有一定的优势,这是因为颅内椎基底动脉远离脑实质,而且相较于前循环,其直径较大。由于辐射暴露和侵入性操作相关的并发症,DSA 在筛查和诊断中的作用有限。然而,DSA 仍然是一种金标准,相对于 CTA 和 MRA,DSA 在前循环和后循环中都提供了极好的清晰度和额外的血流动力学信息。包括多普勒超声在内的超声具有床旁成像模式的优势,也可提供血流相关信息,但相对于颈动脉,其显示范围有限。本章将描述从后循环卒中到前循环卒中的一般特征以及每种成像方式的放射学特点。

◆ 第一节 脑组织影像 ◆

一、计算机断层扫描

现代多排计算机断层扫描(multirow detector CT,MRCT)通过连续的螺旋采集,以较短的扫描时间从体积数据中生成不同成像平面的二维(two-dimension,2D)重建图像。然而,非增强 CT 的序贯轴向采集仍然被广泛用于脑成像,因为与螺旋采集相比,顺序采集可以提供更好的图像质量[1,2]。

与 MRI 相比,计算机断层扫描(CT)被更广泛地使用,因为其可获得性好,但在辐射暴露方面存在不足[3,4]。尽管 MRI 的技术先进,但是 CT 仍然是检测和诊断急性脑出血的最佳筛查成像模式,包括硬膜外出血、硬膜下出血、蛛网膜下腔出血和脑室内出血,即便在后颅窝中也是如此,并且 CT 能很好地显示基底池和脑积水的压力效应[5,6]。在急性缺血性卒中中,脑实质中出现细胞内水增加或细胞毒性水肿,导致 CT 可见的衰减减少、灰白质分界不清、肿胀和占位效应[7]。与 MRI 相比,CT 检测或描述急性缺血性卒中的敏感性较低。总体敏感性在前 3 小时为 12%,在前 24 小时为 57%~71%,在后颅窝和深部梗死中更差[8]。

尽管 CT 是检测和诊断缺血性或出血性脑卒中的常规成像模式,并已被广泛应用约 20 年,但相对于前循环缺血,它在评估患者后循环缺血方面并无太大帮助。中脑、脑桥、小脑和后颅窝的髓质等幕下脑组织的体积较小,且与幕上组织相比,它被空气、骨骼或液体包围,致使幕下脑组织易受伪影影响,且图像显影质量低[5,9](图 9.1)。

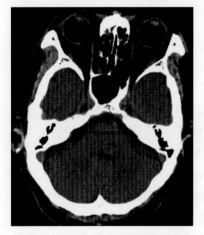

图 9.1 由于束流硬化伪影导致 CT 成像的脑桥上出现贯通条纹。CT 容易受到骨骼相关伪影的影响,导致图像质量降低

Alberta 卒中项目早期 CT 评分(Alberta stroke program early CT score,ASPECTS)可有效评估 MCA 区域的早期急性缺血性改变[10,11],而非增强 CT 对后循环早期急性缺血改变的评估意义不大,但 CTA 原始图像可能对其评估有用[12]。Puetz 等人在基底动脉闭塞的 CTA 原始图像或非增强 CT 上介绍了后循环急性卒中预后早期 CT 评分(posterior circulation Alberta stroke program early CT score,pc-ASPECTS),并根据后循环区域制定评分如下:脑桥或中脑 2 分,左右丘脑、左右小脑和左右大脑后动脉区域各 1 分[12](图 9.2)。10 分为正常,该分数是用 10 减去表现为低衰减的每个早期缺血区域的总和。DWI 采用相同的 ASPECTS 评分系统[5]。

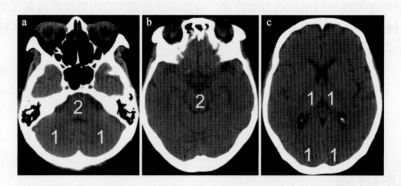

图 9.2 后循环急性卒中预后早期 CT 评分(pc-ASPECTS)。分数是由 10 减去显示低密度信号的每个早期缺血区域分数的总和。分配的分数取决于后循环区域,如下所示:在非增强 CT 或 CTA 源图像(a~c)上,脑桥或中脑各 2 分,左右丘脑、左右小脑和左右大脑后动脉区域各 1 分。因此,10 分为正常值,0 分为上述整个区域的早期缺血性变化

在后循环中,颞枕叶属于大脑后动脉供血区域,其影像信息判读与其他前循环区域类似[5]。非增强 CT 可显示扩张性动脉瘤样改变以及血栓或闭塞的基底动脉高密度征[5,13],其敏感性为 71%,特异性为 98%,阳性预测值为 83%,阴性预测值为 95%[13]。

二、磁共振成像

与 CT 相比,磁共振成像(MRI)在椎基底动脉缺血中是一种更有用的成像方式,因为它对急性缺血性卒中的检测或诊断更有优势,而且对后窝的骨质或空气相关伪影有很强的稳定性。然而,MRI 在扫描时间、可用性、禁忌证等方面的不足限制了其在急性缺血性脑卒中中的应用[3,9,14]。最近,针对超急性到急性缺血性脑卒中患者的快速 MRI 方案已经出台[15-17]。此外,一项研究表明,在利用 MRI 筛查行准确快速的卒中治疗研究(screening with MRI for accurate and rapid stroke treatment,SMART)的改善过程中,MRI 作为常规筛查具有可行性[18]。另一项研究表明,超急性 MRI 方案可以减少 50% 的血管内卒中干预,避免无效治疗[19]。因此,MRI 被认为是急性缺血性脑卒中尤其是后循环脑卒中的重要成像方式之一。然而,新英格兰医疗中心后循环登记处(New England Medical Center Posterior Circulation Registry,NEMC - PCR)发现,约 1/3 的患者存在临床和 MRI 异常之间的差异。20% 的后循环梗死患者临床阳性症状或体征比影像学显示的范围更广泛,12.5% 的后循环梗死患者的影像学异常与临床症状或体征无关。因此,有必要结合充分的病史进行影像学检查,即使首次影像学检查为阴性,也应考虑全面的神经系统检查并随访影像学检查。

急性缺血性卒中的 MRI 方案通常包括弥散加权成像(diffusion-weighted imaging,DWI)、灌注加权成像(perfusion-weighted imaging,PWI)、T2 加权成像(T2-weighted imaging,T2W)、液体衰减反转恢复成像(fluid-attented inversion recovery,FLAIR)、T2 * 加权梯度回波成像(gradient echo,GRE)、磁敏感加权成像(susceptibility-weighted imaging,SWI)和磁共振血管成像(magnetic resonance angiography,MRA)[5,14]。

1. 弥散加权成像(DWI)

DWI 是检测和描绘超急性到急性梗死(即使是小面积)最有效的成像方法。DWI 在急性梗死的影像学诊断中起着金标准的作用,在最初 3 小时内的敏感性为 73%~92%,在症状出现后的前 6 小时内,DWI 的敏感性约为 100%[4]。DWI 可在症状出现后 30 分钟出现早期缺血性改变,而 FLAIR 在症状出现后 6 小时倾向于出现早期缺血性高信号[20]。

血容量降低导致水从细胞外间隙向细胞内间隙转移,细胞外间隙体积减少,细胞内黏度增加,水流动性降低[21]。DWI 可以表征水分子的自由扩散程度,即表观扩散系数(apparent diffusion coefficient,ADC)[22,23]。ADC 值在 5~10 天内逐渐恢复正常,然后在慢性期升高,由于 T2 透照,DWI 持续保持高信号[23]。1/3 的患者在血管内治疗后或一半的患者在静脉溶栓后[24],DWI 病变可自发或者在再通治疗后逆转,尽管这种逆转并不意味着脑组织的正常化[25]。

DWI 检测后循环梗死比检测前循环梗死发挥着更重要的作用,因为 CT 在后颅窝检查中的价值有限[9,26,27](图 9.3)。尤其对于头晕或者眩晕患者,DWI 是重要的检查手段[26]。然而,对于临床上明确的后循环梗死患者,尤其是脑干病变,DWI 对小的梗死病变偶尔也会出现阴性[28]。Oppenheim 等人的研究表明,在卒中症状持续时间超过 24 小时并在卒中发作后 48 小时内进行 DWI 检查的患者中,DWI 假阴性为 5.8%($n=139$)[29]。假阴性 DWI 在后循环中比在前循环中更常见(19%:2%)[29]。在 6 个假阴性椎基底动脉卒中病灶中,5 个病灶位于脑干。在椎基底动脉卒中患者中,31% 的患者在前 24 小时 DWI 显示假阴性,而这些患者在随访中显示阳性[29]。Chalela 等人前瞻性地比较了 CT 和 MRI 对疑似急性脑卒中患者($n=356$)的评估价值。DWI 显示脑干卒中的假阴性率较高(校正优势比为 7.3,95% 可信区间:2.2~25.0)[30]。在急性前庭综合征患者中,初始 DWI 显示 12% 的假阴性,这些患者在症状出现后 48 小时内进行的影像学检查显示阳性[31]。因此,通过详细的病史问询和彻底的神经检查,并意识到影像学的局限性,我们可以提高诊断的准确性[9]。此外,当患者被临床怀疑为后循环卒中,而初始影像学结果为阴性时,应考虑随访影像学检查(图 9.4)。

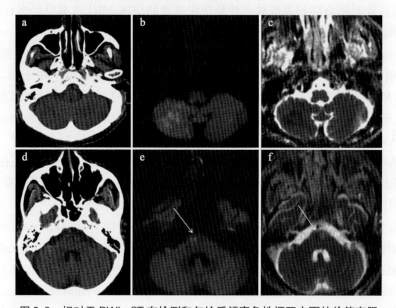

图 9.3　相对于 DWI,CT 在检测和勾绘后颅窝急性梗死方面的价值有限

DWI 病变体积与 NIHSS 评分不相关,也不能预测预后[32,33],而一项研究推测,使用 DWI 的后循环 ASPECT 评分是预测功能预后的有力标志[34]。因此,有必要进一步调查。

2. 液体衰减反转恢复成像(FLAIR)和梯度回波成像(GRE)

FLAIR 可显示代表缓慢血流的高信号血管征象,如软脑膜侧支[35],可能代表已形成梗死的急性缺血性高信号[36],以及包括陈旧性梗死在内的慢性缺血性病变。相对于 DWI,FLAIR 在最初几小时内对检测缺血性病变并不敏感。细胞毒性水肿在 DWI 上可以在几分钟内被检测到,但 FLAIR 上可以被很好地检测到的血管性水肿是缓慢诱发的。因此,DWI 和 FLAIR 的不匹配可用于估计梗死时间[20,36,37]。

MRI 出血主要取决于血肿的出现时间和成像序列[36]。GRE 基于脱氧血红蛋白或含铁血黄素[36] 的顺磁效应检测出血性病变。与非增强 CT[38] 和腔内血栓相比,GRE 能更好地描述出血性变化。SWI 比传统的 GRE 具有更好的出血检测能力[39]。检查取决于磁共振成像序列和磁场强度。因此,直接比较 CT 和 MRI,或者 1.5T 和 3T 磁共振仪器的 GRE 与 SWI 或 GRE 时应慎重。

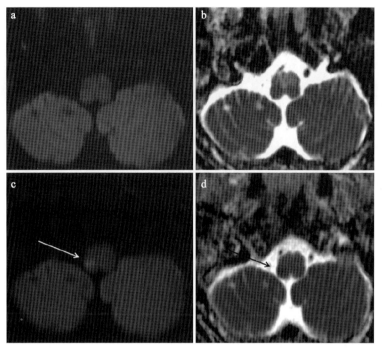

图9.4 一名74岁男性出现头晕症状。最初的 DWI 看起来正常（a、b），但1天后的 DWI 显示右外侧延髓急性梗死（c、d）

◆ 第二节 脑血管成像 ◆

一、CT血管成像

CT 血管成像（CTA）已成为评估血管狭窄及闭塞的主要成像方式。近期的随机对照研究表明，选择合适的患者和快速的血运重建术是缺血性脑卒中患者获得良好预后最根本和最明确的因素[40-45]。CTA 可以为血管狭窄闭塞提供足够的信息，而多相采集的 CTA 可以为我们提供侧支和（或）灌注信息[46,47]。医生可以通过 CTA 的快速获取和良好的可及性来尽早考虑是否采用动脉内血栓清除术或抽吸，并快速完成血运重建。

CTA 使人们首次在动脉内通过碘造影剂生成图像，并可以基于各种技术提供后处理图像。多平面重建（multiplanar reformation，MPR）、最大强度投影（maximum intensity projection，MIP）和容积重建是评估血管狭窄闭塞的代表性技术。MPR 可以显示各种二维成像平面而不丢失信息[48]（图 9.5a、b）。MIP 选择具有最高衰减的对比组织，包括增强的血管、骨骼和钙化，然后将它们纳入二维图像[49]。然而，其他高衰减的结构，如密集的钙化或支架，可影响对狭窄闭塞的评估，血管和其他结构之间的三维（three-dimension，3D）关系也无法显现[49]（图 9.5c）。容积重建是所有临床应用的主要技术，包括血管狭窄或动脉瘤[49]，它可以提供良好的三维印象，但在后处理过程中可能会失去详细的血管信息（图 9.5d）。后处理图像可能无法进行准确

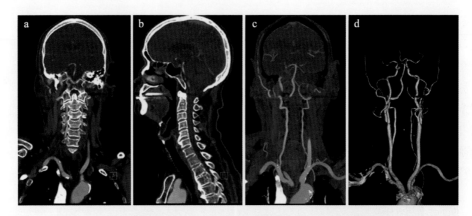

图9.5　CTA 三种后处理技术：冠状面 MPR(a)和矢状面 MPR(b)，冠状面 MIP(c)，容积重建(d)

的测量，并会丢失详细的解剖结构信息。因此，在定量测量或详细的成像解释中，应结合源图像进行评估。

碘造影剂可引起肾功能不全患者的造影剂肾病。然而，根据2018年 AHA/ASA 关于急性缺血性脑卒中患者早期管理的指南描述，在检测血清肌酐浓度[50]之前，对疑似颅内大血管闭塞的患者进行 CTA 是合理的。该建议基于以下观察结果：CTA 继发造影剂肾病的风险相对较低，尤其是在无肾功能损害史的患者中[50]。

CTA 主要提供血管狭窄闭塞的解剖信息，类似于增强 MRA（contrast-enhanced MRA，CE－MRA），而 TOF－MRA 主要提供血流信息。因此，当血流在狭窄闭塞、迂曲血管的湍流或突然扩张的动脉段中发生变化时[5]，CTA 和 CE－MRA 比 TOF－MRA 具有理论上的优势。

良好的侧支循环是急性缺血性卒中预后较好的标志。最近引进的多时相 CTA，以时间分辨的方式快速为我们采集了全脑侧支循环以及颅内和颈部动脉狭窄闭塞的信息[47]，与 CT 灌注[46]相比，它可能具有相似的预测急性缺血性卒中组织预后的能力。

CTA 和 CE－MRA 都是重要的评估颅外动脉至颅内动脉（包括椎基底动脉系统）狭窄闭塞的成像方法[9,28,51,52]。总的来说，CTA、TOF－MRA 和 CE－MRA 对颅内动脉狭窄的评估具有相似的准确性，且具有较高的敏感性和特异性[53-57]。然而，根据血管位置或疾病的不同，可能会有一些差异。超声多作为床旁筛查的方法，在椎基底动脉系统的诊断性能不如 CTA 和 MRA[9,58-60]。血管成像模式的具体比较将在 MRA 相关内容中描述。

CTA 可以提供详细的血栓信息，如血栓的位置、长度、负荷和通透性[61]。血栓近端动脉闭塞越多、长度越长，负担越重，通透性越低，再通率越低[61]。血栓内的残余流量或通透性表明衰减增强。通透性高的凝块更容易再通[62]。

二、磁共振血管成像

磁共振血管成像（MRA），包括 CE－MRA 和 TOF－MRA，自20世纪80年代以来被广泛应用于评估颅内和颈部狭窄闭塞或动脉瘤[63]。TOF－MRA 是评估颅内血管最有用的筛查成像模式，可以覆盖颈部血管。TOF－MRA 采用流动相关增强现象，在饱和背景组织中生成无外源性造影剂的图像[64]。然而,TOF - MRA 易受与各种流动现象和空间解剖失真相关的伪影影响,因此可能会高估狭窄闭塞程度[64,65](图 9.6)。最新的 TOF - MRA 是 3D 成像,并采用多个重叠的薄层采集和倾斜优化的非饱和激发,以克服慢流相关的饱和伪影[64]。饱和伪影在重复激发射频(radiofrequency, RF)脉冲时出现,并导致信号丢失。信号损失可能导致人为狭窄闭塞,并可能高估狭窄程度[53,66]。CE - MRA 通常覆盖从颅内到颈部的血管,扫描时间短。与 TOF - MRA 相比,CE - MRA 由于覆盖范围大,对颅内血管的空间分辨率通常较差,并且动脉期增强的时间窗较窄,不太可能获得满意的效果,但是不至于过高估计狭窄的程度和范围[4,67],并可使颈部血管中的小血管更明显[68]。

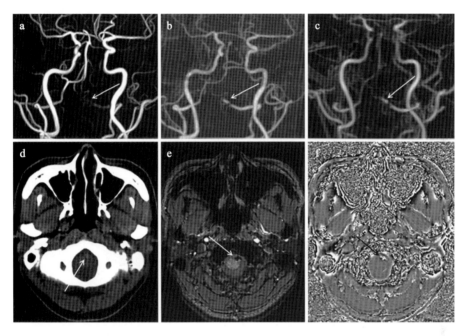

图 9.6　一名 43 岁女性被诊断为左椎动脉夹层。TOF - MRA 不能很好地描绘位于顺行血流较弱的左椎动脉严重狭窄远端的局灶性动脉瘤扩张(a),而 CTA(b)和 CE - MRA(c)能很好地描绘这种情况。平扫 CT(d)显示左侧椎动脉轻度增强,而 SWI(e)和相位信息(f)能较好地显示夹层椎动脉壁内血肿

　　Khan 等人系统回顾了 11 项研究中的椎动脉狭窄[59]：CTA 检测≥50%狭窄的灵敏性最高(100%),特异性(95.2%)最高;CE - MRA 次之,敏感性为 93.9%,特异性为 94.8%;TOF - MRA 的敏感性为 71.4%,特异性为 95.1%;超声的敏感性为 70.2%,特异性为97.7%[59]。另一项前瞻性研究以 DSA 作为参考标准,比较了 CE - MRA、CTA 和超声在椎动脉狭窄评估中的作用(n=46)[60]：①对于检测整个椎动脉≥50%的狭窄,CE - MRA 的敏感性最高,为 83%~89%,其次是 CTA(58%~68%)和超声(44%);CE - MRA 的特异性最低,为 87%~91%,其次是 CTA(92%~93%)和超声(95%)。②对于椎动脉起始部≥50%的狭窄,CE - MRA 的敏感性最高,为 82%~91%,其次是 CTA(82%)和超声(67%);CE - MRA的特异性最低,为 89%~92%,其次是 CTA(93%)和超声(98%)[60]。但是,Jumaa 等人认为CTA 具有更高的敏感性(61.9%)和较低的特异性(77.8%),而不是 MRA(敏感性为 55%,特

异性为 85.7%），但是缺乏统计学意义[69]。CE-MRA 对椎动脉狭窄、闭塞及动脉瘤的显示优于TOF-MRA[28]。然而，因为与主动脉搏动和呼吸相关的伪影存在，CE-MRA 在评估椎动脉开口处的狭窄闭塞方面存在局限性[27]。与 MRA 相比，CTA 可以更好地显示椎动脉的开口。MRA 和 CTA 都能很好地检测椎动脉夹层，但 MRA 相对于 CTA 的特异性较低[9,70]。与MRA 相比，CTA 可在夹层中展现更多的管壁信息[71]。

MRA 和 CTA 均可充分显示颅内后循环，包括椎基底动脉系统和大脑后动脉[28]。颅内动脉粥样硬化卒中结局和神经影像试验（stroke outcomes and neuroimaging of intracranial atherosclerosis trial，SONIA）（$n=407$）显示，TOF-MRA 检测颅内动脉狭窄≥50%的阳性预测值和阴性预测值分别为 59% 和 91%，而椎动脉的阳性预测值为 61%，阴性预测值为 88%，基底动脉的阳性预测值为 60%，阴性预测值为 89%[72]。另一项研究显示，以 DSA 为参考标准，TOF-MRA 检测颅内动脉狭窄≥50%的敏感性为 78%~85%，特异性为 95%，阳性预测值为 75%~79%，阴性预测值为 95%~97%。该研究发现，TOF-MRA 和 DSA 之间的不一致比例在颈内动脉检查中为 8.1%，在大脑中动脉检查中为 7.4%，在椎基底动脉检查中为 4.1%[73]。尽管 TOF-MRA 在排除颅内动脉狭窄闭塞方面具有较高的阴性预测值，由于阳性预测值较低，准确测量颅内动脉狭窄可能还不够。TOF-MRA 由于血流相关伪影的缺点，可能会高估狭窄程度。然而，流动相关伪影可以提供血液动力学信息，这是 CE-MRA 或CTA 所不能提供的。此外，TOF-MRA 在评估因钙化斑块（如海绵窦段颈内动脉或颅内椎动脉）导致的狭窄方面是可靠的，而 CTA 可能会高估狭窄程度[65]（图 9.7）。

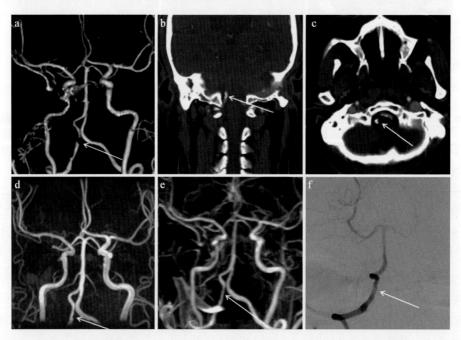

图 9.7　CTA 在容积再现图像（a）上显示右侧椎动脉严重局灶性狭窄，在 CTA 源图像（b、c）上可见致密钙化斑块。TOF-MRA（d）、CE-MRA（e）和 DSA（f）仅显示轻度局灶性狭窄。CTA 在评估有致密钙化斑块的狭窄闭塞程度时可能有缺陷

三、血管壁 MRI

血管壁 MRI 提供直接的管壁信息，而不是间接的管腔成像，如 CTA、MRA 和 DSA。血管壁 MRI 已被广泛用于管腔成像后的进一步研究中，并在临床上被确立为评价狭窄闭塞的成像模式之一。

血管壁 MRI 需要有足够的分辨率、动脉长轴垂直的成像平面和适当的成像对比度[21,74,75]。血管壁 MRI 必须提供小于 $0.7 mm^3$ 的分辨率才能显示血管壁信息，即使在具有小直径的颅内动脉以及颅外动脉中也是如此[76-78]。值得一提的是，椎基底动脉使用血管壁 MRI 的优势在于：与前循环相比，椎基底动脉的直径更大，且被脑脊液包围。3T 磁共振仪器在血管壁 MRI 中可以发挥适当的作用[64,74]。垂直于动脉长轴的成像平面可以使血管壁被最精确地表征，特别是偏心度或壁厚。此外，成像平面有助于区分真病变和假病变，例如紧密围绕血管壁的正常脑膜或静脉[79]。因此，在扫描过程中或在后处理后，必须获得与动脉路径垂直的成像平面，以及其他正交平面成像。相应的，血管壁 MRI 的三维采集成为首选。适当的多对比成像包括增强前和增强后 T1 加权成像，伴有完全的黑色血液和黑色脑脊液显像。根据研究的目的或情况，可以在血管壁序列中增加 T2 加权成像、质子密度成像和磁敏感加权成像。

有用的血管管壁 MRI 序列如下：平扫和增强后 T1 加权成像、T2 加权成像、质子密度成像和磁敏感加权成像。平扫 T1 加权成像在评估血管壁以提供基本形态和信号强度方面起着至关重要的作用。增强后 T1 加权成像可以呈现最显著的图像。血管壁增强被认为是疾病活动的指标。通过注射基于钆[64]的造影剂获得增强后 T1 加权成像。质子密度成像提供了具有最高信噪比的血管信息，这使得其可用于标定动脉外壁，特别是颅内血管[80]。T2 加权成像显示血管壁的基本形态和信号强度。

磁敏感加权成像为我们提供了血管壁出血或钙化方面的有用信息。磁敏感加权成像是一种具有相位信息和血流补偿状态的三维高分辨率梯度回波序列，与传统的 T2*加权梯度回波成像相比，它可以提供更高的出血和钙化检测性能[81]。因此，它可以检测壁内血肿、斑块内出血和钙化斑块，甚至在小的解剖区域，如血管壁也能检测[81,82]。

黑血技术通常指抑制腔内血液和脑脊液呈现黑色的方法，以提高血管壁的对比度[74,75]。它们的序列是基于对运动的质子（如血液或脑脊液）的抑制。代表性的和广泛使用的黑血技术包括双反转恢复、运动敏化驱动平衡（motion-sensitized driven equilibrium，MSDE）或改进的运动敏化驱动平衡（improved motion-sensitized driven equilibrium，iMSDE）和延迟交替与标记激发（delay alternating with nutation for tailored excitation，DANTE）。因为 2D 成像普遍采用双反转恢复，该技术不大可能用于现在的血管壁 MRI[75]。MSDE 或 iMSDE 利用由 90°翻转角和 180°翻转角组成的制备射频脉冲抑制移动自旋信号。与双反转恢复相比，它具有减少准备时间和覆盖范围更大的优点。虽然它会减少信号，提供不充分的黑血和黑脑脊液状态，以及场的不均匀性[74,75,83]，但随着技术的改进，它被广泛使用。DANTE 也是一种广泛使用的黑血技术，它采用了一系列具有低翻转角的非选择性脉冲，这些脉冲与具有短重复时间的梯度脉冲交错。脉冲引起流动组织信号的衰减，但已知 DANTE 在静态组织信号的衰减方面小于 MSDE[84]。

颅内和颈部血管壁的同步采集有助于评估整体动脉粥样硬化斑块或颅颈夹层的程度，近年来的磁共振仪器具有覆盖范围大、扫描时间短的特点,在临床应用上已成为可行[85]。

1. 动脉粥样硬化

血管壁 MRI 可以为我们提供有用的信息来评估脑卒中的发生机制和后循环脑卒中狭窄的病因,有助于鉴别易于与动脉粥样硬化相混淆的动脉夹层、烟雾病、血管炎等血管性疾病。此外,血管壁 MRI 在腔内成像上可以显示动脉粥样硬化斑块,即使是非狭窄性病变也可以显示[86,87](图 9.8)。

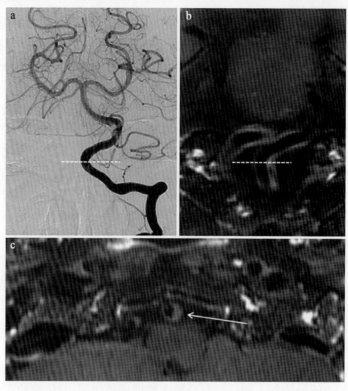

图 9.8 左椎动脉 DSA 正常(a),但血管壁 MRI 冠状和轴位增强后 T1 加权成像(b、c)显示偏心壁增厚、对比增强。血管壁 MRI 提供的直接血管壁信息超出了管腔成像

动脉粥样硬化斑块包括脂质核心、纤维组织、斑块内出血和钙化[88]。血管壁 MRI 可以观察颅内动脉以及颅外颈动脉斑块的各个组成部分。斑块分析为我们利用血管壁 MRI 鉴别易损斑块和稳定斑块提供了有用的信息[88,89]。

动脉粥样硬化斑块的典型形态是不对称的管壁增厚,即所谓的偏心性,而血管炎则表现为平滑的同心性管壁增厚[90](图 9.9)。然而,在动脉粥样硬化斑块中也有同心性管壁增厚的报道[91]。冠状动脉粥样硬化中常用的重构指数也是鉴别颅内和颈动脉粥样硬化斑块的有用信息[92]。重构指数计算如下:最大外壁面积/[(近端正常动脉面积+远端正常动脉面积)/2]。正性重构定义为指数≥1.0,而负性重构为指数<1.0[92]。正性重构更可能出现在有症状和(或)易损斑块中[86,93-95]。

斑块易损性普遍认为与斑块内出血、大的富含脂质的坏死核心(伴有纤维帽的裂隙或破裂)以及血管壁 MRI 上的斑块增强有关[88,96,97]。斑块内出血通常在 T1 加权成像上表现为高信号,考虑是新生血管破裂或斑块破裂导致斑块内出血[97]。斑块内出血可呈现不同的信号强度,这取决于 T1 加权成像[98]所用的技术和出血所处阶段[99]。动脉夹层中的壁内血肿也可呈

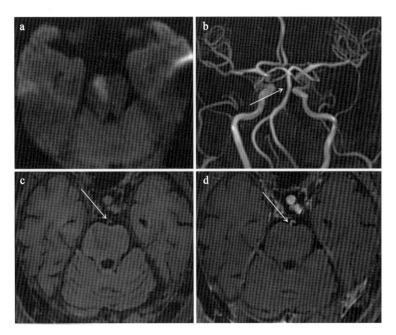

图 9.9 一名 73 岁女性出现左侧肢体无力。DWI(a)显示右侧脑桥急性梗死。TOF‐MRA 显示基底动脉中上部(b)局部轻度狭窄。在轴位增强前 T1 加权成像(c)和增强后 T1 加权成像(d)上,血管壁 MRI 显示基底动脉右侧壁偏心增厚,并伴有增强,提示存在动脉粥样硬化斑块

现出类似的信号强度[100]。因此,有必要谨慎解释斑块内出血,T2 加权或磁敏感加权成像可能会有所帮助。纤维帽是一层在包含胶原-蛋白多糖基质、其间有巨噬细胞和平滑肌细胞的纤维结缔组织,它将富含脂质的坏死核心与动脉腔分开。更大的富含脂质的坏死核心和更薄或破坏的纤维帽被发现与脑血管事件的风险相关。完整的厚纤维帽可能意味着斑块破裂的风险较低[97]。脂质核心在 T1 和 T2 加权成像上显示为低信号或等信号,无增强。皮下脂肪在 T1 和 T2 加权成像上显示高信号,而脂质核心信号的强度则不同,这是因为 MR 信号的主要贡献者不是脂质而是水质子,并且脂质核心中的脂质成分是胆固醇和胆固醇酯,而非甘油三酯(主要在血管外脂质中)[88,96]。纤维帽在 T1 和 T2 加权成像上显示为等信号或高信号,并伴有增强。因此,从管腔到血管壁可见高信号伴强化和低信号不伴强化,分别代表纤维帽和脂质核心[96,101]。钙化在所有序列中都显示为低信号[102]。

斑块强化是血管壁 MRI 特征中最显著的发现,很可能见于新发卒中和(或)症状性缺血性卒中,并提示可能存在严重的炎症活动[103-105]。症状性斑块的强化程度会随着时间的推移而降低[104]。斑块增强与新血管形成、炎症活动和(或)内皮通透性增强有关[106,107]。然而,它对动脉粥样硬化斑块并无特异性,因为非特异性炎症如血管炎也可以出现血管壁增强[74]。

血管壁 MRI 能够详细描述斑块的形态、组成和分布,有助于揭示卒中的发生机制。在一项研究中,显示 0.2mm³ 的高分辨率 3D 质子密度成像可以识别脑桥侧方梗死相关的责任穿支动脉[108]。

2. 动脉夹层

动脉夹层是年轻缺血性脑卒中患者的主要血管病变之一[109]。因此,在血管危险因素最小的缺血性卒中患者中,在管腔成像没有明确线索的情况下,夹层是狭窄闭塞的合理鉴别诊断。血管壁 MRI 在直接描述夹层病理方面很有帮助。直接的放射学特征包括内膜瓣、双腔、壁内

血肿、动脉瘤样扩张和随后的几何变化，这些可通过血管壁 MRI 来展现[110,111]。此外，夹层可显示管壁强化，管壁强化被认为与炎症[112]、假腔血流缓慢或滋养血管增强[113]有关，尽管其病理机制尚未完全了解。一项使用 PET-CT 的研究显示，夹层中血管壁强化的相应部位出现病理性摄取，且强化在数周内消失，这被认为是一种全身性短暂炎性动脉病[112]。

动脉夹层显示了从发生到各种慢性阶段的后续几何形状变化[114-117]。夹层开始于内膜撕裂，血流进入动脉壁，可见内膜瓣和双腔。血管壁上的血栓被视为壁内血肿，它可以使动脉瘤发生像动脉粥样硬化斑块中的正性重构一样的扩张，急性期至亚急性期的影像学特征随时间的变化而变化[110,111,117]。血管壁可表现为闭塞、夹层动脉瘤、不完全正常化、完全正常化等多种慢性阶段[118]。

壁内血肿可在血管壁 MRI 上呈现与斑块内出血相似的信号强度[100]。有时很难区分壁内血肿和斑块内出血，这导致了动脉粥样硬化和动脉夹层之间容易混淆。因此，精确诊断可能依赖于临床特征和靶血管以外的脑实质和血管成像，以及随后的几何形状变化。与动脉粥样硬化斑块相比，夹层后的变化更加清晰、迅速，包括自发正常化[114]。在未破裂的颅内动脉夹层中，83.9%的患者在 2 周至 2 个月后出现几何形态的改变，其中 61.5%的患者出现改善，18.3%的患者出现完全正常化[114]。37.4%～75%的未破裂颅内椎动脉夹层患者出现自发改善[119,120]，与颅内动脉粥样硬化（＜30%）相比，夹层患者的改善率可能更高[121,122]（图 9.10）。

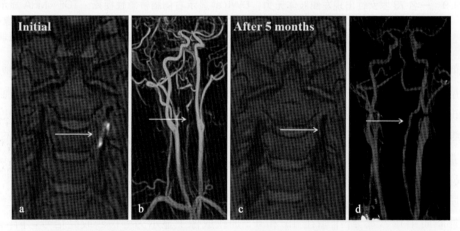

图 9.10　一名 25 岁女性被诊断为左颈椎动脉夹层。血管壁 MRI 冠状位增强前 T1 加权成像（a）显示左侧颈椎动脉壁内血肿和动脉瘤扩张，表明存在夹层，但 CE-MRA 显示相应部位严重狭窄（b）。5 个月后，血管壁 MRI（c）和 CTA（d）显示正常，表明已完全恢复正常

四、数字减影血管造影

数字减影血管造影（DSA）作为血管成像的金标准发挥着重要作用，尽管它从 1927 年以来就开始使用[123]。DSA 在 1953 年 Seldinger 引入经皮导管置入术后被广泛应用，是一种先进的减影和放大技术[124]。现代 DSA 提供了良好的空间分辨率（小于 $0.2\,mm^2$）和对比度分辨率。DSA 是血管成像中最具侵入性的方法，仅在高度专业化的中心才能应用[125,126]。DSA 存在手术并发症和暴露于辐射和造影剂的风险。一项大型回顾性研究（$n=19826$）报道，诊断性 DSA 中神经功能下降、永久性残疾和病死率分别为 2.63%、0.14%和 0.06%[127]。在一项荟萃分析研究中，蛛网

膜下腔出血、脑动脉瘤和动静脉畸形行 DSA 检查组的永久性神经系统并发症和总神经系统并发症发生率(分别为 0.07％和 0.8％)低于短暂性脑缺血发作(TIA)和脑卒中行 DSA 检查组的发生率(分别为 0.7％和 3.0％)[126]。因此,现代 DSA 主要用于需要更详细的信息来指导治疗或了解小血管的情况。DSA 的使用必须在手术相关风险和错误诊断风险之间进行平衡[128,129]。

虽然狭窄程度是最古老的参数之一,但它仍是评估血管病变最重要的参数[128],DSA 在测量颅内动脉狭窄方面具有良好的一致性[130]。狭窄程度定义为:狭窄百分比＝$[(1-D_{狭窄}/D_{正常})]\times100\%$[130]。

血液动力学信息是 DSA 的另一个重要优势。在其他血管成像(例如 CTA、MRA 和血管壁 MRI)中关于血管流动的血液动力学信息较差。然而,当造影剂对狭窄周围血管填充不足时,在 DSA 中无法看到这些信息。因此,CTA 可以比 DSA 更好地显示远端血管,因为 CTA 可以将造影剂集中到狭窄以外的远端血管[54]。然而,CTA 对于小动脉的评价和测量与 DSA 相比存在不足之处[131]。DSA 需要对每条动脉进行多次血管内造影剂注射,有时需要双侧椎动脉注射才能完全评估后循环狭窄。

在某些情况下,血管成像对于评估包括椎基底动脉狭窄闭塞在内的血管疾病可能具有挑战性,因为根据技术的不同,每种成像方式都有优缺点,这取决于技术、后处理和易受影响的伪影。因此,神经放射学专家的解释是必要的。

五、超声

对于怀疑有后循环卒中的患者,超声检查不仅能提供影像学信息,还能提供脑血流动力学方面的附加信息。超声与其他检查方法(CT、MRI)相结合,可以进一步了解卒中的病理生理学。它是一种非常快速、廉价和无创的一线治疗方法,也是一种理想的随访方式,因为它可以直接在床边进行。然而,该方法的局限性在于视野有限,且与后循环相关的颈动脉解剖信息不足。后循环的超声检查应包括椎基底动脉系统的完整检查,包括无名动脉和锁骨下动脉、椎动脉颅外段和颅内段、基底动脉干和大脑后动脉以及颈部侧支循环[132]。

1. 多普勒超声

目前在后循环中常用的超声有多种模式。B 型(亮度模式)超声使用 7.5～10 MHz 的发射频率来产生实时的血管二维(2D)图像。多普勒模式是利用多普勒效应对血流进行测量和可视化。脉冲波(P－W)和连续波(C－W)多普勒成像在时间轴上呈现动脉的流速信息。在 P－W 多普勒系统中,单个换能器晶体发射超声能量的短脉冲。在脉冲之间,同一晶体充当超声信号的接收器[133]。在双功能超声中,P－W 多普勒通常与 B 模式图像相结合。双功能超声提高了动脉的识别能力,并能更可靠地检测异常[134]。另一方面,C－W 多普勒系统由双元件换能器组成,它连续发射和接收超声信号[133]。C－W 多普勒有助于确定椎动脉骨间(V_2)和寰椎环(V_3)中血流的存在和方向[134]。彩色多普勒血流成像(color Doppler flow imaging, CDFI)提供了血流的实时信息,其显示为叠加在周围组织 B 模式图像上的彩色图像[132]。与常规双超相比,CDFI 可以更好地显示椎动脉近端和寰椎环[135]。能量多普勒成像(power Doppler imaging, PDI)使用多普勒信号的振幅而不是血流的速度和方向的显示,它提供了更好的位于解剖上难以进行超声成像的区域中血管的可视化成像[136]。它还提高了对狭窄的评价以及血管内皮和斑块形态的可视化[134]。PDI

作为 CDFI 和 P－W 多普勒成像的辅助手段,可用于评估椎动脉[137]。

2. 经颅多普勒超声

经颅多普勒(transcranial Doppler, TCD)超声使用低发射频率(1.5～2 MHz)的脉冲多普勒系统穿透颅骨,能够记录颅内血管的血流速度[138,139]。从颈部上方通过枕骨大孔(经椎间孔窗)进行超声照射,可以检测基底动脉和椎动脉颅内段的血流速度。经位于眼角和颧峰上方的耳廓之间的颞窗,可研究基底远端动脉、大脑后动脉和后交通动脉的血流。在常规 TCD 中,由于其有限的空间分辨率,不能获得血管壁的灰度图像。获得的多普勒信号是基于指定特定动脉的间接参数:样本的深度、换能器的位置和流动方向[140]。另一方面,经颅彩色双功超声通过对血流速度的彩色编码来显示颅内后循环血管[141]。它允许操作者更准确地识别目标血管并测量声波照射的角度以校正流速测量[132,134,142]。最近,功率模式经颅多普勒超声(power motion transcranial Doppler, PMD－TCD)的出现提高了对后循环动脉的照射和可视化能力,并在功率 M 模式显示中同时提供多通道血流信息[142,143]。PMD－TCD 与数字减影血管造影(DSA)具有令人满意的一致性(敏感性 73%,特异性 96%)[143]。PMD－TCD 还具有描述流量特征的作用,这与标准的单栅 TCD 光谱结果是互补的[143]。后循环中的微栓子也可以被可视化为高强度瞬时信号(high-intensity transient signal, HITS),或称为微栓子信号(microembolic signal, MES),叠加在背景多普勒频谱上[138,144,145]。在一项研究中,13% 的急性后循环脑缺血患者在基底动脉的 TCD 监测中出现 MES。MES 的存在可提示脑卒中的可能机制[144]。

3. 应用

后循环系统的超声评估应从无名动脉和锁骨下动脉开始[132,146]。使用 3.5～11.5 MHz 的微凸阵列传感器可以更好地显示上主动脉和主动脉弓的近段。锁骨下动脉的颈段通常可以通过双功能超声和 C－W 多普勒显示[134]。尽管椎动脉的超声成像比颈动脉系统的超声成像更困难,也更少,但许多研究表明,由有经验的操作者进行超声评估是可行和有用的。椎动脉的椎间孔内行程(V_2)最容易检查,因为该动脉的行程是直的,因此,建议从这一段开始检查。操作者可以用一个平行于颈动脉、向外侧倾斜、面向横突方向的探针进行评估。椎动脉的起源(V_0)是动脉粥样硬化性狭窄的常见部位,但很难探查。据报道,右侧有 6%～14% 的患者,左侧有 14%～40% 的患者[147]存在该节段的可视化不足。沿着 V_1/V_2 段交界处至锁骨下动脉是评估起源的好方法。寰椎环(V_3)检查的方法是将探针置于乳突下方、胸锁乳突肌外侧,并保持探针朝向对侧眼眶[148]。然而,远端 V_2 和 V_3 段的成像并不总是令人满意。

椎动脉系统就像颈动脉系统一样,收缩期峰值流速(peak systolic velocity, PSV)的增加可以很好地评估狭窄。中度狭窄(50%～69%)会显示局灶性 PSV 增加(椎动脉开口处>140 cm/s,或狭窄/狭窄前 PSV 比值>2),而重度狭窄(>70%)也会显示间接的血流动力学征象(狭窄前血流信号表现为舒张期流速低,外周阻力增加;狭窄后血流信号表现为伴有延迟收缩血流上升和波形衰减),且对侧椎动脉代偿[88]。后循环系统中的一个独特发现是颈部侧支循环,这在颈动脉系统中是看不到的。远端椎动脉血流可通过颈升动脉(来自甲状腺颈干)、颈深动脉(来自肋颈干)和(或)枕骨动脉(来自颈外动脉)在近端闭塞时重建。

超声还有助于确定脑卒中的原因,如动脉粥样硬化斑块(图 9.11)、典型的夹层征象(即不规则狭窄或扩张、壁内血肿、双腔)(图 9.12)、动脉炎、血管痉挛、Bow-Hunter 综合征和锁骨下动脉盗血现象。

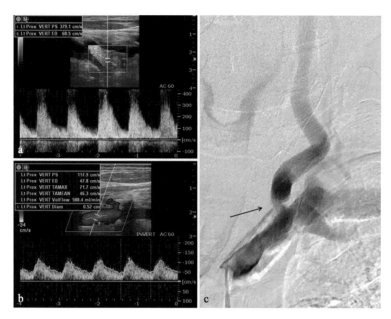

图 9.11　一名 77 岁男性主诉反复头晕,MRI 弥散成像(未提供)显示脑桥急性栓塞性梗死。多普勒超声显示左椎动脉起源处局灶性狭窄,收缩期峰值流速(379.1 cm/s)显著增加,狭窄部位(a)处频谱展宽。在同侧椎动脉段横突孔段(b)可见延迟的收缩期血流上升和波形衰减。DSA 显示椎动脉开口处有严重的局灶性狭窄伴致密的钙化斑块,钙化斑块同时环绕锁骨下动脉(c)

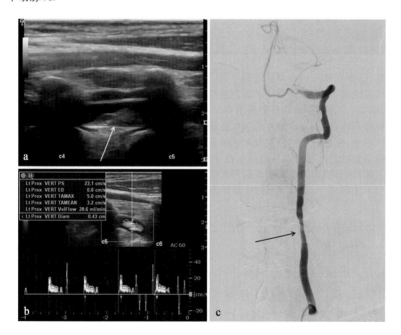

图 9.12　一名 59 岁男性出现突发性眩晕和躯干共济失调。MRI 弥散成像显示后循环区有多处栓塞性梗死(未提供)。多普勒超声的亮度模式显示 C_4 和 C_5 横突之间的左椎动脉(VA)横突孔段(V_2)出现不规则局灶性狭窄。狭窄处可见壁内血肿伴不规则血管壁增厚(白色箭头)(a)。C_5 和 C_6 水平之间的狭窄前血流分析显示无舒张血流成分(b)的高阻力血流模式。左侧椎动脉造影显示相应节段的局灶性锥形狭窄(黑色箭头),以及远端 V_3 节段的近全闭塞,这被认为是一个串联的夹层病变(c)

在锁骨下动脉盗血综合征中,血流模式取决于锁骨下动脉狭窄的严重程度和侧支循环模式。不完全盗血通常引起收缩期血流速度降低,在更严重的情况下,同侧椎动脉会出现双向血流[138]。在完全断流的情况下要注意完全逆流,临床上可将 TCD 与双功能椎体超声联合应用来诊断这种疾病[138,148]。TCD 表现可通过患侧上臂的运动或充血试验增强,在充血试验中,肱动脉被压缩然后松开,以加重锁骨下盗血[138,148](图 9.13)。

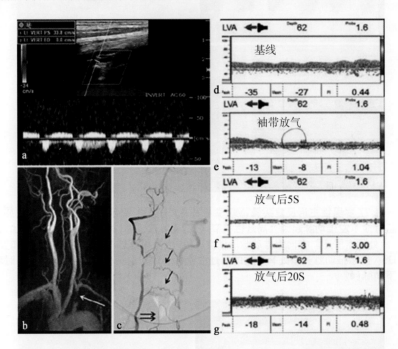

图 9.13 一名 61 岁女性主诉头晕及左臂不适。左 VA(V_2 段)频谱分析显示收缩期血流倒流和舒张期血流顺行,提示锁骨下动脉窃血综合征(a)。增强 MRA 显示左锁骨下动脉近端闭塞(b,箭头)。右侧椎动脉造影显示 C_2、C_3 和 C_4 水平(箭头)和脊髓前动脉(双箭头)有明显的椎体后吻合,以及重建左侧 VA 血流(c,顺行向脑流,逆行向上臂流)。由于右侧 V_4 段发育不全,未见典型的左侧 VA 远端逆行血流。在充血试验期间,对左侧颅内 VA 进行了经颅多普勒超声检查。在基线检查中发现收缩期血流延迟和减弱(d)。测量后,将左肱动脉上的袖带充气,并使受影响的手臂运动 2 分钟。套囊的快速放气(圆圈)导致流量突然减少一段时间(e,f)。20 秒后,基线流量恢复(g)

在对颅外椎动脉进行全面检查后,使用 TCD 通过枕窗对颅内动脉进行声波照射。评估两个颅内椎动脉,然后追踪至基底动脉。基底动脉远端和大脑后动脉的可视化非常困难,但通常可以通过颞窗显示。根据一项彩色编码 TCD 研究[149],在颅内椎动脉(98%)、基底动脉(92%)和大脑后动脉 P_1 段(84%)成功实现了质量优良的超声。颅内动脉粥样硬化卒中结局和神经影像(SONIA)试验发现,当使用椎动脉 110 cm/s 和基底动脉 130 cm/s 的平均速度标准时,TCD 对于检测出中重度(50%~99%)颅内狭窄非常可靠,并具有很高的阴性预测值(>0.8)[72]。

超声波具有一定的局限性。首先,有时无法达到整个椎动脉的充分可视化。由于解剖学上的变异,例如椎动脉的深部起源和后方起源、直接起源于主动脉弓、椎动脉走行迂曲、短颈体型,超声有时不能探测到椎动脉起始部和 V_1 段。椎骨突起妨碍了对 V_2 节段的整体评估,导致短节段病变可能被漏诊。因此,必须将狭窄闭塞病变的直接征象和间接征象一并解读,以提高敏感性和准确性[4]。其次,目前还没有像美国超声放射医师学会(Society of Radiologists in Ultrasound)的颈动脉狭窄标准一样的评估椎动脉狭窄的标准[150]。第三,检查的质量很大程度上取决于操作者,因此建议由训练有素、经验丰富的超声医师进行检查。

◆ 第三节　灌 注 成 像 ◆

一、CT 灌注成像

CT 灌注成像(computed tomography perfusion,CTP)可提供脑灌注的快速定性和定量。CTP 是在含碘造影剂第一次通过脑血管时使用连续电影成像进行对比增强而获得的[151,152]。对比增强程度和对比介质浓度与瞬态超衰减呈线性关系,而超衰减与给定区域内对比介质的数量成正比[151,152]。通常需要 1~2 分钟的扫描时间,以 4~5 毫升/秒的注射速度给予 35~50 毫升的造影剂[47,151,152],使用 80 kV 的管电压[153],它们在诸如覆盖范围、截面厚度和切片间隙的详细参数上有所不同。放射剂量通常低于头颈部 CTA[47]或类似于脑 CT 平扫[154,155]。在最初的 30~45 秒内每秒采集一次图像,然后在接下来的 30~45 秒内每 2~3 秒采集一次图像,以生成准确的早期浓度曲线[153]。心输出量不足、心房颤动和(或)狭窄闭塞性病变可能导致延迟的脑组织饱和[153]。灌注图 CBV、CBF、MTT、TTP 是通过后处理方法生成的,包括基于非反卷积或基于反卷积的时间衰减曲线模型[152,156]。Tmax(残差函数到达峰值的时间)可以用基于反卷积的模型来代替达峰时间(time to the peak,TTP)[157,158]。脑血容量(cerebral blood volume,CBV)定义为在给定体积的大脑中流动的血液总量,单位为每 100g 脑组织中血液的毫升数。脑血流(cerebral blood flow,CBF)被定义为每单位时间通过给定体积的脑的血液量,单位为每分钟每 100 克脑组织中血液的毫升数。平均通过时间(mean transit time,MTT)定义为血液通过特定大脑区域的平均通过时间,以秒为单位[156]。

与 CT 平扫和(或)CTA 相比,CTP 对急性缺血性后循环卒中具有更高的诊断价值[159,160]。CTP 联合平扫 CT 和 CTA 的诊断效果显著提高,敏感性为 76.6%,特异性为 91.1%,阳性预测值为 95.4%,阴性预测值为 62.1%[160],曲线下面积为 0.86(平扫 CT 为 0.64,平扫 CT+CTA 原始图像为 0.68)[159]。一项系统评价也表明,CTP(敏感度为 76%,特异性为 93%)在检测急性后循环卒中的诊断准确性方面优于平扫 CT(敏感性为 23%,特异性为 97%),与 CTA 相似(敏感性为 42%,特异性为 98%)[161]。有关 CTP 在急性后循环卒中诊断作用的最大宗分析(n=436),推断出局灶性低灌注程度是影响长期预后的独立因子[162]。梗死核心表现为 CBV 和 CBF 减少,MTT、TTP 和 Tmax 严重延迟,而半暗带可以通过残留的 CBV 和 CBF 来评估,且 MTT、TTP 和 Tmax 略有延迟[157]。梗死核心的 CBF 较正常大脑半球减少 30%~50%[41,42,153,157,163]或 CBV 减少小于 2.5 g/100 ml[8,153,164],半暗带的 Tmax 延迟超 6 秒已被广泛使用[42,165,166],但量化阈值主要建立在前循环卒中中。

二、磁共振灌注

动态磁敏感对比（dynamic susceptibility contrast，DSC）、动态对比增强（dynamic contrast-enhanced，DCE）和动脉自旋标记（arterial spin labeling，ASL）成像作为 PWI 的 MRI 方案已被广泛应用于临床。急性缺血性脑卒中 PWI 以 DSC-PWI 为主。

动脉自旋标记（ASL）是一种灌注成像，能够在没有造影剂的情况下提供定量的 CBF 值。ASL 使用内源性血液示踪剂，通过在颈部颈动脉水平磁性标记血液，而不是基于含钆造影剂。标记的血液分布在脑毛细血管床中，可作为定量 CBF 灌注成像[167]。急性缺血性脑卒中患者 ASL-CBF 低灌注区可能代表半暗带。ASL 与 DSC-PWI 在半暗带的检测中表现出高度的一致性，但它倾向于高估[167-169]。然而，由于扫描时间长和可用性差，ASL 在临床应用中受到限制，主要用于研究领域。

DSC-PWI 扫描时首先静脉注射钆基顺磁造影剂。造影剂的第一次通过会导致 $T2*$ 图像上的非线性信号损失，这代表了磁化率伪影。组织信号的变化可产生血流动力学时间-信号强度曲线，可用于产生 CBV、CBF、TTP、MTT 和 Tmax[36,170]。

灌注不足的脑组织包括良性缺血和缺血组织，梗死核心区和半暗带属于缺血组织[171]。在成像时，梗死核心被定义为可能发生不可逆梗死的脑组织，半暗带被定义为在没有早期强力再通的情况下有梗死风险的缺血脑组织[3]。在实际的临床或研究中，尽管 DSC-PWI 和 CTP 可能会高估缺血组织，并倾向于囊括良性少血区，尤其是使用 MTT、TTP 或 Tmax 参数时，但它们仍被广泛应用于勾画半暗带[171]。半暗带的阈值或定义仍然存在争议，但即使在以前的试验中，Tmax 的延迟超过 6 秒也被用作阈值[36]。

CTP 显示造影剂与 CT 衰减之间的线性关系，而 DSC-PWI 显示造影剂与 MRI 信号之间的非线性关系。因此，在 CTP 中更容易实现量化，这一点可通过与作为参考标准的 PET-CT 的比较得到证实[3,172]。与 CTP 相比，DSC-PWI 的主要优点是可以用其他有效的 MRI 序列，包括 DWI、FLAIR 和 GRE，来评估缺血性病变的各种影像学特征[3,36]。与 CTP 相比，DSC-PWI 的主要缺点是参数映射提供的是半定量值而不是绝对值[36]。CTP 的缺点是易受后颅窝中骨或空气相关伪影的影响[23]。CTP 和 DSC-PWI 都依赖于相似的基本示踪动力学概念，也同样面临着参数图获取、后处理和解读的挑战[3]。

尽管 CTP 和 DSC-PWI 都是提供梗死核心和半暗带脑灌注数据的有用方法，但灌注成像在急性缺血性卒中患者的评估中并不重要。2018 年 AHA/ASA 急性缺血性卒中患者早期管理指南建议，多模式 CT 和 MRI（包括灌注成像）不应延迟静脉溶栓，对于小于 6 小时的患者，也不推荐使用灌注成像来评估机械性血栓切除术。然而，对于最后一次已知正常的前循环大血管闭塞 6~24 小时内的患者，仍然推荐使用灌注成像来帮助选择是否进行机械血栓切除术[50]。

CTP 和 DSC-PWI 均可结合梗死核心呈现多种错配。失配可分为靶点失配（PWI＞DWI）（图 9.14）、无靶错配（PWI＝DWI）（图 9.15）和逆失配（PWI＜DWI）（图 9.16）[8]。大动脉闭塞会导致靶点不匹配，如果不能实现血运重建，预计会出现梗死核心的增长。伴有大动脉闭塞的确定性梗死或通过足够的侧支循环阻止梗死的进一步发展可能属于无靶错配。

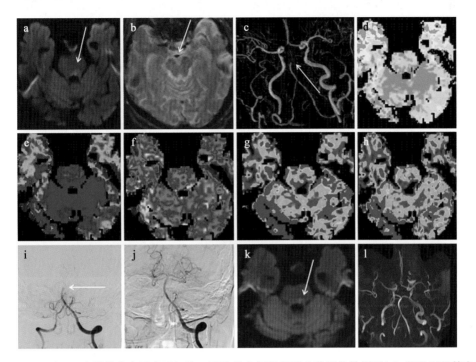

图 9.14 一名 84 岁男性患者因嗜睡入院。DWI 示左侧脑桥后小范围急性梗死(a),GRE 显示基底动脉上段血栓(b)。CE-MRA 显示基底动脉上段和双侧大脑后动脉近端闭塞(c)。灌注 MR 显示广泛的延迟灌注区,累及整个脑桥和双侧小脑半球。双侧内侧颞叶在 Tmax(d)、TTP(e)和 MTT(f)上有改变,而 CBV(g)和 CBF(h)保持不变。因此,MRI 显示显著的 DWI-PWI 不匹配。术前 DSA 显示基底动脉上段闭塞(i),术后 DSA 显示机械取栓后基底动脉和双侧近端大脑后动脉再通(j)。随访 DWI 显示与初始 DWI 相比不再出现更多的梗死(k)。随访 TOF-MRA 显示后循环血流通畅(l)

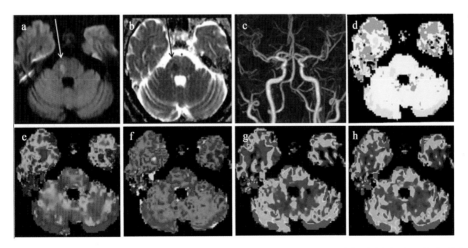

图 9.15 一名 61 岁男性出现步态共济失调。DWI(a)和 ADC(b)显示脑桥右侧有小面积急性梗死(箭头)。TOF-MRA 检查结果正常(c)。灌注 MRI 在 Tmax(d)、TTP(e)、MTT(f)、CBV(g)和 CBF(h)上也正常。该患者仅有 DWI 病灶,而无灌注异常

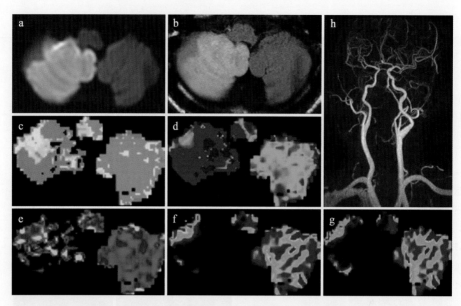

图9.16 一名78岁男性,表现为眩晕。DWI (a)和 FLAIR (b)显示右侧小脑半球急性梗死(小脑后下动脉供血区域)。Tmax (c)、TTP (d)、MTT (e)、CBV (f)、CBF (g)显示无 DWI - PWI 错配。CE - MRA 显示右侧硬膜内 VA (h)有严重狭窄

在大血管梗死或腔隙性梗死的早期血运重建阶段可以看到逆失配。在短暂性脑缺血发作或小的皮质或穿支梗死时可看到无灌注异常的 DWI 病变。PWI 降低,但无 DWI 病变,主要见于偏头痛、可逆性脑血管收缩综合征、可逆性后部脑病综合征等脑卒中疑似者。在发作、发作后及偏头痛先兆期可见弥散性病变、PWI 增高[8]。灌注成像中梗死核心与半暗带不匹配的定量定义仍然具有挑战性和争议性。在一些临床试验中,大于 20% 的不匹配已被用作合格标准[36,42,173,174]。然而,DEFUSE 3 试验使用了≥1.8 的不匹配[165],DAWN 试验使用了临床缺陷和梗死体积之间的不匹配[163]。由于后处理的高可变成像协议和算法的标准化较差,以及观察者间再现性较低,因此直接应用梗死核心和半暗带的灌注阈值仍存在局限性[8]。

参考文献

[1] VAN STRATEN M, VENEMA HW, MAJOIE CB, et al. Image quality of multisection CT of the brain: thickly collimated sequential scanning versus thinly collimated spiral scanning with image combining [J]. AJNR Am J Neuroradiol, 2007,28(3): 421 - 427.

[2] PACE I, ZARB F. A comparison of sequential and spiral scanning techniques in brain CT [J]. Radiol Technol, 2015,86(4): 373 - 378.

[3] WINTERMARK M, ROWLEY HA, LEV MH. Acute stroke triage to intravenous thrombolysis and other therapies with advanced CT or MR imaging: pro CT [J]. Radiology, 2009,251(3): 619 - 626.

[4] RUDKIN S, CEREJO R, TAYAL A, et al. Imaging of acute ischemic stroke [J]. Emerg Radiol, 2018, 25(6): 659 - 672.

[5] CAPLAN LR. Vertebrobasilar ischemia and hemorrhage: clinical findings, diagnosis and management of posterior circulation disease [M]. 2nd ed. Cambridge/New York: Cambridge University Press,

2015：594.

[6] TSAI FY, TEAL JS, HEISHIMA GB, Zee CS, et al. Computed tomography in acute posterior fossa infarcts [J]. AJNR Am J Neuroradiol, 1982,3(2)：149 - 156.

[7] PAVLINA AA, RADHAKRISHNAN R, VAGAL AS. Role of imaging in acute ischemic stroke [J]. Semin Ultrasound CT MR, 2018,39(5)：412 - 424.

[8] VILELA P, ROWLEY HA. Brain ischemia：CT and MRI techniques in acute ischemic stroke [J]. Eur J Radiol, 2017,96：162 - 172.

[9] NOUH A, REMKE J, RULAND S. Ischemic posterior circulation stroke：a review of anatomy, clinical presentations, diagnosis, and current management [J]. Front Neurol, 2014,5：30.

[10] PEXMAN JH, BARBER PA, HILL MD, et al. Use of the Alberta stroke program early CT score (ASPECTS) for assessing CT scans in patients with acute stroke [J]. AJNR Am J Neuroradiol, 2001,22 (8)：1534 - 1542.

[11] BARBER PA, DEMCHUK AM, ZHANG J, et al. Validity and reliability of a quantitative computed tomography score in predicting outcome of hyperacute stroke before thrombolytic therapy. ASPECTS study group. Alberta stroke programme early CT score [J]. Lancet, 2000,355(9216)：1670 - 1674.

[12] PUETZ V, SYLAJA PN, COUTTS SB, et al. Extent of hypoattenuation on CT angiography source images predicts functional outcome in patients with basilar artery occlusion [J]. Stroke, 2008,39(9)： 2485 - 2490.

[13] GOLDMAKHER GV, CAMARGO EC, FURIE KL, et al. Hyperdense basilar artery sign on unenhanced CT predicts thrombus and outcome in acute posterior circulation stroke [J]. Stroke, 2009,40(1)： 134 - 139.

[14] KOHRMANN M, SCHELLINGER PD. Acute stroke triage to intravenous thrombolysis and other therapies with advanced CT or MR imaging：pro MR imaging [J]. Radiology, 2009,251(3)：627 - 633.

[15] MESHKSAR A, VILLABLANCA JP, KHAN R, et al. Role of EPI-FLAIR in patients with acute stroke：a comparative analysis with FLAIR [J]. AJNR Am J Neuroradiol, 2014,35(5)：878 - 883.

[16] NAEL K, KHAN R, CHOUDHARY G, et al. Six-minute magnetic resonance imaging protocol for evaluation of acute ischemic stroke：pushing the boundaries [J]. Stroke, 2014,45(7)：1985 - 1991.

[17] CHUNG MS, LEE JY, JUNG SC, et al. Reliability of fast magnetic resonance imaging for acute ischemic stroke patients using a 1.5 - T scanner [J]. Eur Radiol, 2019,29(5)：2641 - 2650.

[18] SHAH S, LUBY M, POOLE K, et al. Screening with MRI for accurate and rapid stroke treatment： SMART [J]. Neurology, 2015,84(24)：2438 - 2444.

[19] WISCO D, UCHINO K, SAQQUR M, et al. Addition of hyperacute MRI AIDS in patient selection, decreasing the use of endovascular stroke therapy [J]. Stroke, 2014,45(2)：467 - 472.

[20] ALLEN LM, HASSO AN, HANDWERKER J, et al. Sequence-specific MR imaging findings that are useful in dating ischemic stroke [J]. Radiographics, 2012,32(5)：1285 - 1299.

[21] GONZÁLEZ RG. Acute ischemic stroke：imaging and intervention [M]. Berlin/New York：Springer, 2005：268.

[22] LE BIHAN D, BRETON E, LALLEMAND D, et al. MR imaging of intravoxel incoherent motions： application to diffusion and perfusion in neurologic disorders [J]. Radiology, 1986,161(2)：401 - 407.

[23] MUIR KW, BUCHAN A, VON KUMMER R, et al. Imaging of acute stroke [J]. Lancet Neurol, 2006, 5(9)：755 - 768.

[24] SOIZE S, TISSERAND M, CHARRON S, et al. How sustained is 24-hour diffusion-weighted imaging lesion reversal? Serial magnetic resonance imaging in a patient cohort thrombolyzed within 4.5 hours of stroke onset [J]. Stroke, 2015,46(3)：704 - 710.

［25］ RINGER TM, NEUMANN-HAEFELIN T, SOBEL RA, et al. Reversal of early diffusion-weighted magnetic resonance imaging abnormalities does not necessarily reflect tissue salvage in experimental cerebral ischemia ［J］. Stroke, 2001,32(10): 2362 - 2369.

［26］ LEE SH, KIM JS. Acute diagnosis and Management of Stroke Presenting Dizziness or vertigo ［J］. Neurol Clin, 2015,33(3): 687 - 698, xi.

［27］ SCHULZ UG, FISCHER U. Posterior circulation cerebrovascular syndromes: diagnosis and management ［J］. J Neurol Neurosurg Psychiatry, 2017,88(1): 45 - 53.

［28］ Markus HS, van der Worp HB, Rothwell PM. Posterior circulation ischaemic stroke and transient ischaemic attack: diagnosis, investigation, and secondary prevention ［J］. Lancet Neurol, 2013,12(10): 989 - 998.

［29］ OPPENHEIM C, STANESCU R, DORMONT D, et al. Falsenegative diffusion-weighted MR findings in acute ischemic stroke ［J］. AJNR Am J Neuroradiol, 2000,21(8): 1434 - 1440.

［30］ CHALELA JA, KIDWELL CS, NENTWICH LM, et al. Magnetic resonance imaging and computed tomography in emergency assessment of patients with suspected acute stroke: a prospective comparison ［J］. Lancet, 2007,369(9558): 293 - 298.

［31］ KATTAH JC, TALKAD AV, WANG DZ, et al. HINTS to diagnose stroke in the acute vestibular syndrome: three-step bedside oculomotor examination more sensitive than early MRI diffusion-weighted imaging ［J］. Stroke, 2009,40(11): 3504 - 3510.

［32］ ENGELTER ST, WETZEL SG, RADUE EW, et al. The clinical significance of diffusion-weighted MR imaging in infratentorial strokes ［J］. Neurology, 2004,62(4): 574 - 580.

［33］ LINFANTE I, LLINAS RH, SCHLAUG G, et al. Diffusion-weighted imaging and National Institutes of Health Stroke Scale in the acute phase of posterior-circulation stroke ［J］. Arch Neurol, 2001,58(4): 621 - 628.

［34］ TEI H, UCHIYAMA S, USUI T, et al. Posterior circulation ASPECTS on diffusion-weighted MRI can be a powerful marker for predicting functional outcome ［J］. J Neurol, 2010,257(5): 767 - 773.

［35］ LEE KY, LATOUR LL, LUBY M, et al. Distal hyperintense vessels on FLAIR: an MRI marker for collateral circulation in acute stroke ［J］. Neurology, 2009,72(13): 1134 - 1139.

［36］ VERT C, PARRA-FARINAS C, ROVIRA A. MR imaging in hyperacute ischemic stroke ［J］. Eur J Radiol, 2017,96: 125 - 132.

［37］ THOMALLA G, CHENG B, EBINGER M, et al. DWI-FLAIR mismatch for the identification of patients with acute ischaemic stroke within 4.5 h of symptom onset (PRE-FLAIR): a multicentre observational study ［J］. Lancet Neurol, 2011,10(11): 978 - 986.

［38］ ARNOULD MC, GRANDIN CB, PEETERS A, et al. Comparison of CT and three MR sequences for detecting and categorizing early (48 hours) hemorrhagic transformation in hyperacute ischemic stroke ［J］. AJNR Am J Neuroradiol, 2004,25(6): 939 - 944.

［39］ CHENG AL, BATOOL S, MCCREARY CR, et al. Susceptibility-weighted imaging is more reliable than T2 * -weighted gradient-recalled echo MRI for detecting microbleeds ［J］. Stroke, 2013, 44 (10): 2782 - 2786.

［40］ JOVIN TG, CHAMORRO A, COBO E, et al. Thrombectomy within 8 hours after symptom onset in ischemic stroke ［J］. N Engl J Med, 2015,372(24): 2296 - 2306.

［41］ SAVER JL, GOYAL M, BONAFE A, et al. Stent-retriever thrombectomy after intravenous t-PA vs. t-PA alone in stroke ［J］. N Engl J Med, 2015,372(24): 2285 - 2295.

［42］ CAMPBELL BC, MITCHELL PJ, KLEINIG TJ, et al. Endovascular therapy for ischemic stroke with perfusion-imaging selection ［J］. N Engl J Med, 2015,372(11): 1009 - 1018.

［43］ GOYAL M, DEMCHUK AM, MENON BK, et al. Randomized assessment of rapid endovascular treatment of ischemic stroke ［J］. N Engl J Med, 2015,372(11): 1019 - 1030.

［44］ BERKHEMER OA, FRANSEN PS, BEUMER D, et al. A randomized trial of intraarterial treatment for acute ischemic stroke ［J］. N Engl J Med, 2015,372(1): 11 - 20.

［45］ BADHIWALA JH, NASSIRI F, ALHAZZANI W, et al. Endovascular thrombectomy for acute ischemic stroke: a meta-analysis ［J］. JAMA, 2015,314(17): 1832 - 1843.

［46］ D'ESTERRE CD, TRIVEDI A, PORDELI P, et al. Regional comparison of multiphase computed tomographic angiography and computed tomographic perfusion for prediction of tissue fate in ischemic stroke ［J］. Stroke, 2017,48(4): 939 - 945.

［47］ MENON BK, D'ESTERRE CD, QAZI EM, et al. Multiphase CT angiography: a new tool for the imaging triage of patients with acute ischemic stroke ［J］. Radiology, 2015,275(2): 510 - 520.

［48］ LELL MM, ANDERS K, UDER M, et al. New techniques in CT angiography ［J］. Radiographics, 2006,26: S45 - 62.

［49］ FISHMAN EK, NEY DR, HEATH DG, et al. Volume rendering versus maximum intensity projection in CT angiography: what works best, when, and why ［J］. Radiographics, 2006,26(3): 905 - 922.

［50］ POWERS WJ, RABINSTEIN AA, ACKERSON T, et al. 2018 guidelines for the early management of patients with acute ischemic stroke: a guideline for healthcare professionals from the American Heart Association/American Stroke Association ［J］. Stroke, 2018,49(3): e46 - e110.

［51］ RANDOUX B, MARRO B, KOSKAS F, et al. Carotid artery stenosis: prospective comparison of CT, three-dimensional gadolinium-enhanced MR, and conventional angiography ［J］. Radiology, 2001,220 (1): 179 - 185.

［52］ SCHELLINGER PD, RICHTER G, KOHRMANN M, et al. Noninvasive angiography (magnetic resonance and computed tomography) in the diagnosis of ischemic cerebrovascular disease. Techniques and clinical applications ［J］. Cerebrovasc Dis, 2007,24(Suppl 1): 16 - 23.

［53］ CARVALHO M, OLIVEIRA A, AZEVEDO E, et al. Intracranial arterial stenosis ［J］. J Stroke Cerebrovasc Dis, 2014,23(4): 599 - 609.

［54］ BASH S, VILLABLANCA JP, JAHAN R, et al. Intracranial vascular stenosis and occlusive disease: evaluation with CT angiography, MR angiography, and digital subtraction angiography ［J］. AJNR Am J Neuroradiol, 2005,26(5): 1012 - 1021.

［55］ SKUTTA B, FURST G, EILERS J, et al. Intracranial stenoocclusive disease: double-detector helical CT angiography versus digital subtraction angiography ［J］. AJNR Am J Neuroradiol, 1999, 20 (5): 791 - 799.

［56］ DUFFIS EJ, JETHWA P, GUPTA G, et al. Accuracy of computed tomographic angiography compared to digital subtraction angiography in the diagnosis of intracranial stenosis and its impact on clinical decision-making ［J］. J Stroke Cerebrovasc Dis, 2013,22(7): 1013 - 1017.

［57］ NGUYEN-HUYNH MN, WINTERMARK M, ENGLISH J, et al. How accurate is CT angiography in evaluating intracranial atherosclerotic disease ［J］. Stroke, 2008,39(4): 1184 - 1188.

［58］ NEDERKOORN PJ, VAN DER GRAAF Y, HUNINK MG. Duplex ultrasound and magnetic resonance angiography compared with digital subtraction angiography in carotid artery stenosis: a systematic review ［J］. Stroke, 2003,34(5): 1324 - 1332.

［59］ KHAN S, CLOUD GC, KERRY S, et al. Imaging of vertebral artery stenosis: a systematic review ［J］. J Neurol Neurosurg Psychiatry, 2007,78(11): 1218 - 1225.

［60］ KHAN S, RICH P, CLIFTON A, et al. Noninvasive detection of vertebral artery stenosis: a comparison of contrast-enhanced MR angiography, CT angiography, and ultrasound ［J］. Stroke, 2009,40 (11):

3499 - 3503.

[61] LEIVA-SALINAS C, JIANG B, et al. Computed tomography, computed tomography angiography, and perfusion computed tomography evaluation of acute ischemic stroke [J]. Neuroimaging Clin N Am, 2018, 28(4): 565 - 572.

[62] MISHRA SM, DYKEMAN J, SAJOBI TT, et al. Early reperfusion rates with IV tPA are determined by CTA clot characteristics [J]. AJNR Am J Neuroradiol, 2014,35(12): 2265 - 2272.

[63] PIPE JG. Limits of time-of-flight magnetic resonance angiography [J]. Top Magn Reson Imaging, 2001, 12(3): 163 - 174.

[64] KIM JS, CAPLAN LR, WONG KS. Intracranial atherosclerosis: pathophysiology, diagnosis, and treatment [M]. Basel/New York: Karger, 2016: 226.

[65] RAGHAVAN P, MUKHERJEE S, GAUGHEN J, et al. Magnetic resonance angiography of the extracranial carotid system [J]. Top Magn Reson Imaging, 2008,19(5): 241 - 249.

[66] CARR JC, CARROLL TJ. Magnetic resonance angiography: principles and applications [M]. New York: Springer, 2012: 412.

[67] JUNG HW, CHANG KH, HAN MH, et al. Contrast-enhanced MR angiography for the diagnosis of intracranial vascular disease: optimal dose of gadopentetate dimeglumine [J]. Am J Roentgenol, 1995, 165(5): 1251 - 1255.

[68] YANG JJ, HILL MD, SEVICK RJ, et al. Comparison of pre - and postcontrast 3D time-of-flight MR angiography for the evaluation of distal intracranial branch occlusions in acute ischemic stroke [J]. Am J Radiol, 2002,23: 557 - 567.

[69] JUMAA M, POPESCU A, TSAY J, et al. Evaluation of vertebral artery origin stenosis: a retrospective comparison of three techniques [J]. J Neuroimag, 2012,22(1): 14 - 16.

[70] PROVENZALE JM, SARIKAYA B. Comparison of test performance characteristics of MRI, MR angiography, and CT angiography in the diagnosis of carotid and vertebral artery dissection: a review of the medical literature [J]. AJR Am J Roentgenol, 2009,193(4): 1167 - 1174.

[71] VERTINSKY AT, SCHWARTZ NE, FISCHBEIN N, et al. Comparison of multidetector CT angiography and MR imaging of cervical artery dissection [J]. AJNR Am J Neuroradiol, 2008,29(9): 1753 - 1760.

[72] FELDMANN E, WILTERDINK JL, KOSINSKI A, et al. The stroke outcomes and neuroimaging of intracranial atherosclerosis (SONIA) trial [J]. Neurology, 2007,68(24): 2099 - 2106.

[73] CHOI CG, LEE DH, LEE JH, et al. Detection of intracranial atherosclerotic steno-occlusive disease with 3D time-of-flight magnetic resonance angiography with sensitivity encoding at 3T [J]. AJNR Am J Neuroradiol, 2007,28(3): 439 - 446.

[74] DIELEMAN N, VAN DER KOLK AG, ZWANENBURG JJ, et al. Imaging intracranial vessel wall pathology with magnetic resonance imaging: current prospects and future directions [J]. Circulation, 2014,130(2): 192 - 201.

[75] CHOI YJ, JUNG SC, LEE DH. Vessel Wall imaging of the intracranial and cervical carotid arteries [J]. J Stroke, 2015,17(3): 238 - 255.

[76] JAIN KK. Some observations on the anatomy of the middle cerebral artery [J]. Can J Surg, 1964,7(2): 134 - 139.

[77] KAMATH S. Observations on the length and diameter of vessels forming the circle of Willis [J]. J Anat, 1981,133(Pt 3): 419 - 423.

[78] AKGUN V, BATTAL B, BOZKURT Y, et al. Normal anatomical features and variations of the vertebrobasilar circulation and its branches: an analysis with 64 - detector row CT and 3T MR

angiographies [J/OL]. Scientific World Journal，2013，2013：620162.

［79］ MINEYKO A，KIRTON A，NG D，et al. Normal intracranial periarterial enhancement on pediatric brain MR imaging [J]. Neuroradiology，2013，55(9)：1161－1169.

［80］ SUH CH，JUNG SC，LEE HB，et al. High-resolution magnetic resonance imaging using compressed sensing for intracranial and Extracranial arteries：comparison with conventional parallel imaging [J]. Korean J Radiol，2019，20(3)：487－497.

［81］ KIM TW，CHOI HS，KOO J，et al. Intramural hematoma detection by susceptibility-weighted imaging in intracra-nial vertebral artery dissection [J]. Cerebrovasc Dis，2013，36(4)：292－298.

［82］ GAO PH，YANG L，WANG G，et al. Symptomatic unruptured isolated middle cerebral artery dissection：clinical and magnetic resonance imaging features [J]. Clin Neuroradiol，2016，26(1)：81－91.

［83］ ZHU C，GRAVES MJ，YUAN J，et al. Optimization of improved motion-sensitized driven-equilibrium (iMSDE) blood suppression for carotid artery wall imaging [J]. J Cardiovasc Magn Reson，2014，16：61.

［84］ LI L，CHAI JT，BIASIOLLI L，et al. Black-blood multicontrast imaging of carotid arteries with DANTE-prepared 2D and 3D MR imaging [J]. Radiology，2014，273(2)：560－569.

［85］ ZHANG L，ZHANG N，WU J，et al. High resolution simultaneous imaging of intracranial and extracranial arterial wall with improved cerebrospinal fluid suppression [J]. Magn Reson Imaging，2017，44：65－71.

［86］ LEE WJ，CHOI HS，JANG J，et al. Non-stenotic intracranial arteries have atherosclerotic changes in acute ischemic stroke patients：a 3T MRI study [J]. Neuroradiology，2015，57(10)：1007－1013.

［87］ ZHU XJ，JIANG WJ，LIU L，et al. Plaques of nonstenotic basilar arteries with isolated Pontine infarction on three-dimensional high isotropic resolution magnetic resonance imaging [J]. Chin Med J，2015，128(11)：1433－1437.

［88］ OPPENHEIM C，NAGGARA O，TOUZE E，et al. High-resolution MR imaging of the cervical arterial wall：what the radiologist needs to know [J]. Radiographics，2009，29(5)：1413－1431.

［89］ FLEG JL，STONE GW，FAYAD ZA，et al. Detection of high-risk atherosclerotic plaque：report of the NHLBI working group on current status and future directions [J]. J Am Coll Cardiol Img， 2012，5(9)：941－955.

［90］ SWARTZ RH，BHUTA SS，FARB RI，et al. Intracranial arterial wall imaging using high-resolution 3-tesla contrast-enhanced MRI [J]. Neurology，2009，72(7)：627－634.

［91］ YANG WJ，CHEN XY，ZHAO HL，et al. In vitro assessment of histology verified intracranial atherosclerotic disease by 1.5T magnetic resonance imaging：concentric or eccentric [J]. Stroke，2016，47(2)：527－530.

［92］ ZHU XJ，DU B，LOU X，et al. Morphologic characteristics of atherosclerotic middle cerebral arteries on 3T high-resolution MRI [J]. AJNR Am J Neuroradiol，2013，34(9)：1717－1722.

［93］ XU WH，LI ML，GAO S，et al. In vivo high-resolution MR imaging of symptomatic and asymptomatic middle cerebral artery atherosclerotic stenosis [J]. Atherosclerosis，2010，212(2)：507－511.

［94］ ZHAO DL，DENG G，XIE B，et al. High-resolution MRI of the vessel wall in patients with symptomatic atherosclerotic stenosis of the middle cerebral artery [J]. J Clin Neurosci，2015，22(4)：700－704.

［95］ TENG Z，PENG W，ZHAN Q，et al. An assessment on the incremental value of high-resolution magnetic resonance imaging to identify culprit plaques in atherosclerotic disease of the middle cerebral artery [J]. Eur Radiol，2016，26(7)：2206－2214.

［96］ MANDELL DM，MOSSA-BASHA M，QIAO Y，et al. Intracranial Vessel Wall MRI：principles and expert consensus recommendations of the American Society of Neuroradiology [J]. AJNR Am J Neuroradiol，2017，38(2)：218－229.

［97］ SABA L, YUAN C, HATSUKAMI TS, et al. Carotid artery wall imaging: perspective and guidelines from the ASNR vessel wall imaging study group and expert consensus recommendations of the American Society of Neuroradiology ［J/OL］. AJNR Am J Neuroradiol, 2018,39(2): e9 - e31.

［98］ SAITO A, SASAKI M, OGASAWARA K, et al. Carotid plaque signal differences among four kinds of T1-weighted magnetic resonance imaging techniques: a histopathological correlation study ［J］. Neuroradiology, 2012,54(11): 1187 - 1194.

［99］ CHU B, KAMPSCHULTE A, FERGUSON MS, et al. Hemorrhage in the atherosclerotic carotid plaque: a high-resolution MRI study ［J］. Stroke, 2004,35(5): 1079 - 1084.

［100］ WANG Y, LOU X, LI Y, et al. Imaging investigation of intracranial arterial dissecting aneurysms by using 3 T high-resolution MRI and DSA: from the interventional neuroradiologists' view ［J］. Acta Neurochir, 2014,156(3): 515 - 525.

［101］ MOSSA-BASHA M, DE HAVENON A, BECKER KJ, et al. Added value of vessel wall magnetic resonance imaging in the differentiation of Moyamoya vasculopathies in a non-Asian cohort ［J］. Stroke, 2016,47(7): 1782 - 1788.

［102］ TURAN TN, RUMBOLDT Z, GRANHOLM AC, et al. Intracranial atherosclerosis: correlation between in-vivo 3T high resolution MRI and pathology ［J］. Atherosclerosis, 2014,237(2): 460 - 463.

［103］ QIAO Y, ZEILER SR, MIRBAGHERI S, et al. Intracranial plaque enhancement in patients with cerebrovascular events on high-spatial-resolution MR images ［J］. Radiology, 2014,271(2): 534 - 542.

［104］ SKARPATHIOTAKIS M, MANDELL DM, SWARTZ RH, et al. Intracranial atherosclerotic plaque enhancement in patients with ischemic stroke ［J］. AJNR Am J Neuroradiol, 2013,34(2): 299 - 304.

［105］ VAKIL P, VRANIC J, HURLEY MC, et al. T1 gadolinium enhancement of intracranial atherosclerotic plaques associated with symptomatic ischemic presentations ［J］. AJNR Am J Neuroradiol, 2013, 34 (12): 2252 - 2258.

［106］ SLUIMER JC, KOLODGIE FD, BIJNENS AP, et al. Thin-walled microvessels in human coronary atherosclerotic plaques show incomplete endothelial junctions relevance of compromised structural integrity for intraplaque microvascular leakage ［J］. J Am Coll Cardiol, 2009,53(17): 1517 - 1527.

［107］ QIAO Y, ETESAMI M, ASTOR BC, et al. Carotid plaque neovascularization and hemorrhage detected by MR imaging are associated with recent cerebrovascular ischemic events ［J］. AJNR Am J Neuroradiol, 2012,33(4): 755 - 760.

［108］ LEE SH, JUNG SC, KANG DW, et al. Visualization of culprit perforators in anterolateral Pontine infarction: high-resolution magnetic resonance imaging study ［J］. Eur Neurol, 2017, 78 (5 - 6): 229 - 233.

［109］ SIKKEMA T, UYTTENBOOGAART M, ESHGHI O, et al. Intracranial artery dissection ［J］. Eur J Neurol, 2014,21(6): 820 - 826.

［110］ PARK KJ, JUNG SC, KIM HS, et al. Multi-contrast high-resolution magnetic resonance findings of spontaneous and unruptured intracranial vertebral artery dissection: qualitative and quantitative analysis according to stages ［J］. Cerebrovasc Dis, 2016,42(1 - 2): 23 - 31.

［111］ HABS M, PFEFFERKORN T, CYRAN CC, et al. Age determination of vessel wall hematoma in spontaneous cervical artery dissection: a multi-sequence 3T cardiovascular magnetic resonance study ［J］. J Cardiovasc Magn Reson, 2011,13: 76.

［112］ PFEFFERKORN T, SAAM T, ROMINGER A, et al. Vessel wall inflammation in spontaneous cervical artery dissection: a prospective, observational positron emission tomography, computed tomography, and magnetic resonance imaging study ［J］. Stroke, 2011,42(6): 1563 - 1568.

［113］ SAKURAI K, MIURA T, SAGISAKA T, et al. Evaluation of luminal and vessel wall abnormalities in subacute and other stages of intracranial vertebrobasilar artery dissections using the volume isotropic turbo-spin-echo acquisition (VISTA) sequence: a preliminary study [J]. J Neuroradiol, 2013,40(1): 19 - 28.

[114] MIZUTANI T. Natural course of intracranial arterial dissections [J]. J Neurosurg, 2011,114(4): 1037 - 1044.

[115] AHN SS, KIM BM, SUH SH, et al. Spontaneous symptomatic intracranial vertebrobasilar dissection: initial and follow-up imaging findings [J]. Radiology, 2012,264(1): 196 - 202.

[116] NAGAHATA M, MANABE H, HASEGAWA S, et al. Morphological change of Unruptured vertebral artery dissection on serial MR examinations. Evaluation of the arterial outer contour by Basi-parallel anatomical scanning (BPAS)- MRI [J]. Interv Neuroradiol, 2006,12(Suppl 1): 133 - 136.

[117] KRINGS T, CHOI IS. The many faces of intracranial arterial dissections [J]. Interv Neuroradiol, 2010, 16(2): 151 - 160.

[118] JUNG SC, KIM HS, CHOI CG, et al. Spontaneous and unruptured chronic intracranial artery dissection: high-resolution magnetic resonance imaging findings [J]. Clin Neuroradiol, 2018,28(2): 171 - 181.

[119] KIM BM, KIM SH, KIM DI, et al. Outcomes and prognostic factors of intracranial unruptured vertebrobasilar artery dissection [J]. Neurology, 2011,76(20): 1735 - 1741.

[120] ARAUZ A, MARQUEZ JM, ARTIGAS C, et al. Recanalization of vertebral artery dissection [J]. Stroke, 2010,41(4): 717 - 721.

[121] TAN TY, KUO YL, LIN WC, et al. Effect of lipid-lowering therapy on the progression of intracranial arterial stenosis [J]. J Neurol, 2009,256(2): 187 - 193.

[122] KWON SU, CHO YJ, KOO JS, et al. Cilostazol prevents the progression of then symptomatic intracranial arterial stenosis: the multicenter double-blind placebo-controlled trial of cilostazol in symptomatic intracranial arterial stenosis [J]. Stroke, 2005,36(4): 782 - 786.

[123] MONIZ E. L'encephalographie arterielle, son importance dans la localisaton des tumeurs cerebrales [J]. Rev Neurol, 1927,2: 72 - 90.

[124] SELDINGER SI. Catheter replacement of the needle in percutaneous arteriography: a new technique [J]. Acta Radiol, 1953,39(5): 368 - 376.

[125] THEODOTOU BC, WHALEY R, MAHALEY MS. Complications following transfemoral cerebral angiography for cerebral ischemia. Report of 159 angiograms and correlation with surgical risk [J]. Surg Neurol, 1987,28(2): 90 - 92.

[126] CLOFT HJ, JOSEPH GJ, DION JE. Risk of cerebral angiography in patients with subarachnoid hemorrhage, cerebral aneurysm, and arteriovenous malformation: a meta-analysis [J]. Stroke, 1999,30(2): 317 - 320.

[127] KAUFMANN TJ, HUSTON J 3rd, MANDREKAR JN, et al. Complications of diagnostic cerebral angiography: evaluation of 19,826 consecutive patients [J]. Radiology, 2007,243(3): 812 - 819.

[128] CHIMOWITZ MI, LYNN MJ, HOWLETT-SMITH H, et al. Comparison of warfarin and aspirin for symptomatic intracranial arterial stenosis [J]. NEJM, 2005,352: 1305 - 1316.

[129] Warfarin-Aspirin Symptomatic Intracranial Disease Trial Investigators. Design, progress and challenges of a double-blind trial of warfarin versus aspirin for symptomatic intracranial arterial stenosis [J]. Neuroepidemiology, 2003,22(2): 106 - 117.

[130] SAMUELS OB, JOSEPH GJ, LYNN MJ, et al. A standardized method for measuring intracranial arterial stenosis [J]. AJNR Am J Neuroradiol, 2000,21(4): 643 - 646.

[131] VILLABLANCA JP, RODRIGUEZ FJ, STOCKMAN T, et al. MDCT angiography for detection and

quantification of small intra-cranial arteries: comparison with conventional catheter angiography [J]. AJR Am J Roentgenol, 2007,188(2): 593 - 602.

[132] BARTELS E. Color-coded duplex ultrasonography of the cerebral vessels: atlas and manual [M]. Stuttgart: Schattauer, 1999.

[133] MAULIK D. Doppler ultrasound in obstetrics and gynecology [M]. Berlin, Heidelberg: Springer, 2005: 19 - 34.

[134] CAPLAN LR. Vertebrobasilar ischemia and hemorrhage: clinical findings, diagnosis and management of posterior circulation disease [M]. 2nd ed. Cambridge: Cambridge University Press, 2015.

[135] BARTELS E, FLUGEL KA. Advantages of color Doppler imaging for the evaluation of vertebral arteries [J]. J Neuroimag, 1993,3(4): 229 - 233.

[136] JARGIELLO T, PIETURA R, RAKOWSKI P, et al. Power Doppler imaging in the evaluation of extracranial vertebral artery compression in patients with vertebrobasilar insufficiency [J]. Eur J Ultrasound, 1998,8(3): 149 - 155.

[137] RIES S, STEINKE W, DEVUYST G, et al. Power Doppler imaging and color Doppler flow imaging for the evaluation of normal and pathological vertebral arteries [J]. J Neuroimag, 1998,8(2): 71 - 74.

[138] SARKAR S, GHOSH S, GHOSH SK, et al. Role of transcranial Doppler ultrasonography in stroke [J]. Postgrad Med J, 2007,83(985): 683 - 689.

[139] BABIKIAN VL, WECHSLER LR. Transcranial Doppler ultrasonography [M]. St. Louis: Mosby, 1993.

[140] ARNOLDS BJ, VON REUTERN GM. Transcranial Doppler sonography. Examination technique and normal reference values [J]. Ultrasound Med Biol, 1986,12(2): 115 - 123.

[141] BARTELS E. Transcranial color-coded duplex ultrasonography in routine cerebrovascular diagnostics [J]. Pers Med, 2012,1(1): 325 - 330.

[142] PURKAYASTHA S, SOROND F. Transcranial Doppler ultrasound: technique and application [J]. Semin Neurol, 2012,32(4): 411 - 420.

[143] TSIVGOULIS G, SHARMA VK, HOOVER SL, et al. Applications and advantages of power motion-mode Doppler in acute posterior circulation cerebral ischemia [J]. Stroke, 2008,39(4): 1197 - 1204.

[144] HWANG J, KIM SJ, HONG JM, et al. Microembolic signals in acute posterior circulation cerebral ischemia: sources and consequences [J]. Stroke, 2012,43(3): 747 - 752.

[145] DIEHL RR, SLIWKA U, RAUTENBERG W, et al. Evidence for embolization from a posterior cerebral artery thrombus by transcranial Doppler monitoring [J]. Stroke, 1993,24(4): 606 - 608.

[146] RAUTENBERG W, HENNERICI M. Pulsed Doppler assessment of innominate artery obstructive diseases [J]. Stroke, 1988,19(12): 1514 - 1520.

[147] BARACCHINI C, CSIBA L. Manual of neurosonology [M]. Cambridge: Cambridge University Press, 2016.

[148] Kalaria VG, Jacob S, Irwin W, et al. Duplex ultrasonography of vertebral and subclavian arteries [J]. J Am Soc Echocardiogr, 2005,18(10): 1107 - 1111.

[149] MARTIN PJ, EVANS DH, NAYLOR AR. Transcranial color-coded sonography of the basal cerebral circulation. Reference data from 115 volunteers [J]. Stroke, 1994,25(2): 390 - 396.

[150] GRANT EG, BENSON CB, MONETA GL, et al. Carotid artery stenosis: grayscale and Doppler ultrasound diagnosis—Society of Radiologists in ultrasound consensus conference [J]. Ultrasound Q, 2003,19(4): 190 - 198.

[151] HOEFFNER EG, CASE I, JAIN R, et al. Cerebral perfusion CT: technique and clinical applications [J]. Radiology, 2004,231(3): 632 - 644.

［152］ DE LUCAS EM, SANCHEZ E, GUTIERREZ A, et al. CT protocol for acute stroke: tips and tricks for general radiologists [J]. Radiographics, 2008,28(6): 1673-1687.

［153］ HEIT JJ, WINTERMARK M. Perfusion computed tomography for the evaluation of acute ischemic stroke: strengths and pitfalls [J]. Stroke, 2016,47(4): 1153-1158.

［154］ DIEKMANN S, SIEBERT E, JURAN R, et al. Dose exposure of patients undergoing comprehensive stroke imaging by multidetector-row CT: comparison of 320-detector row and 64-detector row CT scanners [J]. AJNR Am J Neuroradiol, 2010,31(6): 1003-1009.

［155］ TONG E, WINTERMARK M. CTA-enhanced perfusion CT: an original method to perform ultra-low-dose CTA-enhanced perfusion CT [J]. Neuroradiology, 2014,56(11): 955-964.

［156］ KONSTAS AA, GOLDMAKHER GV, LEE TY, et al. Theoretic basis and technical implementations of CT perfusion in acute ischemic stroke, part 1: theoretic basis [J]. AJNR Am J Neuroradiol, 2009,30(4): 662-668.

［157］ LIN L, BIVARD A, PARSONS MW. Perfusion patterns of ischemic stroke on computed tomography perfusion [J]. J Stroke, 2013,15(3): 164-173.

［158］ PERETZ S, ORION D, LAST D, et al. Incorporation of relative cerebral blood flow into CT perfusion maps reduces false 'at risk' penumbra [J]. J Neurointerv Surg, 2018,10(7): 657-662.

［159］ VAN DER HOEVEN EJ, DANKBAAR JW, ALGRA A, et al. Additional diagnostic value of computed tomography perfusion for detection of acute ischemic stroke in the posterior circulation [J]. Stroke, 2015,46(4): 1113-1115.

［160］ SPORNS P, SCHMIDT R, MINNERUP J, et al. Computed tomography perfusion improves diagnostic accuracy in acute posterior circulation stroke [J]. Cerebrovasc Dis, 2016,41(5-6): 242-247.

［161］ SHEN J, LI X, LI Y, et al. Comparative accuracy of CT perfusion in diagnosing acute ischemic stroke: a systematic review of 27 trials [J/OL]. PLoS One, 2017,12(5): e0176622.

［162］ PALLESEN LP, LAMBROU D, ESKANDARI A, et al. Perfusion computed tomography in posterior circulation stroke: predictors and prognostic implications of focal hypoperfusion [J]. Eur J Neurol, 2018,25(5): 725-731.

［163］ NOGUEIRA RG, JADHAV AP, HAUSSEN DC, et al. Thrombectomy 6 to 24 hours after stroke with a mismatch between deficit and infarct [J]. N Engl J Med, 2018,378(1): 11-21.

［164］ WINTERMARK M, REICHHART M, THIRAN JP, et al. Prognostic accuracy of cerebral blood flow measurement by perfusion computed tomography, at the time of emergency room admission, in acute stroke patients [J]. Ann Neurol, 2002,51(4): 417-432.

［165］ ALBERS GW, MARKS MP, KEMP S, et al. Thrombectomy for stroke at 6 to 16 hours with selection by perfusion imaging [J]. N Engl J Med, 2018,378(8): 708-718.

［166］ KIDWELL CS, JAHAN R, GORNBEIN J, et al. A trial of imaging selection and endovascular treatment for ischemic stroke [J]. N Engl J Med, 2013,368(10): 914-923.

［167］ HEIT JJ, ZAHARCHUK G, WINTERMARK M. Advanced neuroimaging of acute ischemic stroke: penumbra and collateral assessment [J]. Neuroimaging Clin N Am, 2018,28(4): 585-597.

［168］ BIVARD A, KRISHNAMURTHY V, STANWELL P, et al. Arterial spin labeling versus bolus-tracking perfusion in hyperacute stroke [J]. Stroke, 2014,45(1): 127-133.

［169］ ZAHARCHUK G, EL MOGY IS, FISCHBEIN NJ, et al. Comparison of arterial spin labeling and bolus perfusion-weighted imaging for detecting mismatch in acute stroke [J]. Stroke, 2012, 43 (7): 1843-1848.

［170］ GRANDIN CB. Assessment of brain perfusion with MRI: methodology and application to acute stroke [J]. Neuroradiology, 2003,45(11): 755-766.

[171] WU L, WU W, TALI ET, et al. Oligemia, penumbra, infarction: understanding Hypoperfusion with neuroimaging [J]. Neuroimaging Clin N Am, 2018,28(4): 599 - 609.

[172] KUDO K, TERAE S, KATOH C, et al. Quantitative cerebral blood flow measurement with dynamic perfusion CT using the vascular-pixel elimination method: comparison with H2(15) O positron emission tomography [J]. AJNR Am J Neuroradiol, 2003,24(3): 419 - 426.

[173] ALBERS GW, THIJS VN, WECHSLER L, et al. Magnetic resonance imaging profiles predict clinical response to early reperfusion: the diffusion and perfusion imaging evaluation for understanding stroke evolution (DEFUSE) study [J]. Ann Neurol, 2006,60(5): 508 - 517.

[174] DAVIS SM, DONNAN GA, PARSONS MW, et al. Effects of alteplase beyond 3 h after stroke in the echoplanar imaging thrombolytic evaluation trial (EPITHET): a placebo-controlled randomised trial [J]. Lancet Neurol, 2008,7(4): 299 - 309.

第十章

药 物 治 疗

◆ 引 言 ◆

后循环卒中(PCS)占缺血性卒中的 $20\%\sim40\%$[1-3](见第三章)。在日本国家大脑和心血管中心(National Cerebral and Cardiovascular Center,NCVC)单中心卒中登记中[4],22%的缺血性卒中患者发生后循环卒中(PCS)(14.7%的卒中仅发生在后循环,7.7%同时发生在后循环和前循环,见表 10.1、图 10.1)。

表 10.1 急性缺血性患者的基线特征和卒中特征,数据来源于日本国家大脑和心血管中心(NCVC)卒中登记

	后循环卒中($n=662^a$)	前循环卒中($n=2\,301$)	P
女性	212(32.0%)	958(41.6%)	<0.001
年龄,年	72.9±12.5	74.5±12.2	0.004
卒中史	227(34.3%)	703(30.6%)	0.069
缺血性心脏病	72(10.9%)	263(11.4%)	0.691
心房颤动	170(25.7%)	869(37.8%)	<0.001
高血压	541(81.7%)	1756(76.3%)	0.003
血脂异常	350(52.9%)	1153(50.1%)	0.21
糖尿病	205(31.0%)	531(23.1%)	<0.001
当前吸烟情况	121(18.3%)	419(18.2%)	0.968
习惯性饮酒	272(41.1%)	850(36.9%)	0.053
初始收缩压,mmHg	161.2±28.9	159.8±29.1	0.268
初始舒张压,mmHg	87.0±17.7	87.8±18.1	0.339
NIH 脑卒中量表初始评分	3[2~6]	5[2~14]	<0.001
按 TOAST 分类的脑卒中亚型			<0.001
心源性栓塞	150(22.7%)	881(38.3%)	
大动脉粥样硬化	98(14.8%)	328(14.2%)	

（续表）

	后循环卒中（n＝662[a]）	前循环卒中（n＝2 301）	P
小血管闭塞	137（20.7%）	374（16.3%）	
其他	277（41.8%）	718（31.2%）	
接受静脉溶栓治疗	39（5.9%）	340（14.8%）	＜0.001
接受急性血管内治疗	26（3.9%）	122（5.3%）	0.142

数字（%）、平均值±标准偏差或中位数［四分位范围］
研究的患者与参考文献 4 中的患者相同（n＝2965），但有 2 名患者的梗死部位不清楚
参考文献 4 中介绍了 NCVC 卒中登记的详细信息
NIH，美国国立卫生院；TOAST，急性脑卒中 Org 10172 治疗试验
a. 包括 435 例单纯后循环梗死患者和 227 例前循环和后循环均梗死的患者

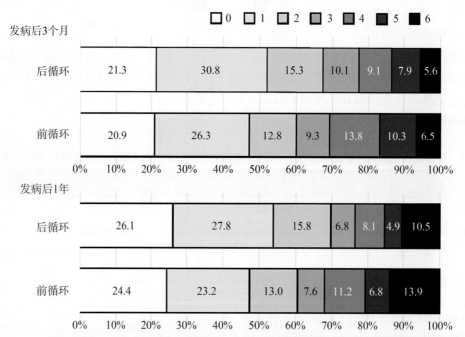

图 10.1　根据缺血性卒中梗死部位分组，发病后 3 个月和 1 年的改良 Rankin 评分，数据来自日本国家大脑和心血管中心（NCVC）卒中登记（以新的方式对参考文献 4 中的数据集进行分析）

　　尽管卒中的基本病理生理学似乎是相同的，但考虑到后循环卒中的卒中机制和基本特征与前循环卒中有所不同，最佳的药物治疗策略可能如第 3 章所述，会有所不同。然而，我们很少能够找到合适的关于后循环卒中特定治疗策略的文章。大多数临床试验是在前循环卒中患者中进行的，并没有特别包括或排除后循环卒中患者。因此，医学治疗的科学证据主要是通过使用前循环卒中的数据来建立的，而后循环卒中的具体治疗策略并没有建立在适当的针对性临床试验基础之上。

　　在本章中，我们首先讨论了基于对所有卒中患者建议的药物治疗。然后，我们将讨论在管理后循环卒中患者时应注意的特殊问题。

◆ 第一节　急性卒中的重症管理 ◆

在识别卒中症状后,急性卒中管理的第一步是使用紧急医疗服务快速到医院就诊。较早到达配备急性再灌注治疗的卒中中心,即具有处理静脉内血栓溶解和机械取栓术能力的医疗单位,可以减少时间耽搁,从而快速获得救治,提高临床预后。为了便于快速就诊,强烈建议进行有关卒中警告信号的公众教育。"快速行动"是一项全球知名的提高卒中预防意识的宣传活动,他们指出,突然出现的面部下垂、手臂无力或言语困难是卒中的典型征兆[5]。这些体征大多反映了运动和语言系统的功能障碍,无疑会出现在后循环卒中患者身上。然而,后循环卒中患者通常表现出其他症状,例如眩晕、失衡、复视和恶心。这些症状很少被患者甚至医生识别为卒中症状,导致患者的快速就诊被延误。事实上,后循环卒中患者比前循环卒中患者更容易发生院前和院内时间延迟[6,7]。

美国国立卫生院脑卒中量表(National Institutes of Health stroke scale,NIHSS)是快速评估卒中患者神经功能受损严重程度的基本评分系统。NIHSS对于卒中诊疗团队判断患者是否符合急性再灌注治疗和其他卒中治疗策略来说必不可少。该量表对前循环卒中引起的神经功能缺损有很高的权重。然而,在新英格兰医学中心后循环登记处登记的 407 例后循环卒中患者中,最常见的症状是头晕(47%)、单侧肢体无力(41%)、构音障碍(31%)、头痛(28%)和恶心、呕吐(27%)[8],这 5 种主要症状中有 3 种不包括在 NIHSS 的组成部分中。在 101 例后循环卒中患者和 209 例未接受急性再灌注治疗的前循环卒中患者的单中心研究中,卒中后 3 个月改良 Rankin 量表评分为 0～2 的基线 NIHSS 评分的最佳界值分别为≤5(灵敏度为 84%;特异性为 81%)和≤8(敏感性为 80%;特异性为82%)[9]。在韩国卒中临床研究中心第 5 分部登记的 7 178 例小卒中患者(基线 NIHSS评分≤4)中,与前循环卒中相比,由椎基底动脉大血管疾病引起的后循环卒中是 3 个月时改良 Rankin 评分 2～6 分的独立相关因素[10]。因此,对于后循环卒中患者,我们应该谨慎地根据他们的 NIHSS 评分评估慢性预后。

静脉溶栓和机械取栓的证据主要是基于包括前循环卒中患者的试验收集的。因此,与前循环卒中相比,后循环卒中的机械取栓仍有待进一步研究。然而,大多数医院根据前循环卒中的试验结果,在合适的后循环卒中病例中进行机械取栓,这些问题将在第 11章中描述。临床上后循环卒中急性发作时,应特别注意小脑梗死后的突然肿胀和出血性转化,因为这会压迫脑干和第四脑室,导致脑积水和脑干疝出(恶性小脑梗死)[3]。枕部大面积梗死也可引起大面积水肿和脑积水。意识水平下降是一种可靠的临床症状,提示颅内压升高伴脑水肿。同样,在前循环卒中患者中进行了早期去骨瓣减压疗效的随机试验,而在后循环卒中患者中则没有进行。然而,对后循环卒中患者进行去骨瓣减压手术被认为是有效的,特别是对于相对年轻的患者(如年龄<60 岁)[11]。这些手术治疗方法将在第 13 章中介绍。

◆ 第二节　抗血小板治疗 ◆

抗血栓治疗是卒中治疗各个阶段极其重要的治疗策略,尤其用于二级预防。对于大多数非心源性脑卒中患者,应更多地考虑抗血小板治疗,而不是抗凝治疗。在抗血小板治疗中,近期很少有大宗临床试验对后循环和前循环卒中进行二次卒中预防的亚组分析。然而,对于后循环卒中患者和前循环卒中患者,使用抗血小板药物的治疗策略似乎是相同的。

卒中后早期和卒中后晚期的抗血小板治疗建议存在差异。在全球范围内,环氧合酶抑制剂阿司匹林和噻吩吡啶衍生物氯吡格雷是两种被最广泛使用的口服抗血小板药物。根据美国心脏协会/美国卒中协会(AHA/ACS)制定的指南,可考虑在轻度缺血性卒中或短暂性脑缺血发作(TIA)后 24 小时内联合用药,持续用药 21 天[12]。然而,小卒中可能有不同的潜在机制,以前的大规模试验并没有详细区分其机制。在大动脉疾病患者中,尤其是动脉-动脉栓塞或原位血栓闭塞的患者,或全身性动脉粥样硬化(例如冠心病、外周肢体动脉粥样硬化)的患者,可能需要更长时间的双重抗血小板治疗,因为这些患者具有复发缺血事件的高风险。另一方面,在没有动脉粥样硬化证据的小动脉疾病患者中,双重抗血小板治疗可能必须使用的时间较短,因为他们更容易发生脑出血,而将来发生缺血性卒中的风险较低[13]。因此,尽管在最近的 CHANCE 试验中,双联抗血小板药物的平均使用时间为 21 天[14],但双联抗血小板药物的使用时间可能需要根据缺血性卒中复发和出血的风险进行调整[15]。

在西洛他唑治疗症状性颅内动脉狭窄的临床试验(Trial of Cilostazol in Symptomatic Intracranial Arterial Stenosis,TOSS)中,与单独使用阿司匹林相比,磷酸二酯酶 3 抑制剂西洛他唑联合阿司匹林可减轻缺血性卒中合并颅内主干动脉狭窄 6 个月后颅内动脉粥样硬化的进展[16];135 例患者中,23 例(17%)为基底动脉狭窄,其余为大脑中动脉 M_1 段狭窄。在西洛他唑抗血小板联合用药预防卒中的研究(Cilostazol Stroke Prevention Study combination,CSPS. com)中,对于高危的非心源性缺血性卒中患者,与单独使用阿司匹林或氯吡格雷相比,西洛他唑联合阿司匹林或氯吡格雷的患者缺血性卒中复发风险较低,发生严重或危及生命的出血风险相似[17]。因此,西洛他唑联合阿司匹林或氯吡格雷似乎是一种有效且安全的双重抗血小板治疗方案,甚至可用于缺血性卒中的慢性期。在 CSPS. com 中,23%(430/1 879)的参与者仅在后循环中发生梗死。该试验未根据梗死部位对主要结果进行亚组分析。

◆ 第三节　抗 凝 治 疗 ◆

一般而言,患者心源性栓塞的比例小于前循环卒中患者(见第三章)。然而,在新英格兰医学中心的后循环卒中登记中,40%的后循环卒中患者是栓塞性卒中,其中 24%诊断为心源性栓塞[18]。在韩国 Hallym 卒中登记研究[19]的连续 591 例后循环卒中患者中,只有 11%发现了潜在的心源性栓塞。在 NCVC 卒中登记研究中,心源性栓塞占后循环卒中的 23%,却占 ACS 的 38%(表 10.1)。

对于心源性卒中患者,抗凝治疗是首选的抗栓治疗,后循环卒中的抗凝治疗策略与前循环卒中的抗凝治疗策略并无不同。维生素 K 拮抗剂,特别是华法林,在 2010 年之前的半个世纪里一直是唯一的口服抗凝剂。基于与华法林比较的随机对照试验的证据,直接凝血酶抑制剂达比加群和凝血因子 X 的直接抑制剂,包括利伐沙班、阿哌沙班和艾多沙班,被批准用于非瓣膜性房颤(nonvalvular atrial fibrillation,NVAF)的临床治疗。这 4 种较新的抗凝剂统称为直接口服抗凝剂(direct oral anticoagulants,DOACs)或非维生素 K 拮抗剂口服抗凝剂(nonvitamin K antagonist oral anticoagulants,NOACs)。随机对照试验的荟萃分析显示,对于 NVAF 患者的二级卒中预防,NOACs 至少与华法林一样有效,颅内出血的风险约为华法林的一半[20,21]。在真实的临床环境中,NOACs 与华法林在卒中后续事件中的趋势相同,如急性脑卒中的紧急危险因素评估和改进(Stroke Acute Management with Urgent Risk-factor Assessment and Improvement,SAMURAI)- NVAF 研究和包括 SAMURAI - NVAF 研究在内的荟萃分析[22,23]。该研究和荟萃分析的一个有趣特征是 NOACs 的起用时间相对较早,SAMURAI-NVAF 患者的中位时间为卒中发病后 4 天,而荟萃分析的中位时间为 5 天[23,24]。

在 SAMURAI-NVAF 研究的 1192 名参与者中,175 人仅在后循环出现梗死。这 175 例患者缺血和出血性终点的 Kaplan-Meier 曲线如图 10.2 所示。与上述总体结果相反,NOACs 在降低卒中或全身性栓塞风险方面显著优于华法林,但 NOACs 和华法林在颅内出血风险方面相似。值得注意的是,该分析使用了来自少数患者的数据,结果可能会具有偶然性。在使用抗凝作为二级预防方面,前循环卒中患者和后循环卒中患者在抗凝起始剂量和起始时间方面的指南建议没有差异。然而,由于大面积的小脑或枕叶梗死可能是致命的,尤其是发生出血转化时,在这些情况下,最好延迟开始口服抗凝剂。使用较低剂量的抗凝剂可能是风险期的另一种策略。

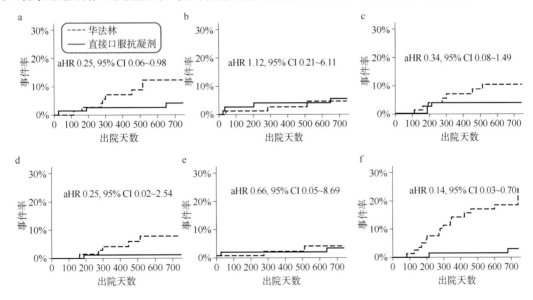

图 10.2 后循环卒中患者临床事件的 Kaplan-Meier 曲线:SAMURAI—NVAF 研究。a. 卒中/全身性栓塞。b. 大出血。c. 缺血性事件。d. 缺血性卒中/短暂性脑缺血发作。e. 颅内出血。f. 死亡率 *. 急性期出院后天数或入院后 30 天,以先发生者为准。aHR:调整后的风险比(DOAC/华法林),调整了性别、年龄、卒中发病后的 CHADS2 指数、美国国立卫生院卒中量表评分、血清肌酐、直接口服抗凝剂(DOAC)、非瓣膜性心房颤动(NVAF)和急性脑卒中的紧急危险因素评估和改进(SAMURAI)(以新的方式对参考文献 22 中的数据集进行分析)

抗凝治疗也可能在预防无 NVAF 患者的缺血性卒中中发挥作用。如第三章所述,卵圆孔未闭(PFO)相关的卒中在后循环中比在前循环中更常见。随机试验显示,对于高危 PFO 患者(大流量分流、大缺口分流、存在房间隔动脉瘤)而言,封堵 PFO 比单独使用抗血栓药物更能有效减少未来缺血性卒中的风险[25-27]。但对于未进行封堵的患者,如高龄患者、不愿进行封堵的患者、低风险 PFO 患者,仍需使用抗栓药物。一项荟萃分析结合以往的 PFO 封堵研究数据发现,在隐源性卒中和 PFO 患者中,抗凝(华法林和 NOACs 联合)可能比阿司匹林更能预防缺血性卒中的复发(优势比为 0.48,95％置信区间: 0.24~0.96, P=0.04)[28]。然而,目前的证据还不足以支持在 PFO 患者中使用 NOACs 而不是阿司匹林。未来的试验需要确定抗凝剂,特别是 NOACs 或双重抗血小板药物在 PFO 患者中的作用。

最后,椎动脉残端综合征是由椎动脉起始部残端闭塞引起的栓塞性卒中。Kawano 等人[29]在 865 例急性后循环卒中患者中发现 12 例(1.4％)患者患有该综合征,其中,接受抗血小板治疗的 3 例患者均在急性期发生复发性后循环卒中。因此,这些患者可能需要抗凝治疗。

◆ 第四节　危险因素管理 ◆

后循环卒中患者的危险因素见第三章。后循环卒中患者应严格控制这些危险因素,预防继发性脑卒中。本章介绍了对血压和血脂水平的适当控制。

一、血压管理

在美国高血压预防、检测、评估和治疗联合委员会(Joint National Committee on Prevention, Detection, Evaluation, and Treatment of High Blood Pressure, JNC7)指南的第七次报告中,高血压被定义为收缩压≥140 mmHg 或舒张压≥90 mmHg,建议对血压≥140/90 mmHg 的卒中幸存者进行抗高血压药物治疗[30]。相比之下,美国心脏病学会/美国心脏协会的新指南主张将高血压的定义改为收缩压≥130 mmHg 或舒张压≥80 mmHg,并认为血压目标＜130/80 mmHg 对于卒中幸存者可能是合理的[31](图 10.3)。小皮质下卒中二级预防(secondary prevention of small subcortical strokes, SPS3)试验的结果部分支持修订后的建议,在试验中,收缩压目标＜130 mmHg 倾向于降低任何卒中复发的风险,并显著降低近期腔隙性卒中患者的脑出血风险[32]。4 项随机对照试验的荟萃分析,包括 SPS3、卒中复发预防临床结局(recurrent stroke prevention clinical outcome, RESPECT)等,显示强化降压到＜130/80 mmHg 能显著降低卒中复发的风险(相对危险度为 0.78,95％置信区间: 0.64~0.96)和出血性卒中的风险(相对危险度为 0.25,95％置信区间: 0.07~0.90)[33]。另一个支持该观点的试验是前瞻性、多中心、观察性出血抗血栓治疗(bleeding with antithrombotic therapy, BAT)研究,涉及 4 009 名口服抗血栓药物治疗心脑血管疾病的患者,中位随访 19 个月的受试者工作特征曲线分析显示,预测潜在颅内出血风险的最佳界值血压为≥130/81 mmHg[34]。

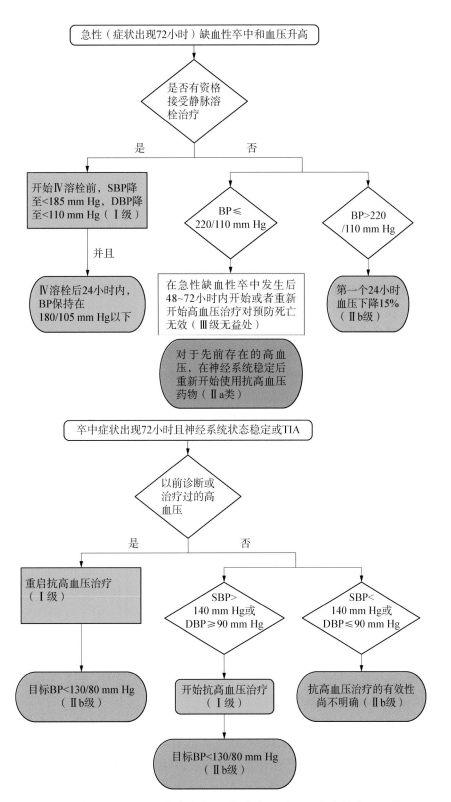

图 10.3 急性缺血性卒中（上）和既往有卒中史（二级卒中预防，下）患者的高血压管理。BP，血压；
DBP，舒张压；IV，静脉注射；SBP，收缩压；TIA，短暂性脑缺血发作（转载自参考文献 31）

后循环卒中和前循环卒中在降压的起始时间、目标血压、降压药物的选择和其他降压过程的建议上没有明显差异。虽然高血压通常是卒中的主要危险因素,但先前的研究结果,包括NCVC卒中登记研究和一项仅纳入动脉粥样硬化性卒中患者的韩国研究,均显示与前循环卒中患者相比,高血压在后循环卒中中是一个更重要的风险因素(见第三章),NCVC卒中登记研究中高血压导致的后循环卒中和前循环卒中之比为82% vs.76%(见表10.1)[35]。因此,与前循环卒中患者相比,后循环卒中患者的高血压控制可能更加严格。

然而,血压升高和神经状态不稳定的卒中急性期患者是一个例外。特别是,对于与椎基底动脉严重狭窄或闭塞相关的血流动力学衰竭患者,应谨慎管理血压。这些患者可能表现出与血压下降相关的波动或逐渐进展的神经症状。在这些情况下,应谨慎降低血压,直到患者神经状态稳定。一些患者在短暂的药物诱导高血压情况下,会表现出神经系统症状进展的中止,甚至症状改善[36]。最近的研究表明,这种"药物诱导高血压"在急性脑卒中患者中是安全可行的,特别是在大动脉或小动脉疾病继发早期神经功能恶化的患者中[36,37]。

诱导高血压的潜在益处尚未在后循环卒中患者中进行专门研究。然而,考虑到非心源性栓塞性卒中患者比心源性栓塞患者更常进行诱导高血压的事实[36],诱导高血压可能对后循环卒中患者比前循环卒中患者更有用。研究还表明,如果严重的动脉粥样硬化性椎基底动脉疾病导致后颅窝灌注不足,即使在亚急性-慢性阶段,过度降压也可能是危险的。在我们的研究中,与其他亚组相比,在近期发生卒中或TIA伴有椎动脉或基底动脉狭窄≥50%的患者中,低血流量和血压<140/90 mm Hg的患者再次卒中的风险显著较高(风险比为4.5,95%置信区间:1.3～16.0,$P=0.02$)[38]。

二、血脂管理

如今,随着药物治疗从传统的他汀类药物治疗改进为强化他汀类药物和前蛋白转化酶枯草溶菌素9(proprotein convertase subtilisin/kexin type 9,PCSK9)抑制剂治疗,低密度脂蛋白(low density lipoprotein,LDL)胆固醇水平的控制变得更加容易。最近关于血脂控制的指南和共识声明经常使用动脉粥样硬化性心血管疾病(atherosclerotic cardiovascular disease)的专有名词。该专有名词通常包括两种主要疾病:冠状动脉疾病和缺血性卒中。表10.2显示了动脉粥样硬化性心血管疾病的风险类别和相应的降脂目标[39]。对于近期因颈动脉血管疾病住院的患者,建议将LDL胆固醇水平严格控制在<70 mg/dL,并建议在LDL胆固醇水平<70 mg/dL后动脉粥样硬化性心血管疾病仍进展的情况下,将LDL胆固醇水平控制在55 mg/dL以下。然而,这些建议似乎明显受到了冠状动脉疾病研究的影响。我们需要基于纯粹来自卒中研究的证据制定新的血脂控制指南。

在最近法国和韩国进行的缺血性卒中后70 mg/dl和100 mg/dl目标LDL胆固醇水平的比较试验(treat stroke to target,TST)中,研究人员纳入了在过去3个月内发生卒中或在过去15天内发生TIA的患者,这些患者有脑血管或心脏动脉粥样硬化的证据。患者被随机分配到两组,即目标LDL胆固醇水平低于70 mg/dl组和目标LDL胆固醇水平低于100±10 mg/dl组,治疗方案为他汀类药物联合或不联合依泽替米贝。主要终点事件包括缺血性卒中、心肌梗死、需要紧急行冠状动脉或颈动脉血管重建的新发症状和血管性意外死亡。共纳入

表 10.2　动脉粥样硬化性心血管疾病的风险类别和相应的降脂目标

风险类别	风险因素[a]/10 年风险[b]	治疗目标		
		LCL - C (mg/dL)	Non - HDL - C (mg/dL)	Apo B (mg/dL)
极端风险	极度危险的进展性 ASCVD 包括 LDL - C <70 mg/dL 的患者出现不稳定型心绞痛	<55	<80	<70
	糖尿病、CKD 3/4 期或 HeFH 患者中已确定的临床心血管病			
	早发性 ASCVD 史(男性<55 岁,女性<65 岁)			
非常高风险	因 ACS、冠状动脉、颈动脉或外周血管疾病住院或近期住院,10 年风险≥20%	<70	<100	<80
	糖尿病或 CKD 3/4 期,有 1 个或多个风险因素			
	HeFH			
高风险	≥2 个风险因素和 10 年风险 10%~20%	<100	<130	<90
	糖尿病或 CKD 3/4 期,无其他风险因素			
中风险	≤2 个风险因素和 10 年风险<10%	<100	<130	<90
低风险	0 个风险因素	<130	<160	NR

ACS,急性冠动综合征;ASCVD,动脉粥样硬化性心血管疾病;CKD,慢性肾脏病;DM,糖尿病;HDL - C,高密度脂蛋白胆固醇;HeFH,杂合性家族性高胆固醇血症;LDL - C,低密度脂蛋白胆固醇;MESA,动脉粥样硬化的多民族研究;NR,不推荐;UKPDS,英国前瞻性糖尿病研究。经 Garber 等人的许可复制。Endocr Pract. 2017;23(Suppl 2);1 - 87 转载自参考文献 39。

a. 主要的独立危险因素是高 LDL - C、多囊卵巢综合征、吸烟、高血压(血压≥140/90 mmHg 或服用高血压药物)、低 HDL - C (<40 mg/dl)、冠心病家族史(男性,一级亲属发病年龄小于 55 岁;女性,一级亲属发病年龄小于 65 岁)、慢性肾脏病(CKD) 3/4 期、冠状动脉钙化证据和年龄(男性≥45,女性≥55 岁),如果患者存在高密度脂蛋白胆固醇,则减去 1 个风险因素

b. Framingham 风险评分用于确定 10 年风险

2 860 例患者,随访时间中位数为 3.5 年,平均 LDL 胆固醇水平分别为 65 mg/dl 和 96 mg/dl。121 例(8.5%)和 156(10.9%)例患者发生了主要终点事件(校正风险比为 0.77,95% 置信区间:0.61~0.98,$P=0.035$)。颅内出血的发生率在两组之间没有差异[40]。

结果显示,对于动脉粥样硬化性卒中患者,LDL 胆固醇<70 mg/dl 才是合适的目标,而非 100 mg/dl。然而,当单独分析韩国患者时,这种差异并不明显。这可能是由于韩国(相对于法国)患者的数量较少,随访时间较短,但目前仍不清楚对于亚洲卒中患者来说恰当的 LDL 目标。非动脉粥样硬化(如小血管疾病)的 LDL 控制目标也仍然未知。TST 试验对韩国患者动脉粥样硬化的部位进行了精确分析,研究发现,前循环卒中患者和后循环卒中患者之间的主要终点事件发生率没有显著差异(未发表的数据)。

三、其他危险因素控制

在之前的研究中(见第三章),糖尿病被发现是后循环卒中患者比前循环卒中患者更重要的危险因素(表 10.1)。在一项仅纳入动脉粥样硬化性卒中患者的研究中,糖尿病(45% vs.

32%)和代谢综合征(34% vs. 28%)在后循环卒中患者中比前循环卒中患者更普遍。因此,后循环卒中似乎与代谢紊乱密切相关,保持健康的生活方式,如健康的饮食、有规律的锻炼、控制体重,对后循环卒中患者可能比对前循环卒中患者更重要[35]。无论脑卒中患者的动脉病变部位如何,都应强烈建议卒中患者戒烟且不要大量饮酒。

参考文献

[1] MERWICK Á, WERRING D. Posterior circulation ischaemic stroke [J]. BMJ, 2014,348: g3175.

[2] NoUH A, REMKE J, RULAND S. Ischemic posterior circulation stroke: a review of anatomy, clinical presentations, diagnosis, and current management [J]. Front Neurol, 2014,5: 30.

[3] SCHULZ UG, FISCHER U. Posterior circulation cerebrovascular syndromes: diagnosis and management [J]. J Neurol Neurosurg Psychiatry, 2017,88(1): 45 - 53.

[4] TOYODA K, KOGA M, YAMAGAMI H, et al. Seasonal variations in neurological severity and outcomes of ischemic stroke: 5-year single-center observational study [J]. Circ J, 2018, 82 (5): 1443 - 1450.

[5] KLEINDORFER DO, MILLER R, MOOMAW CJ, et al. Designing a message for public education regarding stroke: does FAST capture enough stroke [J]. Stroke, 2007,38(10): 2864 - 2868.

[6] SARRAJ A, MEDREK S, ALBRIGHT K, et al. Posterior circulation stroke is associated with prolonged door-to-needle time [J]. Int J Stroke, 2015,10(5): 672 - 678.

[7] SOMMER P, SEYFANG L, POSEKANY A, et al. Prehospital and intra-hospital time delays in posterior circulation stroke: results from the Austrian Stroke Unit Registry [J]. J Neurol, 2017, 264 (1): 131 - 138.

[8] SEARLS DE, PAZDERA L, KORBEL E, et al. Symptoms and signs of posterior circulation ischemia in the New England Medical Center Posterior Circulation Registry [J]. Arch Neurol, 2012, 69 (3): 346 - 351.

[9] SATO S, TOYODA K, UEHARA T, et al. Baseline NIH stroke scale score predicting outcome in anterior and posterior circulation strokes [J]. Neurology, 2008,70(24 Pt 2): 2371 - 2377.

[10] KIM JT, PARK MS, CHOI KH, et al. Clinical outcomes of posterior versus anterior circulation infarction with low National Institutes of Health stroke scale scores [J]. Stroke, 2017,48(1): 55 - 62.

[11] WIJDICKS EF, SHETH KN, CARTER BS, et al. Recommendations for the management of cerebral and cerebellar infarction with swelling: a statement for healthcare professionals from the American Heart Association/American Stroke Association [J]. Stroke, 2014,45(4): 1222 - 1238.

[12] KERNAN WN, OVBIAGELE B, BLACK HR, et al. Guidelines for the prevention of stroke in patients with stroke and transient ischemic attack: a guideline for healthcare professionals from the American Heart Association/American Stroke Association [J]. Stroke, 2014,45(7): 2160 - 2236.

[13] BENAVENTE OR, HART RG, MCCLURE LA, et al. Effects of clopidogrel added to aspirin in patients with recent lacunar stroke [J]. N Engl J Med, 2012,367: 817 - 825.

[14] WANG Y, WANG Y, ZHAO X, LIU L, et al. Clopidogrel with aspirin in acute minor stroke or transient ischemic attack [J]. N Engl J Med, 2013,369: 11 - 19.

[15] WANG Y, JOHNSTON SC, BATH PM, et al. Acute dual antiplatelet therapy for minor ischaemic stroke or transient ischaemic attack [J]. BMJ, 2019,364: l895.

[16] KWON SU, CHO YJ, KOO JS, et al. Cilostazol prevents the progression of the symptomatic intracranial

arterial stenosis: the multicenter double-blind placebo-controlled trial of cilostazol in symptomatic intracranial arterial stenosis [J]. Stroke, 2005,36(4): 782 - 786.

[17] TOYODA K, UCHIYAMA S, YAMAGUCHI T, et al. Dual antiplatelet therapy using cilostazol for secondary prevention in patients with high-risk ischaemic stroke in Japan: a multicentre, open-label, randomized controlled trial [J]. Lancet Neurol, 2019,18(6): 539 - 548.

[18] CAPLAN LR, WITYK RJ, GLASS TA, et al. New England Medical Center Posterior Circulation registry [J]. Ann Neurol, 2004,56(3): 389 - 398.

[19] LEE JH, HAN SJ, YUN YH, et al. Posterior circulation ischemic stroke in Korean population [J]. Eur J Neurol, 2006,13(7): 742 - 748.

[20] SALAZAR CA, DEL AGUILA D, CORDOVA EG. Direct thrombin inhibitors versus vitamin K antagonists for preventing cerebral or systemic embolism in people with non-valvular atrial fibrillation [J]. Cochrane Database Syst Rev, 2014,3: CD009893.

[21] BRUINS SLOT KM, BERGE E. Factor Xa inhibitors versus vitamin K antagonists for preventing cerebral or systemic embolism in patients with atrial fibrillation [J]. Cochrane Database Syst Rev, 2018, 3: CD008980.

[22] YOSHIMURA S, KOGA M, SATO S, Todo K, et al. Two-year outcomes of anticoagulation for acute ischemic stroke with nonvalvular atrial fibrillation: SAMURAI-NVAF Study [J]. Circ J, 2018,82(7): 1935 - 1942.

[23] SEIFFGE DJ, PACIARONI M, WILSON D, et al. Direct oral anticoagulants versus vitamin K antagonists after recent ischemic stroke in patients with atrial fibrillation [J]. Ann Neurol, 2019,85(6): 823 - 834.

[24] TOYODA K, ARIHIRO S, TODO K, et al. Trends in oral anticoagulant choice for acute stroke patients with nonvalvular atrial fibrillation in Japan: the SAMURAI-NVAF study [J]. Int J Stroke, 2015,10(6): 836 - 842.

[25] MAS JL, DERUMEAUX G, GUILLON B, et al. Patent foramen ovale closure or anticoagulation vs. antiplatelets after stroke [J]. N Engl J Med, 2017,377: 1011 - 1021.

[26] SONDERGAARD L, KASNER SE, RHODES JF, et al. Patent foramen ovale closure or antiplate-let therapy for cryptogenic stroke [J]. N Engl J Med, 2017,377: 1033 - 1042.

[27] LEE PH, SONG JK, HEO R, et al. Cryptogenic stroke and high risk patent foramen ovale: the DEFEBSE-PFO trial [J]. J Am Coll Cardiol, 2018,71: 2335 - 2342.

[28] KASNER SE, SWAMINATHAN B, LAVADOS P, et al. Rivaroxaban or aspirin for patent foramen ovale and embolic stroke of undetermined source: a prespecified subgroup analysis from the NAVIGATE ESUS trial [J]. Lancet Neurol, 2018,17: 1053 - 1060.

[29] KAWANO H, INATOMI Y, HIRANO T, et al. Vertebral artery stump syndrome in acute ischemic stroke [J]. J Neurol Sci, 2013,324(1 - 2): 74 - 79.

[30] CHOBANIAN AV, BAKRIS GL, BLACK HR, et al. Seventh report of the joint national committee on prevention, detection, evaluation, and treatment of high blood pressure [J]. Hypertension, 2003,42: 1206 - 1252.

[31] WHELTON PK, CAREY RM, ARONOW WS, et al. 2017ACC/AHA/AAPA/ABC/ACPM/AGS/ AphA/ASH/ASPC/NMA/PCNA guideline for the prevention, detection, evaluation, and management of high blood pressure in adults: a report of the American College of Cardiology/American Heart Association task force on clinical practice guidelines [J/OL]. Hypertension, 2018,71(6): e13 - e115.

[32] BENAVENTE OR, COFFEY CS, CONWIT R, et al. Blood-pressure targets in patients with recent lacunar stroke: the SPS3 randomised trial [J]. Lancet, 2013,382(9891): 507 - 515.

［33］ KITAGAWA K，YAMAMOTO Y，ARIMA H，et al. Effect of standard vs intensive blood pressure control on the risk of recurrent stroke：a randomized clinical trial and meta-analysis ［J］. JAMA Neurol，2019，76(11)：1309 – 1318.

［34］ TOYODA K，YASAKA M，UCHIYAMA S，et al. Blood pressure levels and bleeding events during antithrombotic therapy：the bleeding with antithrombotic therapy（BAT）study ［J］. Stroke，2010，41 (7)：1440 – 1444.

［35］ KIM JS，NAH HW，PARK SM，et al. Risk factors and stroke mechanisms in atherosclerotic stroke：intracranial compared with extracranial and anterior compared with posterior circulation disease ［J］. Stroke，2012，43(12)：3313 – 3318.

［36］ LEE MH，KIM JG，JEON SB，et al. Pharmacologically induced hypertension therapy for acute stroke patients ［J］. J Stroke，2019，21(2)：228 – 230.

［37］ BANG OY，CHUNG J-W，KIM S-K，et al. Therapeutic-induced hypertension in patients with noncardioembolic acute stroke ［J/OL］. Neurology，2019，93(21)：e1955 – e1963.

［38］ AMIN-HANJANI S，TURAN TN，DU X，et al. Higher stroke risk with lower blood pressure in hemodynamic vertebrobasilar disease：analysis from the VERiTAS study ［J］. J Stroke Cerebrovasc Dis，2017，26(2)：403 – 410.

［39］ JELLINGER PS，HANDELSMAN Y，ROSENBLIT PD，et al. American Association of Clinical Endocrinologists and American College of Endocrinology guidelines for management of dyslipidemia and prevention of cardiovascular disease ［J］. Endocr Pract，2017，23(Suppl 2)：1 – 87.

［40］ AMARENCO P，KIM JS，LABREUCHE J，et al. A comparison of two LDL cholesterol targets after ischemic stroke ［J］. N Engl J Med，2020，382(1)：9.

第十一章

溶栓与取栓术

◆ 概　　要 ◆

后循环卒中(PCS)在急性缺血性卒中(acute ischemic stroke，AIS)中占少数。然而，它的高死亡率与发病率却不成比例。与前循坏卒中(ACS)相比，PCS的临床症状不明确且起病隐匿，其诊断需要更强的临床敏锐性。然而，与ACS一样，一旦确诊，必须立即对符合条件的患者进行急性再灌注治疗，如溶栓或机械取栓术(mechanical thrombectomy，MT)。与ACS相比，关于PCS治疗中全身溶栓或MT结果的数据相对较少。由基底动脉闭塞(basilar artery occlusion，BAO)导致的PCS、持续性血管闭塞和中度至重度临床功能缺失均与死亡或严重残疾相关。不少病例系列报道和文献都表明，全身和动脉内溶栓可能是有效的PCS再通方法。此外，随着最近关于MT在ACS中疗效I类证据的出现，血管内治疗(联合或不联合静脉溶栓)已在世界各地的许多医院成为BAO导致的PCS的标准治疗方式。就像ACS一样，目前的指南推荐有所延长但依旧严格的治疗时间窗，但越来越多的文献表明，BAO患者的治疗不应受治疗时间窗的限制，如果患者不接受治疗，通常预后不佳。虽然医生越来越少考虑时间窗，但从根本上来说，对每个患者而言，再灌注越早，得到良好结局的可能性就越高。因此，为了更多符合治疗条件的患者能达到更好临床结局，优化分诊和转运到合适的医院仍然至关重要。此外，新一代MT装置和包括神经保护在内的辅助治疗将成为下一个急性PCS综合管理的前沿领域。

◆ 背　　景 ◆

虽然后循环卒中(PCS)仅占所有急性缺血性卒中(AIS)的$20\%\sim30\%$，但它的致残率和死亡率极高[1]。近端大血管闭塞导致的PCS预后极差，包括基底动脉(BA)、双侧颅内椎动脉(VA)和一侧颅内椎动脉伴对侧椎动脉闭塞。这些患者未经治疗时，近65%的患者可能会留下严重的功能障碍，40%的患者将无法存活[2]。此外，在中度至重度功能缺失的患者中，如果不进行再灌注治疗，良好预后的比率可能低至2%[3]。虽然美国国立卫生院脑卒中量表(NIHSS)对PCS患者神经功能缺损严重程度的评估不如ACS患者准确，但在未接受再灌注治疗的患者中 NIHSS 评分≥10 与患者的死亡或严重残疾高度相关[4]。

◆ 第一节　临床症状和血栓位置 ◆

与 ACS 类似,及时识别并制订脑再灌注的治疗方案至关重要。然而,由于 PCS 患者的临床表现复杂且差别细微,尤其由于 NIHSS 评分也不够可靠[5-7],PCS 的识别变得更加困难。与 ACS 可能表现出提示某些脑区损伤的特定症状,例如轻偏瘫、偏身感觉丧失、半侧视野缺损、失语症或忽视等不同,PCS 的症状可能是非特异性的,伴有头晕、头痛或轻微的动作不协调。这些相对不明确的症状可能表现为反复发作的短暂性脑缺血发作(TIA),在未治疗的情况下,占完全性 BA 闭塞(BAO)综合征前驱症状的 25%~60%[8,9]。

BAO 症状的表现方式可能提示其病理生理机制。BA 近端闭塞的患者通常有前驱症状,如口吃等,这很可能与动脉粥样硬化性血栓有关;而中/远端 BA 闭塞相关的意外、突发的症状通常与栓塞机制有关[10-12]。与近端动脉粥样硬化相比,远端栓塞闭塞的再通率更高[3,13-15]。

◆ 第二节　溶 栓 治 疗 ◆

一、历史背景

早在 1958 年,人们就认识到溶栓治疗对急性 PCS 的潜在益处。在 3 例接受静脉(intravenous,IV)纤溶酶治疗的患者中,Sussman 和 Fitch 观察到了一些重要的现象。基于 6 小时内血管影像学再通与良好预后相关的发现,他们意识到治疗时间的关键性。他们还报告说,虽然外科手术可以使闭塞的血管获得满意再通,但与此同时,处于风险中的组织可能已经受到不可逆的损伤[16]。

尽管许多早期的病例报道表明静脉溶栓治疗 AIS 是成功的,但直到 1995 年的国家神经疾病和卒中研究所(National Institute of Neurological Disorders and Stroke,NINDS)研究之后,它才成为标准的治疗方法。该试验确定了组织型纤溶酶原激活物(tissue-type plasminogen activator,tPA)在最后所见正常(last seen well,LSW)进针 3 小时以内给 AIS 患者带来的益处[17]。后来,静脉使用 t - PA 被扩展到从 LSW 开始 4.5 小时以内[18]。

虽然静脉溶栓仍然是 AIS 的标准治疗方法,但其在 BAO 中的使用率很低。据报道,在所有接受溶栓治疗的患者中,只有 5% 有 BAO[19]。此外,上述关键的 tPA 试验中,要么 PCS 患者比例低(NINDS 中为 5%),要么没有公布 PCS 的比例(欧洲急性卒中协作研究Ⅲ,the European Cooperative Acute Stroke Study III,ECASS III)。之后,一些单臂研究分析了静脉注射 tPA 治疗 PCS 的结果。在一项历时超过 13 年的回顾性分析研究中,116 例接受静脉 tPA 治疗的患者血管再通率为 65%,预后良好[15]。另一项回顾性研究报道的再通率为 53%,以及 22% 的良好结局和 50% 的病死率[3]。最后,前瞻性基底动脉国际合作研究(Basilar

Artery International Cooperation Study，BASICS)收集了 121 例接受静脉 tPA 治疗的患者数据,其中再通率接近 70%,病死率为 16%。然而,值得注意的是,这些患者中,有 1/3 接受了补救性动脉内(IA)溶栓[4]。在这些研究中,症状性脑出血(symptomatic intracerebral hemorrhage，sICH)的发生率为 6%~16%,高于在 ACS 中静脉使用 tPA 治疗观察到的发生率。然而,有两项研究发现,与 ACS 相比,PCS 的 sICH 发生率较低[20,21]。一项大型单中心研究发现,在比较 PCS 与 ACS 接受 IV 溶栓治疗的结果时,前者的预后率要好于后者[21]。总体而言,尽管随机对照试验(randomized control trial，RCT)未能为静脉溶栓治疗 BAO 所致卒中提供充足的证据,但研究表明,静脉使用 tPA 相对安全,对这类亚组患者可能有效。

二、动脉内溶栓

除全身溶栓外,局部 IA 溶栓已被用于治疗 AIS,溶栓剂包括链激酶、尿激酶和尿激酶原。首批评估 IA 溶栓治疗可行性的随机对照试验是尿激酶原用于治疗急性脑血栓栓塞试验(Prolyse in Acute Cerebral Thromboembolism，PROACT)和 PROACT II。后者包括因 MCA 的 M_1 或 M_2 段闭塞导致 AIS 的患者,这些患者可在 LSW 后 6 小时内接受治疗。研究人员比较了经动脉血栓内应用尿激酶原接触性溶栓治疗与标准药物治疗两组患者的临床结果[22,23]。尽管 sICH 的风险增加,但发现 IA 治疗在 PROACT II 中具有显著的优势[23]。评估 90 天的主要临床结局(改良 Rankin 量表评分≤2 分),治疗组为 40%,对照组为 25%,$P=0.043$[23]。在因 BAO 引起的卒中自然预后特别不佳的前提下,PROACT II 的阳性结果打破了均势,因为之前几乎没有随机对照试验研究 IA 溶栓剂对这类卒中的益处。澳大利亚进行的一项 IA 链激酶随机对照试验仅招募了 16 名患者,由于招募缓慢和缺乏资金而被迫中止[24]。在我们的研究中,IA 链激酶组的 8 名患者中有 4 名获得了良好的结果(改良 Rankin 量表评分 0~3 分),而在对照组中,8 名患者中仅有 1 名获得了良好的预后。Zeumer 等人在 1982 年首次描述了 IA 链激酶治疗一名年轻女性的 BAO[25],其后的几篇论文证实了该方法的可行性、相对安全性以及与历史对照相比更好的预后[3,4,26-31]。

◆ 第三节 机械（非药物）血管内治疗 ◆

一、血管内治疗的发展演变

静脉溶栓狭窄的时间窗和溶栓药物相关的出血风险促进了机械取栓术(MT)装置的设计和应用。血管内取栓装置使血流快速恢复成为可能,同时降低了血栓碎裂和远端栓塞的风险[32]。基于导管的取栓/抽吸系统开始用于不适合 tPA 静脉溶栓或溶栓失败的 AIS 患者;最初,它们主要与溶栓药物输注联合使用。

二、脑缺血机械栓子清除术装置

脑缺血机械栓子清除术（mechanical embolus removal in cerebral ischemia，MERCI）装置是第一个获得美国食品和药物管理局（Food and Drug Administration，FDA）批准用于取栓的装置[33]。单臂临床研究的结果证明了 MERCI 系统在 AIS 后 8 小时内恢复闭塞颅内血管通畅的有效性[34]，48% 的闭塞血管再通，显著高于 PROACT II 试验中的对照组（18%）[23,32]。经辅助治疗（tPA、血管成形术、圈套器）后，血管再通率达 60.3%。此外，试验还证明成功的血流再灌注是 90 天病死率降低和神经功能预后良好的独立预测因子[34]。Multi-MERCI 试验也获得了类似的结果，该试验包括在 MT 之前接受 IV tPA 治疗的患者，并使用了原始 MERCI 装置的改良版本[35]。这些试验的历史意义大于实际指导价值，因为 MERCI 装置已不再用于临床。

三、Penumbra 抽吸系统

Penumbra 系统（Penumbra Inc.，Alameda，CA）是一种抽吸装置，通过该装置可以从闭塞的血管中取出血栓。抽吸装置通过导引导管被同轴地输送到血栓的水平位置，抽吸导管连接到抽吸泵或抽吸注射器。根据 Penumbra Pivotal 试验的结果，心肌梗死溶栓（thrombolysis in myocardial infarction，TIMI）试验血流分级 2～3 级的再通率为 81.6%，改良 Rankin 量表评分 0～2 分的再通率为 20%，加上 11.2% 的 sICH 发生率，Penumbra 装置于 2008 年获得 FDA 批准[36]。此后，新一代抽吸导管的直径越来越大，输送性也得到了改善，大大增进了该装置的手术效果[37]。

四、支架类取栓装置

可回收支架取栓装置（Stentrievers 公司）是一种自膨式、由微丝连接的支架样结构，用于捕获血栓。在一项与 MERCI 装置头对头的研究中，最早的两款该类装置（Solitaire 和 Trevo）显示出更高的再通率和更好的临床结局[38,39]，因此，这些装置成为脑梗死患者 MT 的有利方法。

另一种技术——手动抽吸血栓切除术，也已用于治疗大血管闭塞。该技术最初被用于颅外后循环，后来用于基底动脉[40-42]。单臂研究支持将手动抽吸作为多模式再通策略的一部分[43]。

五、血管内治疗的早期证据

在早期，许多关于 MT 的试验排除了 PCS[22,23,44-47]。MERCI 和 Multi-MERCI 共纳入 26 例 BAO 患者和 1 例 VA 合并双侧大脑后动脉闭塞患者[34,35]。虽然缺乏对照组，但所有早期 MT 试验一致发现：与未进行再通的患者相比，再通患者的良好结局比率明显更高[48]。第一个大型随机卒中血管内治疗试验，即静脉注射 tPA 后血管内治疗与单独使用 tPA 治疗卒中（Interventional Management of Stroke III，IMS III）试验，仅纳入了 4 名 BAO 患者。由于未体现出明显疗效,该试验在完成计划样本量的招募之前就被终止了[49]。Penumbra Pivotal 试验中仅纳入了 11 名椎基底动脉闭塞患者[36]。因此,从这些少量患者中可以得出的关于 MT 与早期装置疗效的结论有限。

BASICS 研究是一项全球多中心前瞻性注册研究,纳入了经 CTA 或 MRA 证实的 BAO 患者。患者接受了最合适的药物治疗,包括静脉注射 tPA(在估计 BAO 形成后的 4.5 小时内)或抗血栓药物治疗,或最合适的药物治疗加 IA 治疗[4]。IA 治疗必须在 6 小时内开始,所用策略由神经介入医师决定,包括 IA 溶栓(使用尿激酶)或 IA 支架治疗。对 BASICS 注册数据的分析显示,与 IA 治疗(55% 的患者)相比,接受静脉溶栓或单独抗栓治疗的患者在不良预后(定义为 1 个月的改良 Rankin 量表评分 4~6 分)方面没有显著的统计学差异[4]。登记中的部分患者(10%)因为服用抗栓药物后症状轻微,又或者没有进一步治疗的必要,未接受治疗。总体而言,68% 的患者预后不良,病死率为 36%。然而,IA 治疗的较高良好预后率可能与再通率相关。在这项非随机研究中可能存在一种偏倚,即对表现更严重的患者进行更积极的治疗,这是导致预后更差的混杂因素[4]。该研究的另一个局限性在于,在研究进行时尚无现代的支架型取栓装置。

六、现代血管内试验

2015 年,5 项前瞻性随机对照试验显示,在早期时间窗内就诊的由大血管闭塞(large vessel occlusion,LVO)导致的 AIS 患者中,使用支架取栓带来了巨大的益处[50-54]。另一项阳性试验发表于 2016 年[55]。然而,这些研究都没有包括 BAO 患者。随后的试验显示,在 6~24 小时内出现症状,且神经影像学显示有大量可挽救的大脑区域的患者中,MT 的获益可能比早期时间窗试验中观察到的更大。然而,这些试验也不包括 BAO[56,57]。

血管内卒中治疗注册研究(Endovascular Stroke Treatment Registry,ENDOSTROKE)纳入了全球 18 岁及以上接受或尝试进行机械取栓的患者,结果显示,尽管脑梗死溶栓试验(thrombolysis in cerebral infarction,TICI)2b~3 级的再通率为 79%,但仅有 34% 尝试 MT 的 BAO 患者在 3 个月时具有良好的临床结局[58]。这证实了之前的观点,即在血管再通率相当的情况下,MT 治疗 BAO 的临床结局比 ACS 的临床结局差。预后良好的预测因素包括较小的发病年龄和较低的 NIHSS 评分[58]。这表明,BAO 引起的急性卒中仍然是一个巨大的挑战,需要采取多方面的方法,单纯的血管再通可能不足以获得良好的结果。

MT 治疗 BAO 的随机对照研究数据有限(表 11.1)。急性基底动脉闭塞血管内介入治疗与标准药物治疗的比较(Acute basilar artery occlusion:Endovascular Interventions versus Standard Medical Treatment,BEST)是一项随机对照试验,对比了估计闭塞时间在 8 小时以内的 BAO 的血管内治疗与标准治疗(包括予符合条件的患者 IV tPA 治疗)[59]。由于过多的组间交叉以及入组患者的逐步脱漏,该试验被提前终止,再次说明了进行 BAO 相关试验的伦理挑战。该试验旨在证明,与标准药物治疗相比,MT 治疗 BAO(在预计闭塞时间的 8 小时内进行)可产生更好的临床结局(以改良 Rankin 量表评分 0~3 分表示)。BEST 招募了 131 名患者,其中 66 名机械取栓的患者为干预组,65 名接受标准药物治疗的患者为对照组,其中包括了 30% 接受静脉重组组织型纤溶酶原激活物(recombinant tissue plasminogen activator,

rtPA)治疗的患者。BEST 的意向治疗分析未能显示 MT 在统计学上的显著优势(MT 中改良
Rankin 量表评分 0～3 分的比率为 42%,对照组为 32.3%,P＝0.232)。这是由于从药物治疗
到 MT 的交叉次数较高(21.5%)。根据协议进行分析,MT 患者和对照组患者的主要结局存
在显著差异(分别为 44.4% 和 25.5%, P＝0.036)。两组 sICH 发生率的差异无统计学意义
(7.9% vs. 0%,P＝0.064)。尽管缺乏一级证据,但如果没有血管再通,BAO 患者获得良好
临床结局的可能性微乎其微,所以目前大多数血管内治疗中心都将 MT 纳入常规诊疗方案。

表 11.1　包含后循环大血管闭塞患者的试验汇总

试验	接受治疗患者	时间窗	再通	90 天死亡率
MERCI	27	<8 h	21(78%)TIMI 血流分级≥Ⅱ级	12(44%)
Multi-MERCI				
Penumbra pivotal	11	<8 h	未知	未知
SWIFT	2(转入) 1(SOLITAIRE) 1(MERCI)	<8 h	未知	未知
TREVO 2	7(TREVO) 5(MERCI)	<8 h	未知	未知
IMS Ⅲ	4	开始时间<5 h, 结束时间<7 h	未知	未知
BASICS	288	无限制	202(72%)TIMI 血流分级≥Ⅱ级	未知
ENDOSTROKE registry	148	无限制	111(79%)TICI 分级 2b～3 级	43(35%)
BEST	66	<8 h	47(71.4%)TICI 分级 2b～3 级	22(33.3%)

TIMI,心肌梗死溶栓试验;TICI,脑梗死溶栓试验

七、血管内治疗的选择标准

在几个具有里程碑意义的 MT 试验中,尤其是在那些超时间窗的研究中,基于影像学进
行患者筛选发挥了重要作用。就像 ACS 一样,对于 PCS 而言,影像旨在回答的关键问题是:
它是缺血性卒中还是出血性卒中? 是否有大血管闭塞? 梗死组织的范围有多大? 存在进一步
恶化风险(半暗带)组织的范围有多大? 在 ACS 的 MT 中,我们对影像学作为 MT 患者选择
工具所起作用的理解一直在不断发展。长期以来,人们一直认为,基线大面积梗死的患者不应
接受治疗,因为这是徒劳的,甚至会造成再灌注损伤,导致 sICH 或恶性水肿。然而,对近 1 800
名患者进行大型汇总分析的数据与这一观念直接矛盾,该分析显示,在早期时间窗,即使是基
线梗死面积较大的患者也能从 MT 中获益[60]。此外,无论通过何种成像方式测量,基线梗死

体积虽然是一个强有力的预后影响因素,但不能通过这个指标确定哪些患者受益于 MT,哪些患者不受益于 MT。同样的研究结果是否适用于 BAO 卒中仍有待确定。

与 ACS 相似,CTA 是识别 PCS 血管闭塞的可靠方法[61]。然而,与 ACS 相比,在 PCS 中通过非增强 CT 发现早期缺血性改变要更加困难。使用 CTA 源图像上的低密度区域可提高梗死面积估计的准确性[62]。在后循环急性卒中预后早期 CT 评分(pc - ASPECTs)中,正常的后循环为 10 分,对 CTA 原始图像上有早期缺血改变的早期区域扣除相应分数[63]:右侧或左侧丘脑、小脑半球或大脑后动脉区域的早期缺血性改变减 1 分,中脑或脑桥早期缺血性改变扣 2 分。就像前循环的 ASPECTS 评分一样,pc - ASPECTS 也是一个有效的预后因素。在一组接受血管内治疗且成功再灌注的 BAO 患者中,70% 的 pc - ASPECTS 评分≥8 的患者预后良好,而评分<8 的患者预后良好的比例为 9%(相对危险度为 12.1,95%CI:1.7~84.9)[63]。由于低 pc - ASPECTS 评分患者的良好转归率较低,该评分已被提议作为改进以后试验患者选择的一种方法。虽然该病例系列中没有对照组,这并不排除接受 MT 的患者 pc - ASPECTS 评分与未接受 MT 的患者 pc - ASPECTS 评分相比的可能性。与未接受 MT 的患者相比,接受 MT 且 pc - ASPECTS 评分较低的患者仍可能存在临床获益。

另一种量化 PCS 早期缺血变化的方法是脑桥中脑指数[64]。该系统包括在 CTA 源图像上从 0 到 2 对脑桥和中脑的每一侧进行评分:0,无衰减;1,等于或小于 50% 衰减;2,超过 50% 的衰减。一项对 BASICS 登记研究的患者进行的研究显示,与指数相对较高的患者相比,脑桥中脑指数<3 的患者死亡的可能性较小,预后更好[65]。

基于 MRI/DWI 病变的多个评分系统也被提议用于量化 BAO 患者的梗死负荷,包括适用于 MRI 的 pc - ASPECTS[66,67]。无论使用何种评分系统,MRI 上无广泛梗死与 MT 的良好结局相关[68]。除了梗死面积外,梗死部位对这些患者的预后也至关重要。基于接受 MT 治疗的 BAO 患者的回顾性研究,这些患者接受了术后 MRI 检查,一组报告说,良好结局(改良 Rankin 量表评分 0~2 分)的显著预测因素是年龄(优势比为 0.84,95% 置信区间:0.74~0.91,$P = 0.018$)和脑干梗死面积(优势比为 0.25,95% 置信区间:0.11~0.61,$P = 0.002$)[69]。治疗时间和脑干梗死面积与脑干外卒中的临床结局无关。另一项研究也表明,治疗时间与临床结局之间缺乏相关性,特别是在接受 MT 治疗的 BAO 患者中[70]。Starr 等人的研究中良好结局的比率为 33%,在样本量相似的情况下,早期时间窗(中位治疗时间 300 分钟)内接受治疗的良好结局(33%)与其相当,治疗时间窗的长短与良好结局可能无关[71]。Rangaraju 等人提出将匹兹堡前循环卒中血栓切除术的结果(pittsburgh outcomes in thrombectomy,POST)评分作为一种预后工具,旨在告知医生和家庭成员通过 MT 治疗 BAO 获得良好结局的可能性,从而帮助 MT 后治疗的决策[72]。然而,该评分目前仅在 ACS 患者中得到了验证。

使用严格的时间标准作为 BAO 治疗的选择标准受到了多位学者的质疑。BAO 的表现可以是隐伏的和多变的,准确确定症状发作时间极具挑战[8]。研究表明,在 LSW 之后 24 小时进行治疗的 BAO 患者临床结局和 sICH 发生率与早期治疗的患者相当[70,71]。与前循环闭塞相比,后循环中高度发达的侧支动脉网、BA 的反向充盈以及血栓和动脉壁之间存在一层流动的血浆,被认为可以在 BAO 后更长时间内维持脑干的活力[73]。相反,Grevik 等人分析了 619 例 BAO 患者,发现治疗时间、年龄、基线 NIHSS、高脂血症和轻微的脑卒中前驱症状,是预后的独立预测因子。虽然 BAO 患者的治疗时间窗可能比 ACS 患者更长，但在 BAO 治疗中也应强调及时积极治疗以挽救半暗带的重要性。

八、技术考虑

椎基底动脉循环的解剖可能会对 MT 造成技术挑战。后循环中的血管直径通常小于前循环中大动脉的血管直径，在选择导管和器械时需要仔细考虑[74]。后循环也有许多解剖学变异，如椎动脉终止于小脑后下动脉[75]。而有一些解剖学特征可能是具有优势的，例如，与颈内动脉相比，椎动脉的弯曲度较小[41-43]。图 11.1 为一个示例。

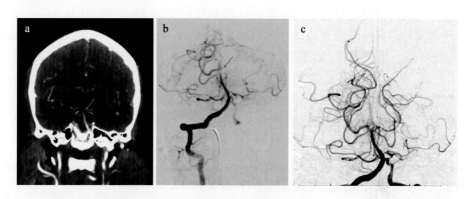

图 11.1　一名有心房颤动抗凝史的中年女性因新发的反复癫痫发作入院。住院期间，在一次常规护理检查时发现她意识丧失，于是卒中急救预警被激活。卒中小组得出的 NIHSS 评分为 29 分。STAT CTA 显示基底动脉顶端闭塞（图 a 箭头）。立即进行紧急血管内机械取栓术，第一次造影显示基底动脉尖端闭塞（图 b 箭头）。在接受了血栓抽吸后实现了 TICI 2b 再通（c）

部分 PCS 患者会发生串联的 BAO 和 VA（颅内或颅内外）闭塞，这使得 BAO 的治疗通路建立更具挑战性，尤其是当对侧 VA 发育不全或闭塞时。由于可能需要进行支架或血管成型时，通路建立是可以通过未闭的椎动脉或闭塞一侧的椎动脉，取决于椎动脉闭塞的位置和病因（例如，动脉粥样硬化）。入路的选择应根据个体的解剖情况和临床考虑而决定[76,77]。一些研究表明，一旦通过微导管在 VA 和 BA 中实现了基础导管通路，如果对侧 VA 低流量，无论是闭塞还是发育不全，都与更好的血管再通和较低的远端栓塞风险相关[75]。这可能是由于在抽吸过程中，当对侧 VA 开放时，血流不能反向流通。在无法建立标准通路的情况下，例如 VA 口被阻塞不可见，则可采用替代方法来进入 BA。这些方法包括通过后交通动脉逆行入路，在慢性闭塞的椎动脉中使用甲状颈侧支，或者使用发育不全的对侧 VA 通路，将微丝逆行穿过闭塞的 VA 口，以确定其位置[78-80]。

当闭塞的椎动脉是 BAO 的唯一入口时，也应考虑椎动脉口高度狭窄或闭塞的治疗。由于 VA 的阻塞导致低流量状态，此时单纯行球囊扩张术则再闭塞的风险较高，支架植入术应为首选。支架植入通常有两种方法：一种是在进入远端病变之前植入支架；另一种更常见的是在远端再灌注完成后在手术结束时植入支架[76]。前一种入路的主要优点是允许建立颅内通路，但这也是没有别的办法建立通路的必然选择，它还允许置入较大口径的导引导管，但在严重的狭窄面前，这些导引导管可能无法通过[81]。后一种方法能更迅速地恢复缺血组织的血流,避免了大鞘管穿过支架导致支架移位的风险,并且可以在颅内工作完成后进行[80]。需要注意的是,这两种方法都需要使用双重抗血小板治疗(围手术期,可以是静脉注射血小板糖蛋白Ⅱb/Ⅲa受体拮抗剂的形式),特别是那些患有大面积小脑梗死、可能需要开放手术或减压手术患者。因此,如果后颅窝减压的可能性很高,椎动脉血管成形术或许是最好的选择。由于与前循环闭塞相比,后循环闭塞部位尤其是在BA的近段,动脉粥样硬化病变的发生率相对较高,此时,尤其是当MT不能再通或再通后残留高度狭窄时,应考虑急性血管成形术或(最好)支架植入术。支架植入术可以通过置入自膨胀支架、球囊支架或可解脱支架(Solitaire AB)[82,83]来实现。在颅内动脉粥样硬化闭塞相对常见的亚洲国家,这种血管成形术(包括或不包括支架植入术)相对常规[84]。图11.2给出了一个示例。

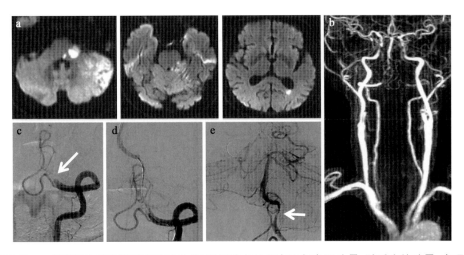

图 11.2　一名有高血压和糖尿病病史的65岁男性在几天内反复出现头晕,随后突然眩晕,出现构音障碍和步态共济失调。弥散加权MRI显示右侧脑桥、小脑脚、小脑和枕区的急性梗死(图a)。磁共振血管成像显示双侧椎动脉(VA)远端狭窄或闭塞(图b)。患者起初清醒,但后来进展到嗜睡。急诊血管造影显示右侧椎动脉远端闭塞(图c箭头)。采用支架型取栓装置进行取栓治疗,残余狭窄采用球囊扩张术和颅内支架植入(图d)进行处理,以保持优势左侧椎动脉(图e)的开放。术后患者恢复意识,出院时仅有轻度构音障碍

在可疑存在颅内动脉粥样硬化的患者中,使用球囊扩张支架作为MT后的二线方法治疗LVO,其再灌注率和临床结局与MT相当[82]。然而,在这类高危患者中,sICH的发生率和病死率高于使用传统MT设备的患者,其中很大一部分患者有BAO。虽然现代中间导管的出现使得在BA中输送球囊扩张支架更加便捷安全,但术中需要即刻给予抗血小板药物以防止支架血栓形成,这使得出血风险增加,特别是在那些接受静脉tPA的患者中。这是该技术的潜在缺陷,仍需要更大规模的随机研究来评估这种治疗方式的安全性和有效性。

◆ 第四节　未来方向 ◆

正在进行的临床试验,包括中国急性基底动脉闭塞血管内治疗临床试验(Basilar Artery Occlusion: Chinese Endovascular Trial, BAOCHE)和BASICS,有希望填补BAO血管内治疗

的一些证据空白[85,86]。神经保护剂的研究也在进行中，其中包括 No－NO 公司研发 NA－1 药物治疗在早期应答者中的现场随机研究[87]，目前尚未有结果。神经保护药物有望将脑梗死患者从"快速进展型"转变为"缓慢进展型"，从而延长治疗时间窗。此外，神经保护剂的其他潜在机制包括减轻再灌注损伤、细胞凋亡和炎症[88,89]。为了应对 PCS 血管内治疗的挑战，研究人员提出了一些技术解决方案。例如，将可回收的取栓支架设计为可解脱型。这可能对 PCS 特别有用，因为后循环病变的颅内动脉粥样硬化疾病发生率较高[90]。将患者运送到适当的医疗中心接受及时的治疗是十分重要的，尤其是误诊率较高的 PCS[91]。最后，应进一步改进救护系统，以提高大血管闭塞患者（包括 BAO 患者）获得及时血管内治疗的机会。

参考文献

［1］GULLI G，MARQUARDT L，ROTHWELL P，et al. Stroke risk after posterior circulation stroke/transient ischemic attack and its relationship to site of vertebrobasilar stenosis［J］. Stroke，2013，44(3)：598－604.

［2］SCHONEWILLE W. Outcome in patients with basilar artery occlusion treated conventionally［J］. J Neurol Neurosurg Psychiatry，2005，76(9)：1238－1241.

［3］LINDSBERG P，MATTLE H. Therapy of basilar artery occlusion［J］. Stroke，2006，37(3)：922－928.

［4］SCHONEWILLE W，WIJMAN C，MICHEL P，et al. Treatment and outcomes of acute basilar artery occlusion in the Basilar Artery International Cooperation Study (BASICS)：a prospective registry study［J］. Lancet Neurol，2009，8(8)：724－730.

［5］KIM J，PARK M，CHOI K，et al. Clinical outcomes of posterior versus anterior circulation infarction with low National Institutes of Health stroke scale scores［J］. Stroke，2017，48(1)：55－62.

［6］INOA V，ARON A，STAFF I，FORTUNATO G，et al. Lower NIH stroke scale scores are required to accurately predict a good prognosis in posterior circulation stroke［J］. Cerebrovasc Dis，2014，37(4)：251－255.

［7］HELDNER M，ZUBLER C，MATTLE H，et al. National Institutes of Health stroke scale score and vessel occlusion in 2152 patients with acute ischemic stroke［J］. Stroke，2013，44(4)：1153－1157.

［8］FERBERT A，BRÜCKMANN H，DRUMMEN R. Clinical features of proven basilar artery occlusion［J］. Stroke，1990，21(8)：1135－1142.

［9］CAPLAN L，WITYK R，GLASS T，et al. New England medical center posterior circulation registry［J］. Ann Neurol，2004，56(3)：389－398.

［10］MATTLE H，ARNOLD M，LINDSBERG P，et al. Basilar artery occlusion［J］. Lancet Neurol，2011，10(11)：1002－1014.

［11］NOUH A，REMKE J，RULAND S. Ischemic posterior circulation stroke：a review of anatomy，clinical presentations，diagnosis，and current management［J］. Front Neurol，2014，5：30.

［12］MARKUS H，VAN DER WORP H，ROTHWELL P. Posterior circulation ischaemic stroke and transient ischaemic attack：diagnosis，investigation，and secondary prevention［J］. Lancet Neurol，2013，12(10)：989－998.

［13］Caplan L. "Top of the basilar" syndrome［J］. Neurology，1980，30(1)：72.

［14］ECKERT B，KUCINSKI T，PFEIFFER G，et al. Endovascular therapy of acute vertebrobasilar occlusion：early treatment onset as the Most important factor［J］. Cerebrovasc Dis，2002，14(1)：

42 - 50.

[15] SAIRANEN T, STRBIAN D, SOINNE L, et al. Intravenous thrombolysis of basilar artery occlusion [J]. Stroke, 2011,42(8): 2175 - 2179.

[16] SUSSMAN B, FITCH T. Thrombolysis with fibrinolysin in cerebral arterial occlusion [J]. J Am Med Assoc, 1958,167(14): 1705.

[17] National Institute of Neurological Disorders and Stroke rt-PA Stroke Study Group. Tissue Plasminogen Activator for Acute Ischemic Stroke [J]. N Eng J Med, 1995,333(24): 1581 - 1588.

[18] HACKE W, KASTE M, BLUHMKI E, et al. Thrombolysis with alteplase 3 to 4.5 hours after acute ischemic stroke [J]. N Engl J Med, 2008,359(13): 1317 - 1329.

[19] WEIMAR C, GOERTLER M, HARMS L, et al. Distribution and outcome of symptomatic stenoses and occlusions in patients with acute cerebral ischemia [J]. Arch Neurol, 2006,63(9): 1287.

[20] PAGOLA J, RIBO M, ALVAREZ-SABIN J, et al. Thrombolysis in anterior versus posterior circulation strokes: timing of recanalization, ischemic tolerance, and other differences [J]. J Neuroimaging, 2011,21 (2): 108 - 112.

[21] SARIKAYA H, ARNOLD M, ENGELTER S, et al. Outcomes of intravenous thrombolysis in posterior versus anterior circulation stroke [J]. Stroke, 2011,42(9): 2498 - 2502.

[22] DEL ZOPPO G, HIGASHIDA R, FURLAN A, et al. PROACT: a phase II randomized trial of recombinant pro-urokinase by direct arterial delivery in acute middle cerebral artery stroke [J]. Stroke, 1998,29(1): 4 - 11.

[23] FURLAN A, HIGASHIDA R, WECHSLER L, et al. Intra-arterial prourokinase for acute ischemic stroke [J]. JAMA, 1999,282(21): 2003.

[24] DONNAN G, DAVIS S, CHAMBERS B, et al. Streptokinase for acute ischemic stroke with relationship to time of administration: Australian streptokinase (ASK) trial group [J]. JAMA, 1996,276(12): 961 - 966.

[25] ZEUMER H, HACKE W, KOLMANN H, et al. Lokale Fibrinolysetherapie bei Basilaris-Thrombose [J]. Dtsch Med Wochenschr, 2008,107(19): 728 - 731.

[26] Berg-Dammer E, Felber S, Henkes H, et al. Long-term outcome after local intra-arterial fibrinolysis of basilar artery thrombosis [J]. Cerebrovasc Dis, 2000,10(3): 183 - 188.

[27] RENARD D, LANDRAGIN N, ROBINSON A, et al. MRI-based score for acute basilar artery thrombosis [J]. Cerebrovasc Dis, 2008,25(6): 511 - 516.

[28] CHANDRA R, LAW C, YAN B, DOWLING R, et al. Glasgow coma scale does not predict outcome post-intra-arterial treatment for basilar artery thrombosis [J]. Am J Neuroradiol, 2011, 32 (3): 576 - 580.

[29] KASHIWAGI J, KIYOSUE H, HORI Y, et al. Endovascular recanalization of acute intracranial vertebrobasilar artery occlusion using local fibrinolysis and additional balloon angioplasty [J]. Neuroradiology, 2010,52(5): 361 - 370.

[30] YU Y, NIU L, GAO L, ZHAO Z, et al. Intraarterial thrombolysis and stent placement for acute basilar artery occlusion [J]. J Vasc Interv Radiol, 2010,21(9): 1359 - 1363.

[31] HACKE W, ZEUMER H, FERBERT A, et al. Intra-arterial thrombolytic therapy improves outcome in patients with acute vertebrobasilar occlusive disease [J]. Stroke, 1988,19(10): 1216 - 1222.

[32] NOGUEIRA R, LIEBESKIND D, SUNG G, et al. Predictors of good clinical outcomes, mortality, and successful revascularization in patients with acute ischemic stroke undergoing thrombectomy: pooled analysis of the mechanical embolus removal in cerebral ischemia (MERCI) and multi MERCI trials [J]. Stroke, 2009,40(12): 3777 - 3783.

［33］ PIERRE GOBIN Y，STARKMAN S，DUCKWILER G，et al. MERCI 1 ［J］. Stroke，2004，35（12）：2848 - 2854.

［34］ SMITH W，SUNG G，STARKMAN S，et al. Safety and efficacy of mechanical embolectomy in acute ischemic stroke：results of the MERCI trial ［J］. Stroke，2005，36（7）：1432 - 1438.

［35］ SMITH W，SUNG G，SAVER J，BUDZIK R，et al. Mechanical thrombectomy for acute ischemic stroke ［J］. Stroke，2008，39（4）：1205 - 1212.

［36］ Penumbra Pivotal Stroke Trial Investigators. The Penumbra Pivotal Stroke Trial ［J］. Stroke，2009，40 （8）：2761 - 2768.

［37］ TURK A，SIDDIQUI A，FIFI J，et al. Aspiration thrombectomy versus stent retriever thrombectomy as first-line approach for large vessel occlusion （COMPASS）：a multicentre，randomised，open label，blinded outcome，non-inferiority trial ［J］. Lancet，2019，393（10175）：998 - 1008.

［38］ SAVER J，JAHAN R，LEVY E，et al. Solitaire flow restoration device versus the Merci retriever in patients with acute ischaemic stroke （SWIFT）：a randomised，parallel-group，non-inferiority trial ［J］. Lancet，2012，380（9849）：1241 - 1249.

［39］ NOGUEIRA R，LUTSEP H，GUPTA R，et al. Trevo versus Merci retrievers for thrombectomy revascularisation of large vessel occlusions in acute ischaemic stroke （TREVO 2）：a randomised trial ［J］. Lancet，2012，380（9849）：1231 - 1240.

［40］ NEDELTCHEV K，REMONDA L，DO D，et al. Acute stenting and thromboaspiration in basilar artery occlusions due to embolism from the dominating vertebral artery ［J］. Neuroradiology，2004，46（8）：686 - 691.

［41］ CHAPOT R，HOUDART E，MOUNAYER C，et al. Thromboaspiration in the basilar artery：report of two cases ［J］. Am J Neuroradiol，2002，23：282 - 284.

［42］ JANKOWITZ B，ALEU A，LIN R，et al. Endovascular treatment of basilar artery occlusion by manual aspiration thrombectomy ［J］. J Neurointerv Surg，2010，2（2）：110 - 114.

［43］ JANKOWITZ B，AGHAEBRAHIM A，ZIRRA A，et al. Manual aspiration thrombectomy ［J］. Stroke，2012，43（5）：1408 - 1411.

［44］ OGAWA A，MORI E，MINEMATSU K，et al. Randomized trial of intraarterial infusion of urokinase within 6 hours of middle cerebral artery stroke ［J］. Stroke，2007，38（10）：2633 - 2639.

［45］ CICCONE A，VALVASSORI L，NICHELATTI M，et al. Endovascular treatment for acute ischemic stroke ［J］. N Engl J Med，2013，368（10）：904 - 913.

［46］ Kidwell C，Jahan R，Gornbein J，et al. A trial of imaging selection and endovascular treatment for ischemic stroke ［J］. N Engl J Med，2013，368（10）：914 - 923.

［47］ LANSBERG M，STRAKA M，KEMP S，et al. MRI profile and response to endovascular reperfusion after stroke （DEFUSE 2）：a prospective cohort study ［J］. Lancet Neurol，2012，11（10）：860 - 867.

［48］ LUTSEP H，RYMER M，NESBIT G. Vertebrobasilar revascularization rates and outcomes in the MERCI and multi-MERCI trials ［J］. J Stroke Cerebrovasc Dis，2008，17（2）：55 - 57.

［49］ BRODERICK J，PALESCH Y，DEMCHUK A，et al. Endovascular therapy after intravenous t-PA versus t-PA alone for stroke ［J］. N Engl J Med，2013，368（10）：893 - 903.

［50］ BERKHEMER O，FRANSEN P，BEUMER D，et al. A randomized trial of intraarterial treatment for acute ischemic stroke ［J］. N Engl J Med，2015，372（1）：11 - 20.

［51］ GOYAL M，DEMCHUK A，MENON B，et al. Randomized assessment of rapid endovascular treatment of ischemic stroke ［J］. N Engl J Med，2015，372（11）：1019 - 1030.

［52］ JOVIN T，CHAMORRO A，COBO E，et al. Thrombectomy within 8 hours after symptom onset in ischemic stroke ［J］. N Engl J Med，2015，372（24）：2296 - 2306.

［53］ Campbell B，Mitchell P，Kleinig T，et al. Endovascular therapy for ischemic stroke with perfusion-imaging selection ［J］. N Engl J Med，2015，372(11)：1009 - 1018.

［54］ SAVER J，GOYAL M，BONAFE A，et al. Stent-retriever thrombectomy after intravenous t-PA vs. t-PA alone in stroke ［J］. N Engl J Med，2015，372(24)：2285 - 2295.

［55］ BRACARD S，DUCROCQ X，MAS J，et al. Mechanical thrombectomy after intravenous alteplase versus alteplase alone after stroke (THRACE)：a randomised controlled trial ［J］. Lancet Neurol，2016，15(11)：1138 - 1147.

［56］ NOGUEIRA R，JADHAV A，HAUSSEN D，et al. Thrombectomy 6 to 24 hours after stroke with a mismatch between deficit and infarct ［J］. N Engl J Med，2018，378(1)：11 - 21.

［57］ ALBERS G，MARKS M，KEMP S，et al. Thrombectomy for stroke at 6 to 16 hours with selection by perfusion imaging ［J］. N Engl J Med，2018，378(8)：708 - 718.

［58］ SINGER O，BERKEFELD J，NOLTE C，et al. Mechanical recanalization in basilar artery occlusion：the ENDOSTROKE study ［J］. Ann Neurol，2015，77(3)：415 - 424.

［59］ LIU X，DAI Q，YE R，et al. Basilar artery occlusion endovascular intervention versus standard medical treatment (BEST) trial ［R］. World Stroke Organization，2018.

［60］ ROMAN L，MENON B，BLASCO J，et al. Imaging features and safety and efficacy of endovascular stroke treatment：a meta analysis of individual patient level data ［J］. Lancet Neurol，2018，17(10)：895 - 904.

［61］ GRAF J，SKUTTA B，KUHN F，et al. Computed tomographic angiography findings in 103 patients following vascular events in the posterior circulation：potential and clinical relevance ［J］. J Neurol，2000，247(10)：760 - 766.

［62］ COUTTS S，LEV M，ELIASZIW M，et al. ASPECTS on CTA source images versus unenhanced CT ［J］. Stroke，2004，35(11)：2472 - 2476.

［63］ PUETZ V，SYLAJA P，COUTTS S，et al. Extent of Hypoattenuation on CT angiography source images predicts functional outcome in patients with basilar artery occlusion ［J］. Stroke，2008，39(9)：2485 - 2490.

［64］ SCHAEFER P，YOO A，BELL D，et al. CT angiography-source image hypoattenuation predicts clinical outcome in posterior circulation strokes treated with intra-arterial therapy ［J］. Stroke，2008，39(11)：3107 - 3109.

［65］ PALLESEN L，KHOMENKO A，DZIALOWSKI I，et al. CT-angiography source images indicate less fatal outcome despite coma of patients in the basilar artery international cooperation study ［J］. Int J Stroke，2016，12(2)：145 - 151.

［66］ CHO T，NIGHOGHOSSIAN N，TAHON F，et al. Brain stem diffusion-weighted imaging lesion score：a potential marker of outcome in acute basilar artery occlusion ［J］. Am J Neuroradiol，2008，30(1)：194 - 198.

［67］ KARAMESHEV A，ARNOLD M，SCHROTH G，et al. Diffusion-weighted MRI helps predict outcome in basilar artery occlusion patients treated with intra-arterial thrombolysis ［J］. Cerebrovasc Dis，2011，32(4)：393 - 400.

［68］ NAGEL S，HERWEH C，HUTTNER H et al. MRI in patients with acute basilar artery occlusion-DWI lesion scoring is an independent predictor of outcome ［J］. Int J Stroke，2011，7(4)：282 - 288.

［69］ JADHAV A，NANDURI S，STARR M，et al. Infarct location and volumes as predictors of outcome after endovascular recanalization of basilar artery occlusion ［R］. international stroke conference，2013.

［70］ BOUSLAMA M，HAUSSEN D，AGHAEBRAHIM A，et al. Predictors of good outcome after endovascular therapy for vertebrobasilar occlusion stroke ［J］. Stroke，2017，48(12)：3252 - 3257.

[71] STARR MT，JADHAV AP，ZAIDI SF，et al. Treatment of basilar artery occlusion without time constraints：clinical outcomes，safety and predictors of favorable results [unpublished manuscript]. Pittsburgh：University of Pittsburgh Medical Center，2016.

[72] RANGARAJU S，LIGGINS J，AGHAEBRAHIM A，et al. Pittsburgh outcomes after stroke MT score predicts outcomes after endovascular therapy for anterior circulation large vessel occlusions [J]. Stroke，2014,45(8)：2298 - 2304.

[73] LINDSBERG P，PEKKOLA J，STRBIAN D，et al. Time window for recanalization in basilar artery occlusion [J]. Neurology，2015,85(20)：1806 - 1815.

[74] RING B，WADDINGTON M. Intraluminal diameters of the intracranial arteries [J]. Vasc Surg，1967,1 (3)：137 - 151.

[75] BOECKH-BEHRENS T，PREE D，LUMMEL N，et al. Vertebral artery patency and thrombectomy in basilar artery occlusions [J]. Stroke，2019,50(2)：389 - 395.

[76] COHEN J，LEKER R，GOMORI J，et al. Emergent revascularization of acute tandem vertebrobasilar occlusions：endovascular approaches and technical considerations—confirming the role of vertebral artery ostium stenosis as a cause of vertebrobasilar stroke [J]. J Clin Neurosci，2016,34：70 - 76.

[77] SIEBERT E，BOHNER G，ZWEYNERT S，et al. Revascularization techniques for acute basilar artery occlusion [J]. Clin Neuroradiol，2019,29(3)：435 - 443.

[78] LIU W，KUNG D，MAHANEY K，et al. Anterior-to-posterior circulation approach for mechanical thrombectomy of an acutely occluded basilar artery using the penumbra aspiration system [J]. World Neurosurg，2012,77(2)：398. e17 - e20.

[79] MORALES A，PARRY P，JADHAV A，et al. A novel route of revascularization in basilar artery occlusion and review of the literature [J/OL]. Case Rep，2015,2015：bcr2015011723.

[80] GROSS B，JADHAV A，JANKOWITZ B，et al. Recanalization of tandem vertebrobasilar occlusions with contralateral vertebral occlusion or hypoplasia via either direct passage or the SHERPA technique [J]. Interv Neurol，2018,8：13 - 19.

[81] PURI A，KÜHN A，KWON H，et al. Endovascular treatment of tandem vascular occlusions in acute ischemic stroke [J]. J Neurointerv Surg，2014,7(3)：158 - 163.

[82] GROSS B，DESAI S，WALKER G，et al. Balloon-mounted stents for acute intracranial large vessel occlusion secondary to presumed atherosclerotic disease：evolution in an era of supple intermediate catheters [J]. J Neurointerv Surg，2019,11(10)：975 - 978.

[83] ZHAO Y，JIN M，LIU Q，et al. A long-term follow-up results of Enterprise stent in treatment of severe symptomatic basilar artery atherosclerotic stenosis [J]. Zhonghua Nei Ke Za Zhi，2016,55(5)：372 - 376.

[84] LEE JS，HONG JM，KIM JS. Diagnostic and therapeutic strategies for acute intracranial atherosclerosis-related occlusions [J]. J Stroke，2017,19(2)：143 - 151.

[85] Basilar Artery Occlusion Chinese Endovascular Trial [EB/OL]. Clinicaltrials. gov，2019[2019 - 4 - 21]. https：//clinicaltrials. gov/ct2/show/NCT02737189? term＝Baslar＋Artery＋Occlusion＋Chinese＋Endovascular＋Trial＆rank＝1

[86] Basilar Artery International Cooperation Study [EB/OL]. Clinicaltrials. gov，2019[2019 - 4 - 21]. https：//clinicaltrials. gov/ct2/results? cond＝＆term＝Basilar＋Artery＋International＋Cooperation＋Study＋＆cntry＝＆state＝＆ city＝＆dist

[87] Field Randomization of NA - 1 Therapy in Early Responders [EB/OL]. Clinicaltrials. gov，2019[2019 - 4 - 23]. https：//clinicaltrials. gov/ct2/show/NCT02315443

[88] KIM JS，LEE KB，PARK JH，et al. Safety and efficacy of otaplimastat in patients with acute ischemic stroke receiving rtPA (SAFE-TPA)：a multicenter，randomised，double-blind，placebo-controlled phase

II study [J]. Ann Neurol，2020,87(2)：233 - 245.

［89］ KIM JS. tPA helpers in the treatment of acute ischemic stroke：are they ready for clinical use [J]. J Stroke，2019,21(2)：160 - 174.

［90］ LEE J，HONG J，LEE K，SUH H，Demchuk A，Hwang Y，et al. Endovascular therapy of cerebral arterial occlusions：intracranial atherosclerosis versus embolism [J]. J Stroke Cerebrovasc Dis，2015,24 (9)：2074 - 2080.

［91］ ARCH A，WEISMAN D，COCA S，et al. Missed ischemic stroke diagnosis in the emergency department by emergency medicine and neurology services [J]. Stroke，2016,47(3)：668 - 673.

第十二章

血管成形术和支架植入术治疗后循环卒中

◆ 引　言 ◆

　　大约 20%～40% 的缺血性卒中发生在后循环,其中约 1/4 是由椎动脉或基底动脉狭窄引起的[1]。尽管椎基底动脉狭窄很常见,但其最佳治疗方法尚不明确。这与颈动脉狭窄形成鲜明的对比,后者的大型随机对照试验充分地证明了通过颈动脉内膜切除术去除颈动脉狭窄可改善颈动脉狭窄患者的预后[2]。

　　椎基底动脉狭窄自然史的前瞻性研究表明,有症状的椎基底动脉狭窄与早期复发卒中的风险升高相关,特别是在最初的几周,复发的时间模式与颈动脉狭窄非常相似[3,4]。在两项前瞻性随访研究中,对出现后循环 TIA 或卒中的患者进行了单个病例数据的荟萃分析,这些患者均接受了 CTA 或 MRA 以确定血管狭窄。研究发现颅内血管狭窄的风险尤其高。在随访的前 90 天,颅内血管狭窄的风险为 33%,而颅外血管狭窄的风险为 16%[5]。这种早期复发卒中的高风险催生了一个问题,即对于椎动脉和基底动脉狭窄患者,是否应该仿照颈动脉狭窄,通过动脉内膜切除术治疗的方式进行血运重建。

　　尽管已经有人使用了椎动脉内膜剥脱术治疗椎动脉狭窄,但是由于椎动脉比颈动脉在外科解剖中更难暴露,这种术式还没有被广泛采用[1]。相比之下,血管成形和支架植入术已被广泛用于治疗椎基底动脉狭窄。

　　许多研究表明,椎动脉支架植入术在技术上是可行的,但主要是参考一些小宗病例研究。据系统评价数据报道,颅外椎动脉狭窄支架植入术的并发症发生率非常低(低至 1%),且椎动脉起始部支架植入术的并发症发生率更低,但颅内椎动脉狭窄支架植入术的并发症发生率较高,为 5%～10%[6,7]。然而,这种病例系列研究因为有可能出现选择偏差和发表偏差,因此不能作为可靠的数据支持,只有随机对照试验才能提供可靠的数据支持。最近,一些随机对照试验对有症状椎动脉狭窄患者的支架植入术进行了评估,其中最大的一项是发表于 2017 年的椎动脉缺血试验(vertebral artery ischaemia trial, VIST)[8]。近期的单个病例数据荟萃分析已经汇集了其中一些数据[9]。在本章,我们将介绍这些试验的结果和荟萃分析。

　　有关基底动脉狭窄支架植入的数据较少,但有关颅内动脉狭窄支架植入术和积极治疗预防卒中复发试验(Stenting and Aggressive Medical management for the Preventing Recurrent Stroke in Intracranial Stenosis, SAMMPRIS)的数据[10]和个案报道显示,颅内动脉狭窄支架植入术并发症发生率比较高。这与我们的经验一致,并发症包括基底动脉破裂和继发于基底动脉穿支动脉闭塞的相关卒中。这些结果导致人们对基底动脉狭窄的兴趣大大降低,但并不包括最近发表的仅限于椎动脉狭窄治疗的试验。

◆ 第一节　随机临床试验 ◆

有 5 项随机试验评估了血管成形术和支架植入术对症状性椎动脉狭窄的有效性,其中两项,即 SAMMPRIS[10] 和 Vitesse 颅内支架治疗缺血性脑卒中研究(Vitesse Intracranial Stent Study for Ischemic Therapy,VISSIT),只限于研究颅内血管狭窄[11]。入组患者颅内血管的多个部位狭窄,而椎动脉狭窄仅占其中的少数。另外两项近期的试验,即 VIST[8] 和椎动脉支架试验(Vertebral Artery Stenting Trial,VAST)[12],包括了颅内和颅外血管狭窄。20 世纪 90 年代进行的一项试验[颈动脉和椎动脉经皮血管成形术研究(Carotid and Vertebral Artery Transluminal Angioplasty Study,CAVATAS)]几乎只招募了颅外血管狭窄的患者[13]。

自然病史研究显示,与颅外椎动脉狭窄相比,颅内椎动脉狭窄的卒中复发风险更高[5]。同时有报道称,颅内椎动脉狭窄的围手术期风险更高[7]。这表明颅内和颅外血管狭窄的风险-收益比可能并不相同。因此,重要的是不仅要分析这些试验对所有椎动脉狭窄的结果,而且要确定对颅内和颅外动脉狭窄是否有不同的治疗效果。

CAVATAS 招募了 16 名症状性椎动脉狭窄的患者(15 名患者的颅外椎动脉狭窄均位于起始部,1 名患者为椎动脉颅内段狭窄),其中 8 名随机接受血管成形术或支架植入术[13]。由于试验是在 20 世纪 90 年代进行的,使用的设备较旧,大多数随机接受血管内治疗的患者仅接受血管成形术(6 例),而不是支架植入术(2 例)。从出现症状到随机分配的平均时间为 92 天(范围为 5~376 天),而在随机分配到血管成形术的患者中,从随机分配到手术的平均时间为 45 天(范围为 7~148 天)。这意味着许多患者是在急性期后接受治疗的,然而卒中在急性期复发的风险很高。血管内治疗组患者的平均随访时间为 4.5 年,药物治疗组患者为 4.9 年。在随访期间,两个治疗组都没有复发椎基底动脉供血区域的卒中,血管内治疗组有 1 例非致命性和 1 例致命性的颈动脉供血区域卒中。

在 2015 年发表的 VAST 和 2017 年发表的 VIST 之前,并没有其他试验纳入颅外椎动脉狭窄患者。VAST 的目标样本量设定为 180 人,但只招募了 115 人,其中 83% 有颅外血管狭窄[12]。57 名患者接受支架植入术,58 名患者仅接受药物治疗,从近期发病到随机分组的中位间隔时间为 25 天。在中位数为 3 年的随访期间,药物组有 7 例卒中,支架组有 8 例卒中。支架组比药物组出现了更多的卒中早期(定义为 30 天内)复发(分别为 3 次和 1 次),而在长期随访中,药物组比支架组发生了更多次的卒中(7 次和 4 次)。在支架组发生的 3 例早期卒中中,2 例发生在入组的 9 例颅内血管狭窄患者中(发生率为 22%),而 48 例颅外血管狭窄患者中仅 1 例发生早期卒中(2%)。VAST 的结果不足以检测两组之间的任何治疗差异,它提供了一个中性的结果。然而,它确实表明颅内血管狭窄患者行支架植入术后的早期卒中风险很高,而颅外血管狭窄患者支架植入术的风险相对较低。

VIST 原定招募 540 名患者,其中要求有大于 50% 的症状性椎动脉狭窄患者[8]。然而,由于招募速度慢于预期,在招募了181名患者后,NIHR HTA基金会关闭了招募。现在来看,这是个很可惜的决定。值得注意的是,改变了症状性颈动脉狭窄治疗方式的颈动脉内膜剥脱术试验ECST和NASCET,达到样本量所需的时间也比预期的长得多。如果在原计划截止日期之后没有继续提供资金,这两个试验也不会产生对颈动脉狭窄治疗方式的变革性影响[14,15]。VIST中有3名患者没有提供随访数据,这使得药物组中有88名患者,而介入组中有91名患者,平均随访3.5年。与VAST一样,血管狭窄主要位于颅外(78.7%:21.3%);与VAST相似,颅外血管狭窄患者的围术期卒中发生率非常低(无并发症),而颅内血管狭窄患者的围术期卒中发生率更高(13例患者中有2例发生了卒中)。支架组中有5名患者出现致命或非致命性卒中,而药物组中有12名患者(风险比为0.40,95%CI:0.14~1.13,$P=0.08$),绝对危险度降低为每1000人每年25次卒中。因此,尽管支架组患者的卒中复发率降低了约60%,但这种差异并不显著。然而,事后分析却显示出了支架植入术让患者获益的证据。当随机化时间得到控制(支架组较短),主要终点的风险比为0.34(95%CI:0.12~0.98,$P=0.046$)。因为支架组在出现症状后更早被招募,所以第二个事后分析考虑到了基线风险的差异,通过对最后一次症状出现后2周内随机分组患者的观察,发现主要终点的风险比为0.30(95%CI:0.09~0.99,$P=0.048$)。

因此,尽管VIST的结果提示可能存在治疗效果,但主要终点并不显著。然而,这些结果确实表明,如果继续提供资金以达到计划的样本量,VIST很可能会产生一个明确的结果。VIST的优点是没有患者失访。然而,也有一些局限性:首先,计划的样本量没有达到。其次,一些随机接受支架治疗的患者在进行手术时发现,其血管造影的狭窄程度低于50%,所以接受了保守治疗。这说明在此类试验中都需要仔细应用非侵入性影像学检查(在VIST中是CT和MR血管成像)来评估血管狭窄程度。另一个潜在的质疑是支架组患者比药物组患者更可能接受阿司匹林和氯吡格雷的双重抗血小板治疗。一些数据表明,这种双重抗血小板治疗可能降低症状性大动脉狭窄患者的卒中复发风险。

SAMMPRIS和VISSIT仅随机选择颅内血管狭窄患者。SAMMPRIS随机选择了451名患有各种颅内大血管狭窄的患者,其中60名(13%)患有颅内椎动脉狭窄[10]。SAMMPRIS的另一个不同之处是,药物组的所有患者都接受了强化的管理方案,其中包括前90天的阿司匹林和氯吡格雷双重抗血小板治疗。SAMMPRIS还对包括血压和胆固醇在内的风险因素进行了强化管理,并关注了生活方式的改变,包括建议戒烟、减重和锻炼。值得注意的是,SAMMPRIS药物组的卒中复发率比预期的要低得多,这可能是上述强化管理方案的结果。

对SAMMPRIS的批评是因为它使用了Wingspan自膨支架。自该研究实施以来,已有数据表明该支架与围手术期并发症发生风险的增加相关。然而,VISSIT报告了类似的总体结果,该研究使用了不同的支架即球囊扩张支架,也同样存在类似的早期并发症发生风险升高。VISSIT将112名有各种症状的颅内动脉狭窄患者随机分组,中位随机化时间为15天(药物组)和9天(支架组)[11]。总体结果与SAMMPRIS相似,药物组和支架组的1年卒中率分别为9.4%和34.5%。大多数支架组的卒中发生在围手术期。对椎基底动脉狭窄患者的分类在文中并未被提及,我们也无法从作者处获得更多相关信息。然而,VISSIT的总体结果与SAMMPRIS的结果相似。

◆　第二节　随机试验的结果告诉了我们什么？　◆

对已发表的数据，包括对 SAMMPRIS、VAST 和 VIST（由于无法获得椎动脉的具体数据，无法对 VISSIT 的数据进行类似的分析）进行的荟萃分析发现，没有证据表明血管内治疗对颅内椎动脉狭窄有治疗效果[8]，结果基本上是中性的，对比药物治疗也没有任何明显的优势。虽然血管内治疗用于颅外椎动脉狭窄的结果并没有统计学意义，但数据表明其可能有益，风险比为 0.66(95%CI：0.25～1.72)[8]。最近的一项分析使用了 3 项试验的单个病例数据[9]，这种方法可以对疗效进行更详细的评估，也可以研究特定亚组的效果。汇总分析包括 168 例随机接受药物治疗的受试者(46 例颅内和 122 例颅外)和 186 例随机接受支架植入术的受试者(64 例颅内和 122 例颅外)。在随机接受支架植入术的患者中，颅内椎动脉狭窄患者的围术期卒中或死亡率高于颅外椎动脉狭窄患者(15.6%：0.8%，P＝0.00005)。总共有 1036 人年(病例数×年数)的随访，在总体人群中，与药物组相比，支架组发生卒中的风险比为 0.81(95%CI：0.45～1.44)，在单纯颅外血管狭窄中风险比为 0.63(95%CI：0.27-1.46)，在单纯颅内血管狭窄中风险比为 1.06(95%CI：0.46～2.42)。

因此，从整体上看，椎动脉狭窄患者行支架植入术并无益处。颅内血管狭窄的研究结果证实了围术期卒中发生的高风险，也没有证据表明术后有任何长期获益，风险比几乎为 1。颅外血管狭窄发生卒中的风险比为 0.63，这与支架植入的获益一致，但也可能与支架植入治疗无获益一致。总之，对于颅外血管狭窄，有必要进行进一步的试验。相反，只有当颅内狭窄的围手术期风险可以降低时，才有必要对颅内狭窄进行试验[9]。

◆　第三节　当前的数据应该如何影响临床实践？　◆

最确定的数据来自单个病例的集合分析[9]，但它并没有为支架治疗是否优于药物治疗提供明确的答案。但在有更多的临床试验数据出现之前，这确实有效地指导了临床实践。

对于颅内血管狭窄，数据表明药物治疗是首选，只有在药物治疗失败的情况下，才考虑支架植入术。对于颅外血管狭窄，鉴于围手术期风险已被证实非常低，药物治疗和支架植入术都是合理的治疗选择。

这些试验招募了症状性脑动脉狭窄的患者，其中大多数有过一次 TIA 或轻微卒中。有人认为，一些特定的患者亚群可能会从椎动脉支架植入术中获益，其中包括尽管接受了最合适的药物治疗，但仍有卒中复发的患者，以及椎动脉狭窄导致血流动力学受损的患者，例如那些椎动脉严重狭窄而对侧椎动脉闭塞或缺如的患者[16]。这些亚组是否能从椎动脉血管重建中获益，只有通过临床试验才能得到明确的答案。

无论选择支架治疗还是药物治疗，重要的是药物治疗都是要强化的。SAMMPRIS 试验与强化二级预防治疗的明显获益一致，这与最近显示强化治疗心血管危险因素后患者获益的数据相吻合。越来越多的证据表明，对于近期有症状的大动脉狭窄患者，包括颅外和颅内血管狭窄的患者,阿司匹林和氯吡格雷的双重抗血小板治疗比单独使用阿司匹林更有效,尤其是在出现症状后,复发卒中风险最高的头几周。在颅外[17]和颅内颈动脉狭窄的随机试验中,通过经颅多普勒超声检测,证实了接受阿司匹林和氯吡格雷的双重抗血小板治疗患者的无症状栓子较单独使用阿司匹林患者减少得更多[18]。对轻微卒中或 TIA 后 24 小时内的患者进行的随机试验(CHANCE 和 POINT)显示,与单独使用阿司匹林相比,阿司匹林和氯吡格雷双重治疗可使早期卒中复发的风险降低约 1/3[19,20]。有趣的是,在 CHANCE 中,大动脉狭窄患者的获益似乎最大[21];而另一项试验 SOCRATES 则显示,与阿司匹林相比,新型抗血小板药物替格瑞洛在给予所有近期卒中和 TIA 患者时并没有增加获益,但亚组分析表明,在出现大动脉狭窄的患者中有获益增加[22]。因此,我们的做法是对所有大动脉狭窄的患者,包括颅内和颅外椎动脉狭窄的患者,在症状发生后的前 1~3 个月用阿司匹林和氯吡格雷治疗,之后我们将改为单独使用氯吡格雷。我们还将对患者进行强化他汀类药物治疗,并争取将其收缩压降到 130 mmHg。SAMMPRIS 还强调了生活方式治疗的重要性,如戒烟、健康饮食和运动。

第四节　支架的类型重要吗?

VIST 和 VAST 中,术者选择使用了不同种类的支架。SAMMPRIS 因使用了围手术期风险可能更高的 Wingspan 支架而受到批评[23]。到目前为止,还不能确定其他支架是否更安全。由于目前的支架在颅外血管狭窄的围手术期中,卒中风险很低,选择更安全支架的需求并不迫切。然而,支架或其他技术的进步,可以降低颅内血管狭窄的围手术期卒中率,可能会改变这种疾病治疗的风险-收益比。

据报道,支架植入后会出现支架内再狭窄,尤其是椎动脉起始部狭窄[24]。数据表明,药物洗脱支架可能降低相关风险[25]。一项对现有数据(主要来自非随机病例系列)的荟萃分析报告,裸金属支架的再狭窄率为 33.6%,药物洗脱支架为 15.5%[26]。药物洗脱支架的应用是否使临床获益仍不确定。在 VIST 中,几乎所有的支架都是非药物洗脱的,而大多数支架内再狭窄的患者并没有症状,且接受支架治疗者的长期复发卒中率很低[8]。在这方面需要进行更多的试验来证实。

有人认为,远端栓塞保护装置可能会降低围手术期栓塞的风险。在一项随机试验中,61名患者被随机分配到了带有栓塞保护装置的自膨式支架植入术组,66 名患者被分配到没有栓塞保护装置的裸金属支架植入术组。接受远端栓塞保护装置的患者术后 MRI 弥散加权成像上病变的发生率较低(3.3% : 18.6%)[27]。然而,这些装置应用本身可能也会增加手术风险,因为它们必须通过血管狭窄处,并可能造成损害。在推荐广泛使用之前,需要进一步的试验来证明其临床结局的改善。特别是对于颅外椎动脉狭窄,即使不使用这种装置,围手术期的风险也是非常低的。

VIST 还强调了未来需要将诊断学纳入试验。比如应用脑血管 CTA 和脑血管 MRA 来筛查椎动脉狭窄。尽管之前的研究显示,与动脉内数字减影血管造影相比,这两种技术在检测椎动脉狭窄方面具有良好的敏感性[28],但在 VIST 中,随机接受支架治疗的 91 名患者中,有23 人在支架治疗时进行的数字减影血管造影中发现其狭窄程度不超过 50%[8]。随后对所有随机分组前的 CTA 和 MRA 成像进行集中审查,结果显示大约在一半的病例中,神经放射学专家无法确认无创成像中是否有血管狭窄,而在另外一半的病例中,集中审查发现成像的质量不足以确认血管狭窄。这些数据强调了在做出任何支架手术的决定之前,由神经放射学专家审查无创性影像的重要性。在未来的任何研究中,都需要对无创性成像进行仔细、持续的质量控制,以及在随机分组之前对血管狭窄进行集中审查确认。

参考文献

［1］ MARKUS HS，VAN DER WORP HB，ROTHWELL PM. Posterior circulation ischaemic stroke and transient ischaemic attack：diagnosis, investigation, and secondary prevention［J］. Lancet Neurol, 2013, 12：989 - 998.

［2］ ROTHWELL PM，ELIASZIW M，GUTNIKOV SA，et al. Analysis of pooled data from the randomized controlled trials of endarterectomy for symptomatic carotid stenosis［J］. Lancet，2003,361：107 - 116.

［3］ GULLI G，KHAN S，MARKUS HS. Vertebrobasilar stenosis predicts high early recurrent stroke risk in posterior circulation stroke and TIA［J］. Stroke，2009,40：2732 - 2737.

［4］ FLOSSMANN E，ROTHWELL PM. Prognosis of vertebrobasilar transient ischaemic attack and minor stroke［J］. Brain，2003,126：1940 - 1954.

［5］ GULLI G，MARQUARDT L，ROTHWELL PM，et al. Stroke risk after posterior circulation stroke/transient ischemic attack and its relationship to site of vertebrobasilar stenosis：pooled data analysis from prospective studies［J］. Stroke，2013,44：598 - 604.

［6］ STAYMAN AN，NOGUEIRA RG，GUPTA R. A systematic review of stenting and angioplasty of symptomatic extracranial vertebral artery stenosis［J］. Stroke，2011,42：2212 - 2216.

［7］ EBERHARDT O，NAEGELE T，RAYGROTZKI S，et al. Stenting of vertebrobasilar arteries in symptomatic atherosclerotic disease and acute occlusion：case series and review of the literature［J］. J Vasc Surg，2006,43：1145 - 1154.

［8］ MARKUS HS，LARSSON SC，KUKER W，et al. Stenting for symptomatic vertebral artery stenosis：the vertebral artery Ischaemia stenting trial［J］. Neurology，2017,89：1229 - 1236.

［9］ MARKUS HS，HARSHFIELD EL，COMPTER A，et al. Stenting for symptomatic vertebral artery stenosis：a preplanned pooled individual patient data analysis［J］. Lancet Neurol, 2019,18：666 - 673.

［10］ CHIMOWITZ MI，LYNN MJ，DERDEYN CP，et al. Stenting versus aggressive medical therapy for intracranial arterial stenosis［J］. N Engl J Med, 2011,365：993 - 1003.

［11］ ZAIDAT OO，FITZSIMMONS BF，WOODWARD BK，et al. Effect of a balloon-expandable intracranial stent vs medical therapy on risk of stroke in patients with symptomatic intracranial stenosis：the VISSIT randomized clinical trial［J］. JAMA，2015,313：1240 - 1248.

［12］ COMPTER A，VAN DER WORP HB，SCHONEWILLE WJ，et al. Stenting versus medical treatment in patients with symptomatic vertebral artery stenosis：a randomised open-label phase 2 trial［J］. Lancet Neurol，2015,14：606 - 614.

［13］ COWARD LJ，MCCABE DJ，EDERLE J，et al. Long term outcome after angioplasty and stenting for symptomatic vertebral artery stenosis compared with medical treatment in the carotid and vertebral artery transluminal angioplasty study (CAVATAS)：a randomized trial［J］. Stroke，2007,38：1526 - 1530.

［14］ Randomised trial of endarterectomy for recently symptomatic carotid stenosis：final results of the MRC European Carotid Surgery Trial (ECST)［J］. Lancet，1998,351(9113)：1379 - 1387.

［15］ NORTH AMERICAN SYMPTOMATIC CAROTID ENDARTERECTOMY TRIAL COLLABORATORS, HJM B, TAYLOR DW, et al. Beneficial effect of carotid endarterectomy in symptomatic patients with high-grade carotid stenosis［J］. N Engl J Med, 1991,325: 445 - 453.

［16］ WANG ZL, GAO BL, LI TX, et al. Symptomatic intracranial vertebral artery atherosclerotic stenosis (≥70%) with concurrent contralateral vertebral atherosclerotic diseases in 88 patients treated with the intracranial stenting［J］. Eur J Radiol, 2015,84: 1801 - 1804.

［17］ MARKUS HS, DROSTE DW, KAPS M, et al. Dual antiplatelet therapy with clopidogrel and aspirin in symptomatic carotid stenosis evaluated using doppler embolic signal detection: the clopidogrel and aspirin for reduction of emboli in symptomatic carotid stenosis (CARESS) trial［J］. Circulation, 2005,111: 2233 - 2240.

［18］ WONG KS, CHEN C, FU J, et al. Clopidogrel plus aspirin versus aspirin alone for reducing embolisation in patients with acute symptomatic cerebral or carotid artery stenosis (CLAIR study): a randomised, open-label, blinded-endpoint trial［J］. Lancet Neurol, 2010,9: 489 - 497.

［19］ WANG Y, WANG Y, ZHAO X, et al. Clopidogrel with aspirin in acute minor stroke or transient ischemic attack［J］. N Engl J Med, 2013,369: 11 - 19.

［20］ JOHNSTON SC, EASTON JD, FARRANT M, et al. Clopidogrel and aspirin in acute ischemic stroke and high-risk TIA. ［J］ N Engl J Med, 2018,379: 215 - 225.

［21］ LIU L, WONG KS, LENG X, et al. Dualantiplatelet therapy in stroke and ICAS: subgroup analysis of CHANCE［J］. Neurology, 2015,85: 1154 - 1162.

［22］ AMARENCO P, ALBERS GW, DENISON H, et al. Efficacy and safety of ticagrelor versus aspirin in acute stroke or transient ischaemic attack of atherosclerotic origin: a subgroup analysis of SOCRATES, a randomised, double-blind, controlled trial［J］. Lancet Neurol, 2017,16: 301 - 310.

［23］ FAROOQ MU, AL-ALI F, MIN J, et al. Reviving intracranial angioplasty and stenting "SAMMPRIS and beyond"［J］. Front Neurol, 2014,5: 101.

［24］ CHEN W, HUANG F, LI M, et al. Incidence and predictors of the in-stent restenosis after vertebral artery ostium stenting［J］. J Stroke Cerebrovasc Dis, 2018,27: 3030 - 3035.

［25］ TANK VH, GHOSH R, GUPTA V, et al. Drug eluting stents versus bare metal stents for the treatment of extracranial vertebral artery disease: a meta-analysis［J］. J Neurointerv Surg, 2016,8: 770 - 774.

［26］ LANGWIESER N, BUYER D, SCHUSTER T, et al. Bare metal vs. drug-eluting stents for extracranial vertebral artery disease: a meta-analysis of nonrandomized comparative studies［J］. J Endovasc Ther, 2014,21: 683 - 692.

［27］ GENG X, HUSSAIN M, DU H, et al. Comparison of self-expanding stents with distal embolic protection to balloon-expandable stents without a protection device in the treatment of symptomatic vertebral artery origin stenosis: a prospective randomized trial［J］. J Endovasc Ther, 2015,22: 436 - 444.

［28］ KHAN S, RICH P, CLIFTON A, et al. Noninvasive detection of vertebral artery stenosis: a comparison of contrast-enhanced MR angiography, CT angiography, and ultrasound［J］. Stroke, 2009, 40: 3499 - 3503.

第十三章

外 科 治 疗

◆ 引　言 ◆

对于急性后循环卒中，无论是缺血性还是出血性，一旦发生了危及生命的脑干压迫，都需要紧急手术治疗。对于导致后循坏缺血事件的潜在动脉粥样硬化或闭塞性椎基底动脉疾病，有时也可以从血管重建手术中获益。本章将回顾这些情况下的手术选择。

◆ **第一节　外科血运重建** ◆

多种颅外和颅内手术方案可用于后颅窝的血管重建。血管内技术和技巧的进步，诸如亚满意血管成形术[1,2]，减少了对影响后循环的神经血管疾病外科手术方法的需求。尽管如此，手术干预策略仍然是救治患者的重要方式。

在最大限度的药物治疗后仍出现难治性椎基底动脉供血不足（vertebrobasilar insufficiency，VBI）的患者[3]是后循环血管重建的适用人群。与前循环缺血相比，后循环缺血的血管重建研究相对较少[4,5]。这可能是由于这些疾病的发病率相对低[6,7]、治疗椎基底动脉狭窄的血管内技术出现和发展相对较晚[1-3]以及后循环血管重建手术的并发症发生率和技术复杂性相对较高有关。然而，后循环的多种颅外-颅内（extracranial-intracranial，EC-IC）血管吻合术是可行的，包括枕动脉（occipital artery，OA）到小脑后下动脉（PICA）（图 13.1）和颞浅动脉（superficial temporal artery，STA）到小脑上动脉（SCA）或大脑后动脉（PCA）的血管吻合（图 13.2）[8,9]。此外，还有多种颅外椎动脉血运重建的手术选择[10,11]。

一、患者评估和选择

1. 动脉粥样硬化闭塞性椎基底动脉疾病

与其他卒中综合征一样，对出现 VBI 患者的标准评估包括脑实质成像和血管成像，最初通常是结合磁共振成像（MRI）和磁共振血管成像（MRA）进行的。椎基底动脉闭塞性疾病如果诊断明确，影像学和临床表现基本上可确定病因是动脉粥样硬化（相对于夹层或外源性压

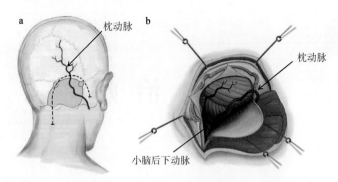

图 13.1　显示枕动脉(OA)至小脑后下动脉(PICA)血管吻合的图片

a. 从乳突到中线做曲棍球棒状切口,进行乙状窦后或远外侧开颅;b. 分离 OA 并将其与 PICA 的扁桃体延髓祥吻合

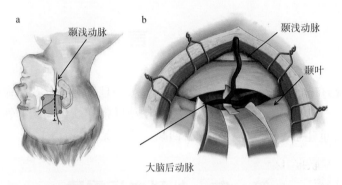

图 13.2　显示颞浅动脉(STA)至大脑后动脉(PCA)血管吻合的图示

a. 在 STA 上做一个切口,解剖 STA,然后进行颞下开颅手术;b. 将 PCA 暴露于邻近动眼神经和
小脑上动脉(SCA)的环池中,并建立 STA – PCA 血管吻合

迫)。由于后循环的脑组织更紧凑以及颅底骨质的伪影,所以用于评估前循环缺血的标准成像方法在评估后循环时不太有用,故椎基底动脉系统和远端动脉系统内的血流受损很难评估。评估后循环血流的另一种方法依赖于使用定量磁共振血管造影(quantitative magnetic resonance angiography,QMRA)进行大血管流量测量,这是一种利用相位对比磁共振测量特定血管容积流量的技术。因此,QMRA 提供了一种直接测量后循环血管流量的技术[12]。观察性的椎基底动脉血流评估和短暂性脑缺血发作及卒中风险(Vertebrobasilar Flow Evaluation and Risk of Transient Ischemic Attack and Stroke,VERiTAS)研究表明,由 QMRA 确定的有血流受损证据的椎基底动脉闭塞性疾病患者卒中复发的风险较高[13,14]。在 VERiTAS 中,对于椎基底动脉狭窄性疾病的 VBI 患者,其远端颅内血管血流正常,12 个月和 24 个月的无卒中复发生存率分别为 96% 和 87%,而远端血流少的患者的无卒中生存率分别只有 78% 和 70%[14]。因此,QMRA 血流评估可用于识别最有可能从血运重建中获益的 VBI 患者亚群。

　　然而,由于目前还没有前瞻性或随机研究对外科血管重建的有效性及手术所带来并发症的风险进行评估,外科血管重建的适应证还相对有限。总体而言,与前循环血管吻合术相比,后循环血管吻合术的风险更高,血流通畅率更低。OA – PICA 血管吻合术的血流通畅率在 88% 到 100% 不等,死亡率平均为 4%[15]。对于 STA – PCA 和 STA – SCA 血管吻合术,对多个研究纳入的 86 例患者中,血流通畅率在 78%~90% 之间,死亡率平均为 12%[15,16],严重致残率为 20%。尽管这些研究报道了部分患者症状的改善,但血运重建手术的死亡率和致残率使人们在选择外科血管吻合术时更加谨慎,特别是对于神经系统状况不佳或有内科合并症的患者。尽管如此,近来显微外科和神经麻醉技术的进步以及围手术期神经重症监护管理的改进,确实允许在没有其他治疗方案选择的情况下,对选择的患者成功进行后循环的血管重建。

在进行血管重建术之前,首先要优化所有的内科治疗方案,包括最大限度的抗血栓治疗、合理的控制血压、他汀类药物积极降血脂、控制血糖以及戒烟。在颅内动脉粥样硬化性血管狭窄患者中,用华法林抗凝治疗并未显示出优于抗血小板治疗的益处,而且抗凝的并发症风险更高[17]。尽管采取了这些措施,如果患者仍有复发性的缺血症状,并且不适合进行血管内治疗,则应考虑血管吻合手术。但是,手术的前提是合并心脏或内科疾病的情况下仍可耐受全身麻醉和手术。在考虑重度血管狭窄远端的血管吻合时应特别谨慎,例如严重基底动脉狭窄的远端血管吻合。远端吻合可在病变部位形成竞争性血流,这有可能会促进狭窄部位的血栓形成[18],并导致穿支血管闭塞和局部梗死,造成严重后果。

2. 椎基底动脉夹层

识别 VBI 的病因很重要。椎动脉夹层引起的后循环卒中处理通常不同于动脉粥样硬化疾病,只有在慢性夹层或闭塞伴有灌注不足的情况下才考虑血运重建术。对于急性夹层,虽然证据并不完整,但很多医院仍然用肝素抗凝,然后口服抗凝治疗 3~6 个月[19]。这一做法得到了几个小宗病例研究的支持。这些研究显示,接受抗凝治疗的患者预后良好,并发症发生率低[20,21]。有些医院倾向于使用双联抗血小板而不是抗凝治疗,但目前还没有直接比较抗血小板治疗和抗凝治疗的随机临床试验[22]。某些特定的情况下,诸如与夹层相关的严重血管狭窄和腔内血栓病例,更倾向于抗凝治疗;然而,大面积脑梗死则更倾向于抗血小板治疗。3 个月后进行影像复查,如果病变持续存在,则继续抗凝或抗血小板治疗。尤其是患者存在持续性血管异常或有结缔组织病或复发性夹层病史等危险因素时,应考虑长期抗血小板治疗。口服抗凝剂禁用于颅内夹层,因为这些夹层容易发生蛛网膜下腔出血,也禁用于伴有占位效应或夹层向颅内延伸的大面积梗死[21]。

对于极少数药物难以治疗的缺血性脑血管病患者,以及夹层动脉瘤扩张或破裂的患者,可以采用血管内治疗。当药物治疗失败或有禁忌时,可考虑进行血管内治疗[23,24]。手术方式为球囊血管成形术后,放置一个或多个球扩式支架或自膨式支架。相关夹层动脉瘤可能需要使用弹簧圈栓塞或覆膜支架[25]。如果药物治疗失败且血管内治疗不可行,血运重建手术是最后的选择。与低灌注相关的顽固性缺血症状可以通过血管吻合增加血流来解决,而夹层动脉瘤通常需要牺牲血管和血运重建术来消除动脉瘤,同时保留血管远端血流(图 13.3)。

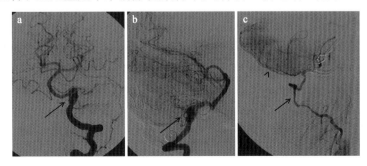

图 13.3　左椎动脉正位(a)和侧位(b)血管造影显示蛛网膜下腔出血患者存在椎动脉夹层动脉瘤(箭头)。(c)患者接受了枕动脉(OA 箭头)至小脑后下动脉(PICA 箭头头端)的吻合手术,并对动脉瘤段进行了闭塞

二、术前评估

考虑行后循环血管吻合术的患者应进行血管造影以明确颅内血管系统,并进行选择性颈外动脉造影以评估供血动脉的口径和走行,诸如 STA 或 OA(必要时)。如果原位供血动脉的长度不够,可以考虑使用介入移植物(诸如隐静脉或桡动脉)的旁路替代策略(进行血管吻合手术。在 VBI 患者中,动脉粥样硬化是椎基底动脉疾病的主要病因,全身动脉粥样硬化疾病也经常出现。因此,术前心内科检查,包括超声心动图和负荷试验,对心脏风险分层是术前评估的重要内容。

如果预计要做移植血管,可以在术前超声标测后获取小腿或大腿的大隐静脉,以确定其是否可用(血管直径和长度)。对于桡动脉,通常在通过 Allen 试验确保手部有足够的尺动脉侧支循环后,一般从非优势臂采集血管。

三、围手术期和麻醉注意事项

患者应服用全量(325 毫克)阿司匹林,最好在手术前一周开始服用或至少在手术当天早上服用。其他抗血小板剂,诸如氯吡格雷,由于存在出血风险,特别是涉及颅内手术的情况,通常避免使用。对于由于血栓形成高风险而需要双重抗血小板的患者,第二种药物可以在手术前一周停用,并用依诺肝素或等效物替代,直到手术前一天。术前接受华法林抗凝治疗的患者转为静脉注射肝素,由于给予抗血小板药物,肝素应在术前 6 小时停用。

动脉通路和中心静脉通路是手术的常规通路。皮肤切开前预防使用抗生素,并在术后使用 48 小时。在整个手术过程中,维持血容量正常、正常碳酸血症和血压正常(基于患者的基线血压)。对于血压依赖的脆弱的 VBI 患者,即使是极端高血压也应始终维持高血压直到旁路手术完成。躯体感觉诱发电位(somatosensory evoked potential,SSEP)和运动诱发电位(motion evoked potential,MEP)也可用于手术期间的电生理监测,并可用于提醒手术团队在手术期间血压维持不足。用于脑电图(electroencephalogram,EEG)监测的头皮电极被放置在手术区域外,用于监测在临时闭塞血管进行吻合时诱发的代谢爆发抑制。吸入剂应优先用于抑制代谢爆发,因为与巴比妥类药物相比,它们可增加脑血流;如果同时监测 SSEP 和 MEP,则可能需要使用静脉麻醉药来抑制代谢爆发,否则诱发电位也会受到抑制。

对于颅内搭桥手术,腰大池脑脊液引流应优先用于脑压降低,以避免需要静脉注射利尿剂(呋塞米)、高渗剂(甘露醇)或过度通气。在夹闭大血管之前,需静脉注射肝素。对于完全颅外的手术,在初始血管闭塞前 5 分钟使用与体重相匹配的肝素(常规剂量 5 000 U)全剂量给药。对于颅内手术,在临时性血管闭塞之前,应使用较小剂量(一般为 2 000 U)的肝素。术后无须逆转肝素,可以让其自行消退。

四、术后管理

患者在术后立即开始服用阿司匹林,每天 325 毫克。术后在重症监护室观察患者,保持充足的水分补充,避免低血压。避免在吻合后供血动脉的位置加压(鼻氧管或眼镜),以防止直接的机械性闭塞。对于因脑缺血而做脑血管搭桥术的患者，应考虑到高灌注出血的风险，尤其需要避免术后高血压。与高流量血管吻合术相比，以 STA 或 OA 为供血动脉的后循环血管吻合术后高灌注出血的风险较低。后循环血管吻合术可能的术后并发症包括硬膜外血肿、伤口感染和术后吻合血管闭塞。患者出院后需继续每天服用阿司匹林。

◆ 第二节　颅外手术选择 ◆

颅外血运重建手术主要针对椎动脉疾病。所涉及的病理主要是血管闭塞性疾病，例如椎动脉的动脉粥样硬化性狭窄或闭塞，或颈椎骨质增生直接向外压迫血管。最常用的手术治疗方案是椎动脉-颈动脉转位术、颅外颈动脉-椎动脉血管吻合术和骨质增生椎间孔减压术。

一、椎动脉-颈动脉转位术

椎动脉 颈动脉转位术（vertebral carotid transposition，VCT）用于治疗椎动脉起始部狭窄（图 13.4）。虽然通过锁骨下入路直接进行椎动脉起始部内膜剥脱术[10]也是一种选择，但是 VCT 提供了一种更简单、有效的血管重建方法，所以其在临床上很少使用。VCT 的潜在局限性是要求同时闭塞颈动脉和椎动脉，然而，因为临时闭塞的位置在颈总动脉和椎动脉的近心端

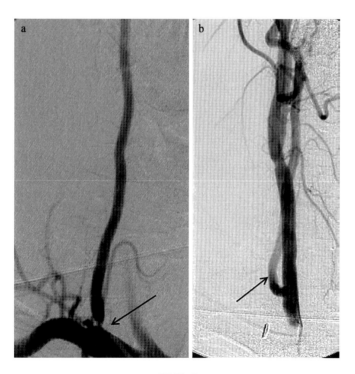

图 13.4

a. 右锁骨下动脉前后位血管造影显示严重的右椎动脉起始部狭窄（箭头）。b. 椎动脉-颈动脉转位后，通过注射，颈总动脉可使椎动脉（箭头）充盈

上,所以颈部和肌肉的侧支血管可以预防脑缺血。如果颈动脉存在狭窄或其他问题,可以采用转位到锁骨下动脉的其他位置。同样,如果因为近端椎动脉长度不足而无法进行转位,可以从锁骨下动脉进行静脉或人工移植物血管吻合,并与椎动脉进行端-端吻合[26,27]。虽然这种手术不会阻断颈动脉血流,但需要两次吻合,而且很耗时。椎动脉近端也可以从锁骨下动脉转位到甲状颈干[11,27]。有时,椎动脉起始部的闭塞是外源性的,是由前斜角肌的肌腱或颈长肌的束带压迫所致[10,28]。这些覆盖在动脉上的韧带、肌肉和束带可以被切除。在某些情况下,交感神经节或神经纤维会使动脉收缩。如果神经节被分割,就会出现轻微的霍纳综合征。卡压导致梗阻时可采用节段性切除和端-端吻合,但椎动脉必须够长且直径足够大。

二、颅外颈动脉-椎动脉血管吻合术

静脉移植物可通过将椎动脉远端连接到颈动脉来绕过椎动脉近端的病灶(图 13.5)[28,29]。椎动脉的 V_2 段在穿过 $C_1 \sim C_6$ 颈椎节段的横突孔时,被部分地包裹在骨通道中。在解剖学上,椎动脉有更多的冗余,且在 V_2 段远端(C_1 和 C_2 之间)更容易被解剖暴露,所以在此处做血管吻合更为便利[28]。吻合血管可以连接到颈外动脉上,也可以将颈外动脉本身转位到椎动脉上[29]。颈外动脉作为供血动脉的优点是近端吻合处不会干扰脑循环。尽管使用前入路暴露椎动脉和颈动脉可以成功地将静脉移植到 V_2 中段[30],但是通过前外侧入路暴露的 $C_1 \sim C_2$ 椎动脉段特别适合于血管吻合。在 $C_1 \sim C_2$ 间隙中,可以暴露 2 cm 的血管段,而无须在 V_2 中段进行必要的骨切除和椎管开顶。

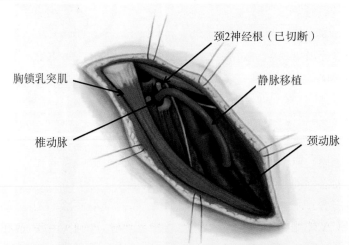

颈2神经根(已切断)

胸锁乳突肌　　　　静脉移植

椎动脉　　　　颈动脉

图 13.5　显示颅外颈动脉-椎动脉血管吻合术的插图。沿着胸锁乳突肌的内侧边缘做切口,并向后延伸至乳突;首先通过颈阔肌,胸锁乳突肌内侧显露颈动脉鞘内容物。向内侧牵开颈动脉鞘内容物,触诊 C_1 和 C_2 的横突;将覆盖的肩胛提肌分开,显示 C_2 神经的前束,将其切断并牵开以暴露下面的椎动脉。将静脉移植物与椎动脉和颈总动脉吻合

三、骨质增生椎间孔减压术

血管内治疗通常是影响后循环的内源性狭窄病变的首选治疗方法,而对于颈椎骨质增生

的外源性压迫,手术减压的效果更好[31]。

多种形式的局部、非椎间孔的椎动脉压迫已经被描述。如果通过动态椎体成像确定了静态或旋转性椎动脉压迫的诊断,则建议进行手术治疗。保守治疗包括抗凝治疗和颈部固定,指导患者不要转动头部或使用颈托。但是,单纯的保守措施后仍有大约50%的卒中发生率[32]。对于由动脉分支或邻近神经压迫引起的远端椎动脉严重的局部阻塞,可以采用后外侧入路,手术切除压迫物进行减压。猎人弓综合征是椎动脉远端狭窄,伴有头部侧向旋转后的闭塞所致[33]。这些患者通常可在枕骨、C_1 和 C_2 之间进行融合术,以限制头部旋转和椎动脉压迫。但是对于年轻的患者而言,最好的治疗方案仍是手术暴露相关解剖结构,并去除压迫性病变。

◆ 第三节　颅内手术选择 ◆

后颅窝的首要颅外-颅内动脉搭桥术(extracranial-intracranial bypass,EC - IC)血管吻合术选择包括颞浅动脉(STA)至大脑后动脉(PCA)或小脑上动脉(SCA)的血管吻合和枕动脉(OA)至小脑后下动脉(PICA)或小脑前下动脉(AICA)的血管吻合[8,9]。其他的血管吻合术包括将移植静脉血管吻合至 SCA 或 PCA[34-36]。

一、经颞浅动脉至大脑后动脉或小脑上动脉的血管吻合术

采用颞下入路来暴露 PCA 或 SCA(图 13.2),如果可能的话,通常在右侧进行血管吻合术,以便在非优势侧颞叶操作。利用多普勒超声从颧骨水平开始定位 STA。皮肤切口位于耳屏前方的颧骨区域,并沿着血管走行延伸。目标是解剖至少 $8\sim10$ cm 的 STA,以便有足够的长度到达颞下 PCA 或 SCA。于颞部开骨窗,在颧弓和中颅窝底的突出隆起处钻孔,以形成一个平坦的入路平面。硬脑膜半圆形剪开,并向下翻转。

所有硬膜内的手术操作均在显微镜下进行。抬高颞叶,根据需要电凝小的桥静脉。SCA可在天幕边缘被暴露,通常需要切开天幕,以便更好地观察血管的侧方走行。进一步抬高颞叶,暴露 PCA 的 P_2 段。PCA 提供了比 SCA 更大的受体血管,因此可以容纳更高流量的吻合。在 STA 不足而必须使用桡动脉或隐静脉移植的情况下,因为供血血管和受血血管的直径不匹配,就不能使用 SCA。然而,当使用 PCA 时,需要对颞叶更大程度的牵拉,而确定 P_2 段无穿支血管比沿 SCA 外侧更难。必须保留 P_2 段穿支血管,如确实需要,应在吻合过程中用临时夹夹闭,而不是牺牲穿支血管。一旦准备好 STA,检查血管的"截面流量"以确定其血流能力,并判断是否足以进行血管吻合[37]。

STA - PCA 或 STA - SCA 血管吻合术以端侧方式进行。STA 切割成轻微的斜面,可以做成鱼嘴状以扩大开口。如果使用移植静脉或动脉,应以直角切割,否则开口会太长。在血管吻合完成后,血流测量可以确认吻合血管后的通畅性和功能。硬脑膜上应保留一个缝得很松的缝隙,以便 STA 通过。骨瓣被还纳,但下缘应被扩大以便容纳供血血管,并避免对血管造成任何压力而扭曲。肌肉需松弛的缝合,并在下端留有开口,以避免对移植物产生压力,之后再小心地缝合皮肤。

二、经枕动脉至小脑后下动脉或小脑前下动脉吻合术

经枕动脉至小脑后下动脉吻合术（OA‐PICA 吻合术）传统上通过枕下外侧入路进行（图 13.1）。皮肤切口可设计为一个以中线为基础,朝向获益的一侧,向下止于乳突根部的曲棍球棒型皮瓣。枕动脉位于切口水平部分的中点。在此处解剖暴露枕动脉,并在抬起枕下肌肉后在血管近端用临时夹夹闭枕动脉。皮肤和肌肉瓣翻向外侧和下方。枕骨下方外侧开骨窗后,在中线附近剪开硬膜,使之呈曲棍球棒形。

所有硬膜内的手术操作均在显微镜下进行。抬起同侧小脑扁桃体,暴露 PICA 的扁桃体延髓段。这是吻合口的首选位置,因为可以容易地获得较长无穿支的受体动脉,并且可以移动和抬高血管祥以减少吻合口的深度。尽管 PICA 更容易暴露,但是如果需要在 PICA 的远端进行血运重建,AICA 也可以作为受体血管。一旦 PICA 或 AICA 受体动脉准备好,就可以检查 OA 供血动脉的“截面流量”,以评估其血流能力。

进行 OA‐PICA 或经枕动脉至小脑前下动脉吻合术（OA‐AICA 吻合术）的端侧吻合。将 OA 剪成斜面和鱼嘴状。吻合完成后,测量 OA 供血动脉中的流量。将硬脑膜减张缝合后,还纳骨瓣的上部,但要避免对供血动脉产生压迫。有时需要修剪外侧枕下肌肉组织,以防压迫OA,并小心地进行肌肉缝合,以避免供血动脉扭结。

◆ 第四节　卒中减压术 ◆

一、背景和适应证

1. 小脑梗死

与伴有恶性水肿的大脑半球梗死不同,目前尚无大规模和长期的前瞻性研究来评估后颅窝脑卒中去骨瓣减压术的疗效。然而,1956 年首次描述了包括或不包括小脑切除或脑室引流的枕下颅骨切除术（suboccipital craniectomy,SOC）的实用性[38-40]。许多单中心和多中心报告表明,SOC 可降低占位性小脑梗死患者的病死率,并改善其长期预后[41]。

对于后颅窝脑卒中患者,几个研究已将意识进行性下降作为手术干预的主要指征[42-47]。Tsitsopoulos 等人指出:SOC 后的长期预后结果与患者术前的即刻意识水平相关,并主张在患者意识下降之前或早期进行减压。意识水平降低的重要原因包括脑干压迫和脑积水。虽然小脑水肿引起的脑干压迫的治疗方法是减压术,但一些学者主张在脑积水没有明显脑干压迫的情况下,可单独进行脑室外引流[43]。在一项纳入 44 名患者的研究中,Raco 等人发现 88% 需要脑室外引流术的急性脑积水患者在没有 SOC 的情况下预后良好。然而,Chen 等人发现,如果单独脑室引流而不行减压术,会增加天幕裂孔上疝的风险[48]。即使放置了脑室引流管,一些学者也指出,早期 SOC 可以通过恢复脑脊液（cerebrospinal fluid,CSF）通路来提前拔除引流管（通常在 72 小时内）,从而减少感染的风险和需要永久 CSF 转流的概率[48,49]。脑神

经受累是脑干受压和幕下压力增加的早期征象,有这些征象的患者应行枕下去骨瓣减压术。在 Jüttler 等人和 Pfefferkorn 等人的系列研究中,分别有 68% 和 >82% 需要 SOC 的患者在手术干预前出现脑神经麻痹[44,45]。虽然已有制定的放射学标准来指导神经外科医生的手术决策[42],但是,神经外科医生一致认为,患者的临床表现是手术治疗与否的最重要因素。

因为还没有进行前瞻性的随机研究,枕下去骨瓣减压术的时机存在争议。在 Jauss 等人的研究中,84 名患者中的 18% 在术前处于清醒或嗜睡状态,35% 处于昏睡或浅昏迷状态,47% 处于深昏迷状态。尽管 86% 的清醒或嗜睡状态患者的预后功能良好,但分别只有 76% 的昏睡或浅昏迷状态患者和 47% 的深昏迷患者的预后功能良好[42]。类似地,Tsitsopoulos 等人指出,术前神经系统状况较好的患者比神经系统受损的患者预后更好[46]。虽然这些数据表明患者的术前神经状态是术后预后的重要指标,但这些研究一般不提供用于比较的医疗管理队列。

2. 小脑出血

多项研究试图评估自发性小脑出血的手术指征。有许多变量与手术决策有关。一般的共识是,昏迷或神经功能恶化的小脑出血患者需要手术清除血肿。通常,这类患者有大的血肿。对于格拉斯哥昏迷评分(Glasgow coma score,GCS)≥13 的患者,手术指征就不太明确,还包括血肿大小的范围(从 >3 cm 到 >5 cm)决定是否手术或存在第四脑室明显受压等各种情况可考虑是否行外科手术。对于发病时神经系统状况很差患者的手术指征也有争议。一些学者建议,对于经 CSF 转流仍不能缓解深度昏迷和急性脑积水的患者,脑干反射消失或四肢瘫痪的患者,深度昏迷合并血肿最大径 >5 cm 的出血患者,以及深度昏迷持续 2 小时以上的患者,均应采取保守措施[50]。然而,也有报道称,即使是脑干反射极弱的深度昏迷患者,也可从快速的血肿清除手术中获益,这说明了积极手术治疗的意义。

除了血肿绝对大小和 GCS 评分外,其他变量也与手术干预的决策有关。与小脑半球出血相比,因为小脑蚓部出血在解剖学上更接近脑干和脑脊液通路,小脑蚓部出血的体积阈值较低[51,52]。"拥挤"后颅窝,定义为后颅窝基底池和第四脑室消失以及第三脑室和侧脑室扩大,也被认为是一个重要因素,并且在这种情况下,手术指征的血肿最大径应减少 1 cm[52]。

最近的自发性颅内出血治疗指南建议,临床上病情恶化或有脑干压迫和(或)脑积水证据的患者,其小脑出血需要手术清除[53]。对于小脑血肿最大径小于 3 cm 且无脑干压迫或脑积水的出血,患者可以通过药物治疗获得良好的疗效。小脑血肿最大径大于 3 cm 的血肿通常具有随后恶化的高风险,需要进行血肿清除(图 13.6)。

二、枕下去骨瓣减压术和脑室外引流术

在脑梗死的情况下,枕下后颅窝减压术的主要目的是为梗死的小脑提供膨胀的空间,以减轻第四脑室和脑干的压力(图 13.7)。一般来说,从上方的横窦到下方的枕骨大孔进行至少 6 cm 宽的大骨瓣切除术。骨窗下的硬脑膜被广泛打开。虽然一些学者主张切除梗死的小脑[46,47,54],但是最近的证据表明,MRI 上弥散受限的区域可能是可逆的[55]。因此,过度切除可能会阻碍恢复并损害长期功能。C_1 的后弓也可以被移除以实现进一步的减压。硬脑膜减张缝合也是为了最大限度地减压。对于小脑出血,目标是血肿清除。通常情况下,如果后颅窝清除血肿后减压效果良好,可进行枕下开颅并还纳骨瓣,而不是去骨瓣减压术。

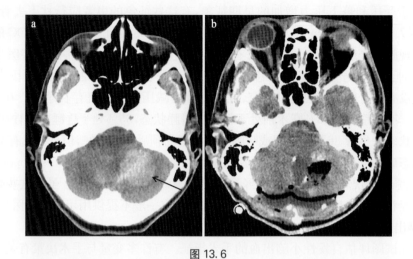

图 13.6

a. 轴位计算机断层扫描显示左小脑半球大血肿（箭头所示）；b. 枕下减压和血肿清除后

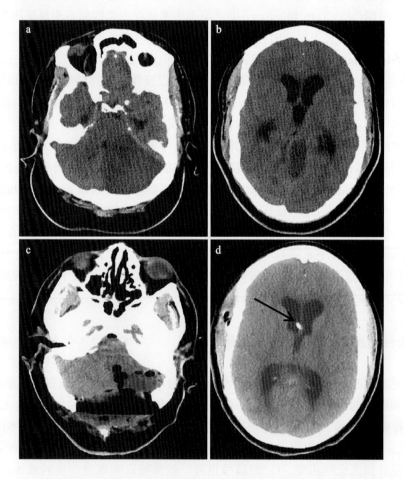

图 13.7　轴位计算机断层扫描显示（a）左侧小脑后下动脉区域大面积梗死（箭头），伴有（b）脑积水。（c）进行枕下减压术，部分切除梗死的小脑，（d）为脑积水放置了脑室外引流管（箭头）

单独脑室外引流术在急性小脑梗死和出血中的作用是一个有争议的问题。一些神经外科医生主张对因脑积水而病情恶化的小脑梗死患者仅行脑室外引流术[43]。然而，在 Jauss 等报道的病例中，41％的嗜睡或昏睡患者和 50％的昏迷患者在枕下后颅窝减压治疗后预后良好，而在单独脑室引流后，分别只有 27％和 33％的患者预后良好。单纯脑室外引流术有发生小脑幕上疝的风险。Van Loon 等人在研究小脑出血时发现，30 名小脑出血伴有占位效应的患者中，有 2 例出现这种情况。一些学者赞同仅在存在小血肿的情况下进行脑脊液引流，或者有选择性地进行引流[仅在颅内压高的情况下进行间歇性引流，或者引流袋在较高的水平（如 15～20 cmH₂O）进行持续引流]，以降低发生小脑幕上疝的风险。虽然一些因卒中或小脑出血而导致恶性小脑水肿的患者仅通过脑室引流可能会有所改善，但枕下去骨瓣减压术仍是降低后颅窝颅压最有效的方法。因此，尽管脑室引流可能是缓解脑积水所必需的，但一般不建议仅进行脑室引流而不同时进行去骨瓣减压术[53]。

参考文献

［1］DUMONT TM, KAN P, SNYDER KV, et al. Revisiting angioplasty without stenting for symptomatic intracranial atherosclerotic stenosis after the stenting and aggressive medical management for preventing recurrent stroke in intracranial stenosis (SAMMPRIS) study [J]. Neurosurgery, 2012, 71 (6): 1103 - 1110.

［2］DUMONT TM, SONIG A, MOKIN M, et al. Submaximal angioplasty for symptomatic intracranial atherosclerosis: a prospective phase I study [J]. J Neurosurg, 2016, 125(4): 964 - 971.

［3］Chimowitz MI, Lynn MJ, Derdeyn CP, et al. Stenting versus aggressive medical therapy for intracranial arterial stenosis [J]. N Engl J Med, 2011, 365(11): 993 - 1003.

［4］GROUP EIBS. Failure of extracranial-intracranial arterial bypass to reduce the risk of ischemic stroke. Results of an international randomized trial [J]. N Engl J Med, 1985, 313(19): 1191 - 1200.

［5］POWERS WJ, CLARKE WR, GRUBB RL, et al. Extracranial-intracranial bypass surgery for stroke prevention in hemodynamic cerebral ischemia: the carotid occlusion surgery study randomized trial [J]. JAMA, 2011, 306(18): 1983 - 1992.

［6］CHIMOWITZ MI, KOKKINOS J, STRONG J, et al. The warfarin-aspirin symptomatic intracranial disease study [J]. Neurology, 1995, 45(8): 1488 - 1493.

［7］SACCO RL, KARGMAN DE, GU Q, et al. Race-ethnicity and determinants of intracranial atherosclerotic cerebral infarction. The Northern Manhattan Stroke Study [J]. Stroke, 1995, 26(1): 14 - 20.

［8］AUSMAN JI, DIAZ FG, DUJOVNY M. Posterior circulation revascularization [J]. Clin Neurosurg, 1986, 33: 331 - 343.

［9］HOPKINS LN, MARTIN NA, HADLEY MN, et al. Vertebrobasilar insufficiency. Part 2. Microsurgical treatment of intracranial vertebrobasilar disease [J]. J Neurosurg, 1987, 66(5): 662 - 674.

［10］SPETZLER RF, HADLEY MN, MARTIN NA, et al. Vertebrobasilar insufficiency. Part 1: Microsurgical treatment of extracranial vertebrobasilar disease [J]. J Neurosurg, 1987, 66(5): 648 - 661.

［11］BERGUER R, FLYNN LM, KLINE RA, et al. Surgical reconstruction of the extracranial vertebral artery: management and outcome [J]. J Vasc Surg, 2000, 31(1 Pt 1): 9 - 18.

[12] AMIN-HANJANI S, DU X, ZHAO M, et al. Use of quantitative magnetic resonance angiography to stratify stroke risk in symptomatic vertebrobasilar disease [J]. Stroke, 2005,36(6): 1140 - 1145.

[13] AMIN-HANJANI S, DU X, ROSE-FINNELL L, et al. Hemodynamic features of symptomatic Vertebrobasilar disease [J]. Stroke, 2015,46(7): 1850 - 1856.

[14] AMIN-HANJANI S, PANDEY DK, ROSE-FINNELL L, et al. Effect of hemodynamics on stroke risk in symptomatic atherosclerotic Vertebrobasilar occlusive disease [J]. JAMA Neurol, 2016, 73 (2): 178 - 185.

[15] HOPKINS LN, BUDNY JL. Complications of intracranial bypass for vertebrobasilar insufficiency [J]. J Neurosurg, 1989,70(2): 207 - 211.

[16] AUSMAN JI, DIAZ FG, VACCA DF, et al. Superficial temporal and occipital artery bypass pedicles to superior, anterior inferior, and posterior inferior cerebellar arteries for vertebrobasilar insufficiency [J]. J Neurosurg, 1990,72(4): 554 - 558.

[17] CHIMOWITZ MI, LYNN MJ, HOWLETT-SMITH H, et al. Comparison of warfarin and aspirin for symptomatic intracranial arterial stenosis [J]. N Engl J Med, 2005,352(13): 1305 - 1316.

[18] MASSIMO C, ORAZIO A, FELICE F. Bypass surgery in patients with intracranial stenotic lesions. Postoperative morbidity and angiographic findings [J]. J Neurosurg, 1985,62(4): 532 - 538.

[19] ENGELTER ST, BRANDT T, DEBETTE S, et al. Antiplatelets versus anticoagulation in cervical artery dissection [J]. Stroke, 2007,38(9): 2605 - 2611.

[20] LUCAS C, MOULIN T, DEPLANQUE D, et al. Stroke patterns of internal carotid artery dissection in 40 patients [J]. Stroke, 1998,29(12): 2646 - 2648.

[21] SCHIEVINK WI. The treatment of spontaneous carotid and vertebral artery dissections [J]. Curr Opin Cardiol, 2000,15(5): 316 - 321.

[22] LYRER P, ENGELTER S. Antithrombotic drugs for carotid artery dissection [J]. Stroke, 2004,35(2): 613 - 614.

[23] DEOCAMPO J, BRILLMAN J, LEVY DI. Stenting: a new approach to carotid dissection [J]. J Neuroimaging, 1997,7(3): 187 - 190.

[24] PHATOUROS CC, HIGASHIDA RT, MALEK AM, et al. Endovascular treatment of noncarotid extracranial cerebrovascular disease [J]. Neurosurg Clin N Am, 2000,11(2): 331 - 350.

[25] BIGGS KL, CHIOU AC, HAGINO RT, et al. Endovascular repair of a spontaneous carotid artery dissection with carotid stent and coils [J]. J Vasc Surg, 2004,40(1): 170 - 173.

[26] BERGUER R, FELDMAN AJ. Surgical reconstruction of the vertebral artery [J]. Surgery, 1983,93 (5): 670 - 675.

[27] DIAZ FG, AUSMAN JI, DE LOS REYES RA, et al. Surgical reconstruction of the proximal vertebral artery [J]. J Neurosurg, 1984,61(5): 874 - 881.

[28] ROBICSEK F. Vertebral artery surgery: pathology, hemodynamics, and technique [M]. New York: Macmillan, 1986.

[29] BERGUER R, MORASCH MD, KLINE RA. A review of 100 consecutive reconstructions of the distal vertebral artery for embolic and hemodynamic disease [J]. J Vasc Surg, 1998,27(5): 852 - 859.

[30] KAKINO S, OGASAWARA K, KUBO Y, et al. Symptomatic occlusion at the origin of the vertebral artery treated using external carotid artery-cervical vertebral artery bypass with interposed saphenous vein graft [J]. Surg Neurol, 2008,69(2): 164 - 168.

[31] VENTEICHER AS, QUDDUSI A, COUMANS JV. Anterolateral approach for a cervical nerve root compression syndrome due to an ectatic vertebral artery [J]. Oper Neurosurg (Hagerstown), 2019,17 (1): E29 - E32.

[32] KUETHER TA, NESBIT GM, CLARK WM, et al. Rotational vertebral artery occlusion: a mechanism of vertebrobasilar insufficiency [J]. Neurosurgery, 1997,41(2): 427 - 433.

[33] Sorensen BF. Bow hunter's stroke [J]. Neurosurgery, 1978,2(3): 259 - 261.

[34] HOPKINS LN, BUDNY JL, Spetzler RF. Revascularization of the rostral brain stem [J]. Neurosurgery, 1982,10(3): 364 - 369.

[35] SUNDT TM, PIEPGRAS DG, HOUSER OW, et al. Interposition saphenous vein grafts for advanced occlusive disease and large aneurysms in the posterior circulation [J]. J Neurosurg, 1982, 56(2): 205 - 215.

[36] RUSSELL SM, POST N, JAFAR JJ. Revascularizing the upper basilar circulation with saphenous vein grafts: operative technique and lessons learned [J]. Surg Neurol, 2006,66(3): 285 - 297.

[37] AMIN-HANJANI S, DU X, MLINAREVICH N, et al. The cut flow index: an intraoperative predictor of the success of extracranial-intracranial bypass for occlusive cerebrovascular disease [J]. Neurosurgery, 2005,56(1 Suppl): 75 - 85.

[38] FAIRBURN B, OLIVER LC. Cerebellar softening: a surgical emergency [J]. Br Med J, 1956,1(4979): 1335 - 1336.

[39] LINDGREN SO. Infarctions simulating brain tumours in the posterior fossa [J]. J Neurosurg, 1956,13(6): 575 - 581.

[40] LEHRICH JR, WINKLER GF, OJEMANN RG. Cerebellar infarction with brain stem compression. Diagnosis and surgical treatment [J]. Arch Neurol, 1970,22(6): 490 - 498.

[41] AGARWALLA PK, STAPLETON CJ, OGILVY CS. Craniectomy in acute ischemic stroke [J]. Neurosurgery, 2014,74(Suppl 1): S151 - S162.

[42] JAUSS M, KRIEGER D, HORNIG C, et al. Surgical and medical management of patients with massive cerebellar infarctions: results of the German-Austrian cerebellar infarction study [J]. J Neurol, 1999,246(4): 257 - 264.

[43] RACO A, CAROLI E, ISIDORI A, et al. Management of acute cerebellar infarction: one institution's experience [J]. Neurosurgery, 2003,53(5): 1061 - 1066.

[44] JÜTTLER E, SCHWEICKERT S, RINGLEB PA, et al. Long-term outcome after surgical treatment for space-occupying cerebellar infarction: experience in 56 patients [J]. Stroke, 2009,40(9): 3060 - 3066.

[45] PFEFFERKORN T, EPPINGER U, LINN J, et al. Long-term outcome after suboccipital decompressive craniectomy for malignant cerebellar infarction [J]. Stroke, 2009,40(9): 3045 - 3050.

[46] TSITSOPOULOS PP, TOBIESON L, ENBLAD P, et al. Clinical outcome following surgical treatment for bilateral cerebellar infarction [J]. Acta Neurol Scand, 2011,123(5): 345 - 351.

[47] TSITSOPOULOS PP, TOBIESON L, ENBLAD P, et al. Surgical treatment of patients with unilateral cerebellar infarcts: clinical outcome and prognostic factors [J]. Acta Neurochir, 2011, 153(10): 2075 - 2083.

[48] CHEN HJ, LEE TC, WEI CP. Treatment of cerebellar infarction by decompressive suboccipital craniectomy [J]. Stroke, 1992,23(7): 957 - 961.

[49] MATHEW P, TEASDALE G, BANNAN A, et al. Neurosurgical management of cerebellar haematoma and infarct [J]. J Neurol Neurosurg Psychiatry, 1995,59(3): 287 - 292.

[50] DAMMANN P, ASGARI S, BASSIOUNI H, et al. Spontaneous cerebellar hemorrhage—experience with 57 surgically treated patients and review of the literature [J]. Neurosurg Rev, 2011,34(1): 77 - 86.

[51] KIROLLOS RW, TYAGI AK, ROSS SA, et al. Management of spontaneous cerebellar hematomas: a prospective treatment protocol [J]. Neurosurgery, 2001,49(6): 1378 - 1387

[52] SALVATI M, CERVONI L, RACO A, et al. Spontaneous cerebellar hemorrhage: clinical remarks on 50

cases [J]. Surg Neurol, 2001,55(3): 156 - 161.

[53] MORGENSTERN LB, HEMPHILL JC, ANDERSON C, et al. Guidelines for the management of spontaneous intracerebral hemorrhage: a guideline for healthcare professionals from the American Heart Association/American Stroke Association [J]. Stroke, 2010,41(9): 2108 - 2129.

[54] HORNIG CR, RUST DS, BUSSE O, et al. Space-occupying cerebellar infarction. Clinical course and prognosis [J]. Stroke, 1994,25(2): 372 - 374.

[55] KIDWELL CS, ALGER JR, SAVER JL. Beyond mismatch: evolving paradigms in imaging the ischemic penumbra with multimodal magnetic resonance imaging [J]. Stroke, 2003,34(11): 2729 - 2735.

第十四章

非动脉粥样硬化少见疾病

◆ 第一节　夹　　层 ◆

头颈部动脉夹层占所有缺血性卒中事件的1％～2％[1-3]，占中青年缺血性卒中的10％～25％[4,5]。一项基于人群的研究表明自发性颈内动脉夹层的发病率为(1.7～3.0)/10万人，自发性椎动脉夹层的发病率为(1.0～1.5)/10万人[1,6,7]。男性的发病率高于女性[8,9]，其中女性动脉夹层患者的发病年龄更轻，常合并偏头痛和多发性夹层[8]。

头颈部动脉夹层的病因分为原发性内膜撕裂继发动脉中层夹层和原发性动脉中层出血。动脉内膜撕裂促使循环血液进入动脉壁形成壁间血肿(假腔)。壁间血肿可位于动脉中膜层、内膜层或外膜层。内膜夹层造成动脉管腔狭窄并一步导致缺血事件，而外膜夹层可能导致夹层动脉瘤，其破裂可造成蛛网膜下腔出血。

动脉夹层的病因可分为创伤性和自发性(非创伤性)两种。需要注意的是，目前对于"创伤"的定义很难明确，这是因为当患者描述非常轻微的创伤或颈部旋转时，医生可能无法确定因果关系。诱发自发性动脉夹层的潜在疾病包括纤维肌肉发育不良、动脉中层囊性坏死、α_1抗胰蛋白酶缺乏症、埃勒斯-当洛综合征Ⅳ型、马凡综合征、常染色体显性多囊肾病、结节性硬化症、偏头痛以及高同型半胱氨酸血症[3,10]。然而，夹层通常可独立发生在没有确切结缔组织病证据的情况下，在超过一半的自发性颈部动脉夹层患者中证实存在皮肤结缔组织的超微结构形态异常。与年龄、性别匹配的正常对照组相比，发生夹层的患者表现出血管迂曲度增加[12]。

传统上认为颅内动脉夹层的发生率低于颅外动脉夹层[3]。事实上，颅内动脉夹层较颅外动脉夹层更难发现，从而导致发生率被低估。更加细致的评估，如反复血管造影[13]、联合使用高分辨率的管壁MRI[14,15]可显著提高颅内夹层的诊出率[16](图14.1，另见第9章)。最近一项关于夹层导致短暂性脑缺血发作的研究报道[16]，通过应用更加先进的影像技术，发现颅内动脉夹层的发病率是颅外动脉夹层的两倍，其中最常见的发病部位是远端椎动脉。

与颅外颈动脉相比，颅内动脉缺乏外弹力层。因此，颅内动脉夹层更易导致夹层动脉瘤的形成和蛛网膜下腔出血[17,18]。病理研究表明，与大脑中动脉相比，动脉外膜下夹层更易发生于椎动脉[19,20]。这可以解释为什么大脑中动脉夹层患者的蛛网膜下腔出血发生率相对较低。

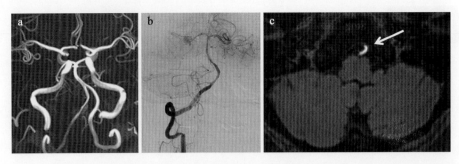

图 14.1 一名 47 岁男性突然出现严重的右枕颈部头痛。MRI 表现正常。MRA（a）和常规血管造影（b）显示右侧远端椎动脉（VA）可疑狭窄。未增强的 T1 加权高分辨率血管壁 MRI 显示高信号强度（图 c 箭头），提示椎动脉夹层的血管壁间血肿

创伤，无论是严重的还是轻微的，似乎与颅外夹层的关系比颅内夹层更密切[3,16,18]。如动脉粥样硬化性梗死一样，动脉夹层通过动脉-动脉栓塞、原位闭塞、分支闭塞或低灌注导致卒中或短暂性脑缺血发作[21]。

一、临床表现

1. 前循环动脉夹层

在前循环中，动脉夹层最常发生在颈内动脉，其次是大脑中动脉近端。颈内动脉远端夹层在少数情况下会扩展至大脑中动脉。颈内动脉夹层和大脑中动脉夹层通常会导致脑梗死或短暂性脑缺血发作，蛛网膜下腔出血较少发生[22]。大部分颅内动脉夹层患者的影像学表现为血管腔狭窄，少数患者伴有动脉瘤样扩张或双腔，临床症状多为大脑中动脉缺血，如偏瘫、失语、偏身感觉障碍和视野缺损。颈部血管旋转损伤是颈内动脉夹层的潜在致病因素，而大脑中动脉夹层的确切机制尚不清楚。有学者认为大脑中动脉与蝶骨嵴的冲击可能会导致其内膜撕裂[23]。先天性血管壁缺损常见于前循环动脉夹层的患者[22]。有研究表明，烟雾病相关遗传基因 RNF 基因在 1/3 的前循环夹层患者中表达[24]。动脉夹层可能是大脑中动脉产生梭形动脉瘤的原因之一[19]。大脑前动脉夹层相对少见，在高分辨率血管壁成像辅助下其检出率有所增加。在一项对 18 名非创伤性大脑前动脉夹层患者的研究中显示，有 9 名患者表现为缺血，5 名患者表现为蛛网膜下腔出血，4 名患者同时合并这两种症状[25]。

2. 后循环夹层

在后循环中，动脉夹层最常发生于椎动脉。以往对于椎动脉夹层，人们更关注颅外段[26,27]，但最近来自亚洲的研究表明，颅内段椎动脉夹层是引起缺血性卒中更常见的原因[28]。椎动脉夹层的发生通常与颈部旋转运动相关的创伤有关，如脊椎推拿或颈部手术[29]。有些是由非常轻微的创伤引起的，如剧烈咳嗽、仰面摔倒或回头看一辆汽车[29-33]。椎动脉夹层最常见的症状是头后部、颈后部的疼痛，后颈疼痛可放射至肩部。对于椎动脉夹层患者来说，头颈痛可能是唯一主诉（图 14.1）。缺血症状和体征可能与疼痛同时出现，也可延迟数小时至数天后出现。

颅外椎动脉夹层常导致动脉-动脉栓塞，引起后颅窝缺血性卒中或短暂性脑缺血发作。当

椎动脉颅外夹层延伸到颅内段时,夹层血管病变部位闭塞椎动脉分支小血管,造成延髓和小脑缺血性卒中。颅内椎动脉夹层最常累及小脑后下动脉起始部附近的椎动脉。夹层动脉偶尔会延伸至基底动脉。颅内椎动脉夹层通过阻塞椎动脉的穿支或小脑后下动脉(分支闭塞)引起延髓(通常是外侧延髓)和小脑的缺血性卒中(见图 14.2)。夹层破裂可造成蛛网膜下腔出血(见第八章,图 8.4)。夹层可表现为占位效应,对脑干、脑神经或周围血管产生压迫[34]。在一项对31 例颅内椎动脉夹层患者的研究中,55%的患者表现为头痛,48%的患者表现为累及脑干或小脑的梗死,10%表现为蛛网膜下腔出血[35]。

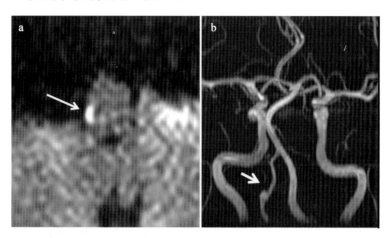

图 14.2 一名 35 岁女性出现后颈部疼痛 3 天后,突然出现头晕、步态不稳和左下肢感觉障碍。弥散加权 MRI 显示右侧延髓背外侧梗死(图 a 箭头)。MRA 显示椎动脉(VA)远端夹层动脉瘤(图 b 箭头)。梗死可能是由椎动脉夹层相关的穿支动脉闭塞引起的

基底动脉夹层相对少见,其预后通常比椎动脉夹层更差。基底动脉夹层常引起广泛双侧脑桥梗死,临床表现为突然意识改变和四肢瘫痪[36]。一项包含 38 例基底动脉夹层的研究显示,27 例患者表现为脑干缺血,5 例表现为蛛网膜下腔出血,6 例同时合并脑干缺血和蛛网膜下腔出血,30 名患者(79%)死亡[37]。然而,也有研究表明单侧脑桥梗死预后良好[38](图 14.3)。

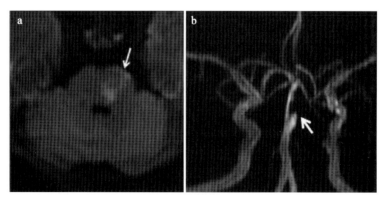

图 14.3 一名 81 岁的女性患者出现构音障碍和右侧偏瘫。弥散加权 MRI 显示左侧脑桥梗死(图 a 箭头)。MRA 显示基底动脉夹层动脉瘤(图 b 箭头)。[引自 Journal of the Neurological Sciences,2015,358(1-2):371-376]

发生在大脑后动脉(PCA)的夹层非常罕见[39]，除非使用高分辨率血管壁 MRI，否则通常难以诊断(图 14.4)。一项对 40 例大脑后动脉夹层患者的研究显示，有 15 例患者表现为缺血，15 例患者表现为蛛网膜下腔出血，6 例患者表现为动脉瘤占位效应。半数患者有创伤、偏头痛、药物滥用和产后状态等既往史[40]。大脑后动脉夹层引起的缺血性症状包括视野缺损和偏身感觉改变。

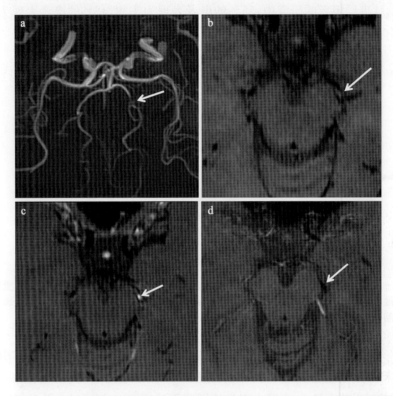

图 14.4　一名 65 岁妇女跌倒后头部受伤，出现头痛和头晕，5 天后出现右侧面部和四肢短暂的刺痛感。神经系统检查正常，脑部 MRI 未见异常。MRA 显示左侧大脑后动脉(PCA)P₂ 部分有局灶性狭窄(图 a 箭头)。高分辨率血管壁 MRI 在平扫 T1 加权像上显示等信号(图 b 箭头)，在增强 T1 加权像上显示强增强(图 c 箭头)，在 PCA 壁上的磁敏感加权成像(图 d 箭头)上显示暗信号，与壁间血肿一致。患者出现短暂性脑缺血发作，可能是由于头部外伤引起的大脑后动脉夹层所致

不累及椎动脉的小脑后下动脉(PICA)夹层可表现为小脑梗死、延髓梗死或蛛网膜下腔出血[4,42]。一项研究报道，小脑后下动脉近端夹层更多表现为缺血症状，而小脑后下动脉远端夹层多表现为蛛网膜下腔出血[43]。表现缺血症状的 PICA 夹层容易被漏诊，部分原因是脑血管造影经常被忽略，而部分原因是采用 MRA 很难准确评估 PICA。一项研究报道[13]，在 167 例孤立性 PICA 区域梗死患者中，有 10 例患者诊断出 PICA 夹层，在这 10 名患者中，有 6 名患者在最初的 MRA 检查中未被怀疑有 PICA 夹层，并通过随访的 MRA 或数字减影血管造影得到证实。高分辨率血管壁 MRI 显著提高了 PICA 夹层诊断的敏感性(图 14.5)。因此，在疑似 PICA 夹层病例中，需要更全面的检查来诊断 PICA 夹层。小脑前下动脉(AICA)和小脑下动脉(SCA)的夹层很少见，临床表现为脑梗死或蛛网膜下腔出血[44](图 14.6)。

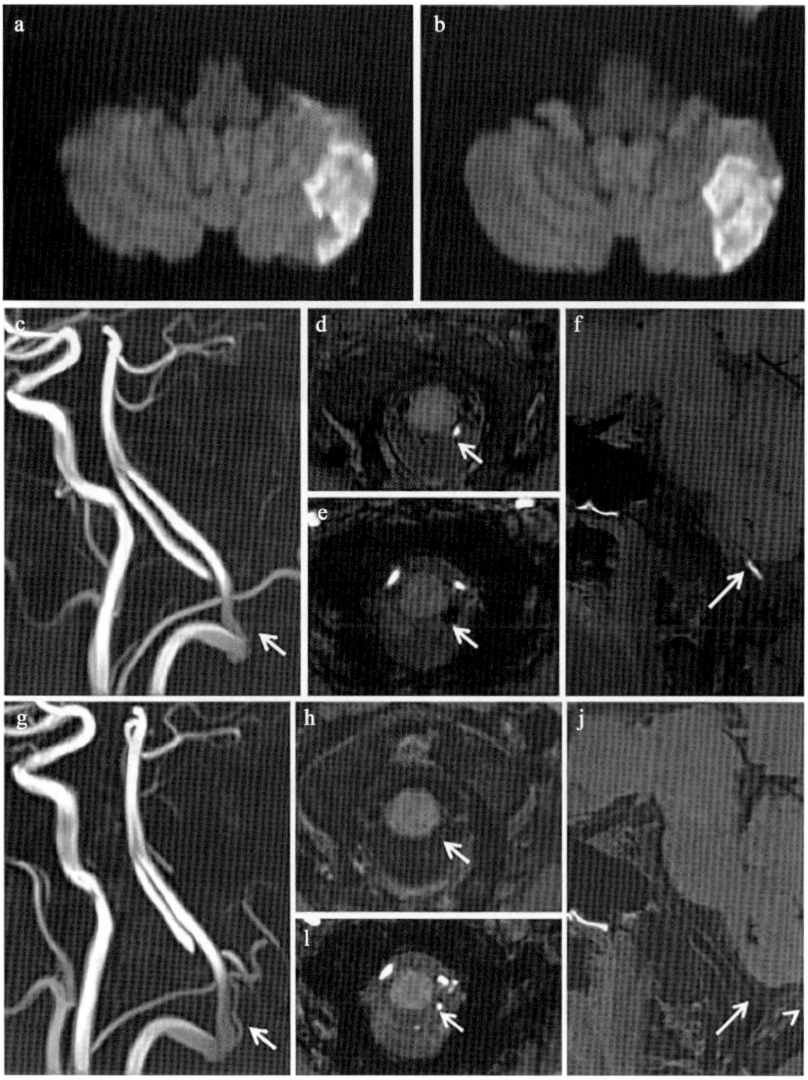

图 14.5 一名无明确血管疾病危险因素的 46 岁男性突然出现眩晕、恶心和步态不稳。体格检查示轻度构音障碍、右侧肢体共济失调。弥散加权 MRI 显示右小脑后下动脉（PICA）区域梗死（图 a、b）。TOF－MRA 显示左侧 PICA 闭塞（图 c）。轴向平扫的 T1 加权图像（高信号，图 d）和磁敏感加权图像（暗信号，图 e）和矢状增强 T1 加权图像（增强，图 f）显示左侧 PICA 壁内血肿。一个月后，TOF－MRA 显示左侧 PICA 正常（图 g）。轴位平扫 T1 加权图像（图 h）和磁敏感加权图像（图 i）以及矢状位对比 T1 加权图像（图 j）显示发生夹层的左侧 PICA 完全恢复正常

目前对于后循环夹层的研究较少。韩国的一项研究中报道了 159 例症状性夹层患者，其中椎动脉夹层 77 例（颅内 39 例，颅外 38 例），基底动脉夹层 12 例，PICA 夹层 8 例，PCA 夹层 4 例。在一项对 286 例后循环卒中患者的研究中[45]，74 例缺血病因为动脉夹层，动脉夹层部位包括椎动脉（66.2%）、基底动脉（27.0%）、小脑后下动脉（5.4%）和大脑后动脉（1.4%）。在该研究中，颅内椎动脉夹层的发生率是颅外椎动脉夹层的两倍。在 3 个月的随访中，患者病死率为 10%，30% 的患者功能预后不良（改良 Rankin 评分≥4）。另一项来自韩国的研究评估了 191 名症状性未破

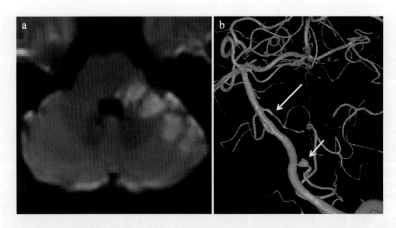

图 14.6　63 岁男子出现头晕和步态不稳。体格检查显示左侧面瘫、听力困难、构音障碍、左侧肢体共济失调。弥散加权 MRI 显示左侧小脑前下动脉（AICA）区域的梗死（图 a）。血管造影显示 AICA 近端扩张，远端闭塞的管腔狭窄，与夹层一致（长箭头，右图），同时还发现 PICA 近端的动脉瘤扩张（图 b 短箭头）

裂颅内椎基底动脉夹层患者，患者临床表现为缺血症状伴头痛（$n=97$）、缺血症状不伴头痛（$n=13$）、头痛不伴缺血症状（$n=81$）。在随访期间（平均 46 个月）无出血事件发生，所有无缺血表现的患者预后良好（改良 Rankin 评分为 0～1）。在 102 例有缺血表现的患者中，92 例预后良好，10 例预后不良，4 例患者死亡，但仅有 1 例患者死于基底动脉夹层。高龄和基底动脉受累是患者预后不良的独立预测因素。这项研究结果表明，不合并出血事件的后循环夹层患者临床预后良好，高龄、基底动脉受累和合并早期严重的神经功能缺损可能预示预后不良。

二、梭形扩张（动脉冗扩）

随着影像技术的进步，梭形、迂曲、延伸、扩张的动脉（冗扩）逐渐被发现，冗扩最常见于基底动脉[47]，也可见于椎动脉。颈内动脉和大脑中动脉冗扩较为少见。在某些特殊病例中，冗扩广泛发生，甚至累及腹主动脉[47,48]。梭形动脉扩张的病因尚不清楚，但可能涉及遗传影响下的退变过程，导致结构性动脉缺损，其特征为纤维结构不良、内弹力层变性以及中膜的纤维和胶原组织替代[49]。在成人中，血管中的动脉粥样硬化变化可能与先天性结构缺陷相互作用造成动脉冗扩。有研究显示，在基底动脉冗扩患者中存在 α-葡萄糖苷酶遗传缺陷[50]。

血管扩张导致血流速度减慢，可诱发血管腔内血栓形成。动脉-动脉栓塞或动脉分支闭塞可导致脑梗死[51-53]。一项研究显示，6.4% 的脑梗死患者存在椎基底动脉冗扩[54]，椎基底动脉冗扩造成后颅窝结构受到压迫和牵引[52,55]，临床表现为枕颈痛、脑神经麻痹、面肌痉挛、耳鸣、耳聋、眩晕和三叉神经痛[48,56,57]。大型基底动脉动脉瘤可压迫大脑脚造成脑积水[58]，也可表现为桥小脑角肿块[59]。动脉冗扩应与夹层动脉瘤相鉴别。颅内椎动脉冗扩可能压迫延髓，导致偏瘫和其他神经功能缺损[60]。

三、动脉压迫

从横突孔附近的椎关节突出的脊椎骨赘可在 C_1、C_2 水平压迫椎动脉，导致反复短暂性脑缺血发作甚至卒中。当对侧椎动脉发育不全或闭塞时,受压迫的椎动脉成为后颅窝主要供应血管[61-66]。颈部的转动或旋转导致椎动脉段闭塞并引发临床症状。研究显示,患有"旋转性椎动脉闭塞"综合征的 21 例患者临床表现为眩晕,伴有耳鸣(38%)、昏厥(24%)或视力模糊(19%)[67]。椎动脉受压诱发的眼震大多轻微,为水平和扭转眼震,并指向受压的椎动脉一侧[66]。有研究认为动脉压迫的临床症状归因于短暂缺血诱导的迷路不对称兴奋[67,68]。该疾病的预后良好,通常采用保守治疗。

后颅窝缺血性卒中可能发生在开颅手术或介入治疗(如动脉瘤夹闭、支架植入术或手术切除肿瘤)围术期。在动脉瘤的患者中,继发于瘤内血栓脱落导致的分支血管堵塞可能是导致缺血性卒中的潜在原因[69]。外科手术或介入治疗基底动脉瘤或后交通动脉瘤可能导致大脑后动脉、小脑上动脉或丘脑穿支血管闭塞[70](图 14.7)。后颅窝缺血性卒中其他潜在原因包括:①手术牵扯动脉或介入操作造成动脉夹层或内膜撕裂;②由于肿瘤切除导致受压动脉突然减压,动脉血流紊乱并形成血栓[71];③血管损伤局部蛛网膜下腔出血(subarachnoid hemorrhage,SAH)导致的血管痉挛。

此外,小脑幕切迹脑疝也可能发生大脑后动脉梗死。大脑后动脉通常在其走行于向中线疝入的颞叶和外侧的天幕缘之间的中脑周围受压[72,73]。大脑后动脉受压迫也可能因脑干向对侧天幕外侧移位而发生在疝的对侧。

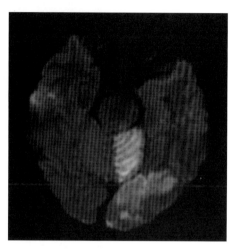

图 14.7 一名 56 岁既往体健的男性患者,在基底动脉顶端动脉瘤弹簧圈栓塞术后 1 天出现构音障碍和左侧共济失调。弥散加权 MRI 显示右侧小脑上动脉和大脑后动脉区域的梗死,可能与治疗操作相关

◆ 第二节 肌纤维发育不良 ◆

肌纤维发育不良(fibromuscular dysplasia,FMD)是一种具体病因未明的,以动脉内膜和中膜增生、外膜硬化和正常弹性组织破坏为特征的非炎症性血管病变[74]。肌纤维发育不良最常见的血管造影结果是"串珠状"改变:收缩段与正常或扩张段交替出现,肾动脉和颈动脉近端是两个最常见的受累部位。

12%～43%的肌纤维发育不良患者病变累及颅外椎动脉。大多数肌纤维发育不良患者是无症状并且被偶然发现的[75]。但部分患者疾病进展造成动脉-动脉栓塞和(或)血流动力学性低灌注而导致缺血性卒中或短暂缺血事件[76](图 14.8)。当颅外肌纤维发育不良延伸至颅内动脉时,动脉分支闭塞可能造成缺血性卒中,同时当肌纤维发育不良患者病变累及肾动脉时,常会引起肾性高血压。肌纤维发育不良发生在颅内动脉非常少见,常见的累及血管包括基底动脉[77-79]和大脑后动脉[80],可导致脑梗死[78]或短暂性脑缺血事件[77,80]。此外,肌纤维发育不良患者的临床症状也可表现为动脉夹层[82]、动脉瘤[82]和颈动脉海绵窦瘘[83]。有研究报道,肌

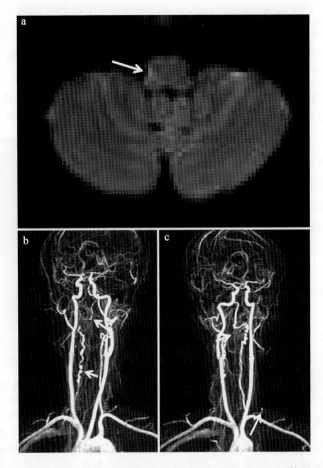

图 14.8　一名 56 岁女性出现右侧延髓梗死（图 a 箭头）。MRA 显示右侧椎动脉近端（VA）和 V_3 段（图 b 箭头）以及左侧椎动脉远端颈段（图 c 箭头）呈串珠状。这些表现符合肌纤维发育不良影像学表现

纤维发育不良可能与烟雾病有关[84]。

一、烟雾病

　　烟雾病的特征是颈内动脉远端或大脑中动脉近端进行性闭塞，并伴有颅底侧支血管网状结构。脑灌注不足是烟雾病患者卒中的主要机制，烟雾病患者脱水或过度通气时，患者可表现为反复短暂性脑缺血发作。因血栓栓塞导致的脑梗死在烟雾病患者中较少见[85]。在烟雾病患者中，后循环卒中较少见，通常在烟雾病晚期出现，其与广泛的血管病变（包括大脑后动脉）相关[86]。一项针对烟雾病患者的研究显示，在儿童和成人烟雾病患者中，分别有 29% 和 17% 出现大脑后动脉受累[87]。枕叶梗死是后循环烟雾病最常见的临床表现。梗死通常包括部分大脑中动脉后部区域，这可能是因为在这些患有严重颈内动脉狭窄闭塞性疾病的患者中，来自大脑后动脉的血管侧支供应了部分大脑中动脉区域。

二、偏头痛

既往研究表明,在 3%~14%的病例中,偏头痛是大脑后动脉梗死的原因[88-90]。在洛桑卒中登记研究中,偏头痛是后循环卒中最常见的原因[2]。然而,迄今为止,对于偏头痛是否是大脑后动脉梗死的真正原因一直存在争议。偏头痛性卒中患者的血管造影常常表现为血栓性动脉闭塞[88,91],进一步检查偶尔会发现栓塞原因,如卵圆孔未闭[92]。如第 3 章所述,后颅窝发生栓塞的患者可能预示着存在卵圆孔未闭。因此,对于偏头痛性卒中的诊断应谨慎,即使在偏头痛发作时发生梗死,也应进行彻底的病因检查。

三、可逆性脑血管收缩综合征

可逆性脑血管收缩综合征的特征是伴或不伴有其他神经症状的严重头痛和脑动脉上的"串珠状"外观,其症状在 1~3 个月内自行消退[93]。可逆性脑血管收缩综合征患者脑梗死的发病率为 4%~31%,脑梗死发生通常晚于出血事件[93]。血管收缩痉挛通常涉及前循环和后循环,缺血性和出血性卒中更常发生在前循环。在后循环中,卒中常发生在大脑后动脉的区域(图 14.9)。

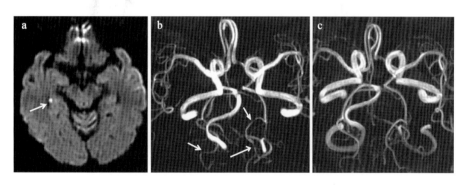

图 14.9 一名 65 岁女性突然出现严重的弥漫性头痛。弥散加权 MRI 显示右侧海马区有一个小的、无症状的梗死灶(图 a 箭头)。MRA 显示双侧大脑后动脉多发性狭窄(图 b 箭头)和蜡肠样扩张,1 个月后有所改善(图 c)。这些表现与可逆性脑血管收缩综合征一致

四、线粒体疾病

线粒体脑肌病伴高乳酸血症和卒中样发作综合征(mitochondrial encephalomyopathy, lactic acidosis and stroke-like episode,MELAS)表现为常见于枕区的梗死样病变[94,95]。在一项研究的 38 名年轻(≤45 岁)枕叶梗死患者中[96],4 名患者(10%)被临床或分子诊断为线粒体疾病,其中 2 例有线粒体 DNA A3243G 突变。因此,MELAS 是青年枕叶梗死的病因之一。卒中样病变的发病机制[97]与线粒体功能障碍相关[98]的小动脉内皮损伤有关。因此,卒中样病变与大脑后动脉供血区域并不完全一致[99,100]。MELAS 患者通常合并有其他特征,如身材矮

小、听力障碍、癫痫发作和母亲家族史。

五、多发性大动脉炎

大动脉炎主要累及主动脉及其分支,如无名动脉、锁骨下动脉和颈总动脉。它主要发生在年轻的(10岁~49岁)东亚妇女(女∶男=7∶1),如韩国和日本。病理上,表现为肉芽肿性炎症、内膜增生和外膜瘢痕形成并导致血管狭窄。血管肌层的破坏导致动脉瘤样扩张。大动脉炎患者的全身症状包括低热、疲劳、体重减轻、关节痛和肌痛,血管症状包括四肢发凉、疼痛、跛行、头晕、晕厥、头痛和视力障碍。短暂性脑缺血发作或缺血性卒中通常归因于颈总动脉受累和灌注障碍(图14.10)。

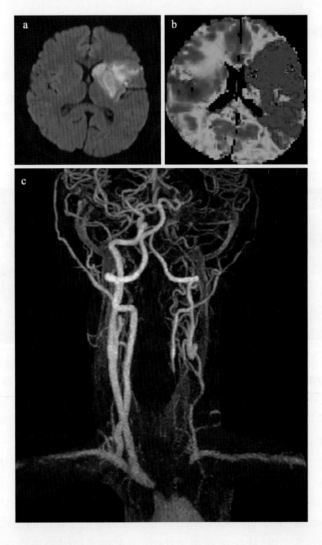

图14.10　一名39岁女性无血管危险因素,出现完全性失语和右侧偏瘫。DWI显示左侧大脑中动脉(MCA)区域梗死(a)。灌注MRI显示整个左MCA区域灌注减少(b)。MRA显示左锁骨下动脉和颈总动脉狭窄闭塞,这是导致梗死的原因。同时还发现无症状的椎动脉近端闭塞(c)。患者被诊断为大动脉炎

缺血性或出血性卒中可归因于多发性大动脉炎引起的肾血管性高血压。

由于椎动脉不直接起源于主动脉,多发性大动脉炎累及椎动脉的情况并不常见。相反,在双侧颈动脉闭塞时,椎动脉成为供应脑血流的重要血管。尽管如此,经常可观察到症状性或非症状性颅外椎动脉受累(图 14.10)[101,102]。

六、巨细胞(颞)动脉炎

巨细胞动脉炎是一种以主动脉及其主要分支(大、中血管)的亚急性肉芽肿性炎症为特征的系统性血管炎。头痛和视力丧失是巨细胞动脉炎最常见的临床表现,其分别由颞浅动脉和眼动脉/视网膜中央动脉受累引起。卒中是巨细胞动脉炎的一种罕见并发症,约 3% 的患者会发生卒中[103,104]。巨细胞动脉炎可累及颅外椎动脉,导致短暂性脑缺血发作或脑干/小脑梗死,偶尔造成锁骨下动脉闭塞[105-107]。巨细胞动脉炎是一种可治疗的疾病,因此当患有广泛的椎动脉狭窄闭塞性疾病的老年患者出现长期不明原因的发热、头痛、不适、贫血、ESR 和(或)CRP 升高时,应考虑巨细胞(颞)动脉炎的可能性。

七、其他感染性或免疫性血管炎

血管炎可能由感染性疾病(如细菌性、结核性、螺旋体性、真菌性、病毒性)和免疫性疾病(如系统性红斑狼疮、结节性多动脉炎)引起。血管炎更常累及前循环,但也可累及后循环[108]。

1. 常染色体显性遗传性脑动脉病伴皮质下梗死和白质脑病

常染色体显性遗传性脑动脉病伴皮质下梗死和白质脑病(cerebral autosomal dominant arteriopathy with subcortical infarcts and leukoencephalopathy,CADASIL)是一种单基因卒中综合征,主要的病理表现为颗粒状的高渗透压物质沉积,临床表现以反复发作的小血管梗死为特征,可导致痴呆和抑郁[109]。小血管病变可发生在大脑前循环和后循环。最近,有报道指出 CADASIL 患者的病变也可累及颅内大血管[110,111]。一项研究描述了两名 CADASIL 患者小脑前下动脉闭塞,并造成小脑前下动脉区域梗死[111]。

2. 永存血管吻合

永存三叉动脉是最常见的胚胎性颈动脉-基底动脉吻合,发生率为 0.1%～1.0%,吻合位置通常在颈内动脉的海绵窦段和基底动脉的上三分之一之间。往往伴发较高比例(85%)的椎动脉发育不全或缺如。尽管大多数病例无症状,但严重的椎动脉发育不全在侧支循环不足时可导致椎基底动脉缺血症状。此外,源自颈内动脉斑块[113]或心脏[114]的栓子通过永存三叉动脉造成脑干短暂性脑缺血发作(TIA)或梗死(图 14.11)。

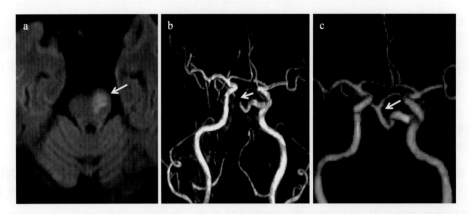

图 14.11 一名 70 岁男性房颤患者出现构音障碍和右侧偏瘫。头颅 CT 未见出血。静脉注射 rtPA 后,弥散加权 MRI 和 MRA 显示左侧脑桥梗死(图 a 箭头)和永存三叉动脉(PTA) 栓塞闭塞(图 b 箭头)。基底动脉和远端椎动脉显示不佳。患者神经功能缺损迅速改善,7 小时后 CT 血管成像显示通过 PTA 的基底动脉上段再通(图 c 箭头)。(改编自 Kwon JY,Lee EJ,Kim JS. Brainstem infarction secondary to persistent trigeminal artery occlusion:successful treatment with intravenous rt-PA [J]. Eur Neurol, 2010, 64(5):311.)

参考文献

[1] GIROUD M,FAYOLLE H,ANDRE N, et al. Incidence of internal carotid artery dissection in the community of Dijon [J]. J Neurol Neurosurg Psychiatry, 1994,57(11):1443.

[2] BOGOUSSLAVSKY J, VAN MELLE G, REGLI F. The Lausanne Stroke Registry:analysis of 1,000 consecutive patients with first stroke [J]. Stroke, 1988,19(9):1083-1092.

[3] SCHIEVINK WI, MOKRI B, O'FALLON WM. Recurrent spontaneous cervical-artery dissection [J]. N Engl J Med, 1994,330(6):393-397.

[4] BOGOUSSLAVSKY J, PIERRE P. Ischemic stroke in patients under age 45 [J]. Neurol Clin, 1992,10 (1):113-124.

[5] LEE TH, HSU WC, CHEN CJ, et al. Etiologic study of young ischemic stroke in Taiwan [J]. Stroke, 2002,33(8):1950-1955.

[6] SCHIEVINK WI, MOKRI B, WHISNANT JP. Internal carotid artery dissection in a community. Rochester, Minnesota, 1987-1992 [J]. Stroke, 1993,24(11):1678-1680.

[7] LEE VH, BROWN RD JR, MANDREKAR JN, et al. Incidence and outcome of cervical artery dissection:a population-based study [J]. Neurology, 2006,67(10):1809-1812.

[8] ARNOLD M, KAPPELER L, GEORGIADIS D, et al. Gender differences in spontaneous cervical artery dissection [J]. Neurology, 2006,67(6):1050-1052.

[9] METSO TM, METSO AJ, HELENIUS J, et al. Prognosis and safety of anticoagulation in intracranial artery dissections in adults [J]. Stroke, 2007,38(6):1837-1842.

[10] RUBINSTEIN SM, PEERDEMAN SM, VAN TULDER MW, et al. A systematic review of the risk factors for cervical artery dissection [J]. Stroke, 2005,36(7):1575-1580.

[11] HAUSSER I, MULLER U, ENGELTER S, et al. Different types of connective tissue alterations

associated with cervical artery dissections [J]. Acta Neuropathol, 2004, 107(6): 509 - 514.

[12] KIM BJ, YANG E, KIM NY, et al. Vascular tortuosity may be associated with cervical artery dissection [J]. Stroke, 2016, 47(10): 2548 - 2552.

[13] KOBAYASHI J, OHARA T, SHIOZAWA M, et al. Isolated posterior inferior cerebellar artery dissection as a cause of ischemic stroke: clinical features and prognosis [J]. Cerebrovasc Dis, 2015, 40(5 - 6): 215 - 221.

[14] CHOI YJ, JUNG SC, LEE DH. Vessel wall imaging of the intracranial and cervical carotid arteries [J]. J Stroke, 2015, 17(3): 238 - 255.

[15] PARK KJ, JUNG SC, KIM HS, et al. Multi-contrast high-resolution magnetic resonance findings of spontaneous and unruptured intracranial vertebral artery dissection: qualitative and quantitative analysis according to stages [J]. Cerebrovasc Dis, 2016, 42(1 - 2): 23 - 31.

[16] KWON JY, KIM NY, SUH DC, et al. Intracranial and extracranial arterial dissection presenting with ischemic stroke: lesion location and stroke mechanism [J]. J Neurol Sci, 2015, 358(1 - 2): 371 - 376.

[17] WILKINSON IM. The vertebral artery. Extracranial and intracranial structure. Arch Neurol, 1972, 27(5): 392 - 396.

[18] YONAS H, AGAMANOLIS D, TAKAOKA Y, et al. Dissecting intracranial aneurysms [J]. Surg Neurol, 1977, 8(6): 407 - 415.

[19] DAY AL, GAPOSCHKIN CG, YU CJ, et al. Spontaneous fusiform middle cerebral artery aneurysms: characteristics and a proposed mechanism of formation [J]. J Neurosurg, 2003, 99(2): 228 - 240.

[20] ENDO S, NISHIJIMA M, NOMURA H, et al. A pathological study of intracranial posterior circulation dissecting aneurysms with subarachnoid hemorrhage: report of three autopsied cases and review of the literature [J]. Neurosurgery, 1993, 33(4): 732 - 738.

[21] KIM JS. Pure lateral medullary infarction: clinical-radiological correlation of 130 acute, consecutive patients [J]. Brain, 2003, 126(Pt 8): 1864 - 1872.

[22] LIN CH, JENG JS, YIP PK. Middle cerebral artery dissections: differences between isolated and extended dissections of internal carotid artery [J]. J Neurol Sci, 2005, 235(1 - 2): 37 - 44.

[23] PIEPGRAS DG, MCGRAIL KM, TAZELAAR HD. Intracranial dissection of the distal middle cerebral-artery as an uncommon cause of distal cerebral-artery aneurysm [J]. J Neurosurg, 1994, 80(5): 909 - 913.

[24] KIM JS, LEE HB, KWON HS. RNF213 polymorphism in intracranial artery dissection [J]. J Stroke, 2018, 20(3): 404 - 406.

[25] OHKUMA H, SUZUKI S, KIKKAWA T, et al. Neuroradiologic and clinical features of arterial dissection of the anterior cerebral artery [J]. AJNR Am J Neuroradiol, 2003, 24(4): 691 - 699.

[26] CHIRAS J, MARCIANO S, VEGA MOLINA J, et al. Spontaneous dissecting aneurysm of the extracranial vertebral artery (20 cases) [J]. Neuroradiology, 1985, 27(4): 327 - 333.

[27] MOKRI B, HOUSER OW, SANDOK BA, et al. Spontaneous dissections of the vertebral arteries [J]. Neurology, 1988, 38(6): 880 - 885.

[28] HUANG YC, CHEN YF, WANG YH, et al. Cervicocranial arterial dissection: experience of 73 patients in a single center [J]. Surg Neurol, 2009, 72(Suppl 2): S20 - S27.

[29] FRUMKIN LR, BALOH RW. Wallenberg's syndrome following neck manipulation [J]. Neurology, 1990, 40(4): 611 - 615.

[30] EASTON JD, SHERMAN DG. Cervical manipulation and stroke [J]. Stroke, 1977, 8(5): 594 - 597.

[31] GOLDSTEIN SJ. Dissecting hematoma of the cervical vertebral artery. Case report [J]. J Neurosurg, 1982, 56(3): 451 - 454.

［32］ BIOUSSE V, CHABRIAT H, AMARENCO P, et al. Roller-coaster-induced vertebral artery dissection ［J］. Lancet, 1995,;346(8977); 767.

［33］ NORRIS JW, BELETSKY V, NADAREISHVILI ZG. Sudden neck movement and cervical artery dissection. The Canadian Stroke Consortium ［J］. CMAJ, 2000,163(1); 38 - 40.

［34］ CAPLAN LR, BAQUIS GD, PESSIN MS, et al. Dissection of the intracranial vertebral artery ［J］. Neurology, 1988,38(6); 868 - 877.

［35］ HOSOYA T, ADACHI M, YAMAGUCHI K, et al. Clinical and neuroradiological features of intracranial vertebrobasilar artery dissection ［J］. Stroke, 1999,30(5); 1083 - 1090.

［36］ ALEXANDER CB, BURGER PC, GOREE JA. Dissecting aneurysms of the basilar artery in 2 patients ［J］. Stroke, 1979,10(3); 294 - 299.

［37］ Masson C, Krespy Y, Masson M, et al. Magnetic resonance imaging in basilar artery dissection ［J］. Stroke, 1993,24(8); 1264 - 1266.

［38］ RUECKER M, FURTNER M, KNOFLACH M, et al. Basilar artery dissection: series of 12 consecutive cases and review of the literature ［J］. Cerebrovasc Dis, 2010,30(3); 267 - 276.

［39］ CAPLAN LR, ESTOL CJ, MASSARO AR. Dissection of the posterior cerebral arteries ［J］. Arch Neurol, 2005,62(7); 1138 - 1143.

［40］ INOUE T, NISHIMURA S, HAYASHI N, et al. Postpartum dissecting aneurysm of the posterior cerebral artery ［J］. J Clin Neurosci, 2007,14(6); 576 - 581.

［41］ WETJEN NM, LINK MJ, REIMER R, et al. Clinical presentation and surgical management of dissecting posterior inferior cerebellar artery aneurysms: 2 case reports ［J］. Surg Neurol, 2005,64(5); 462 - 467.

［42］ SEDAT J, CHAU Y, MAHAGNE MH, et al. Dissection of the posteroinferior cerebellar artery: clinical characteristics and long-term follow-up in five cases ［J］. Cerebrovasc Dis, 2007,24(2 - 3); 183 - 190.

［43］ KANOU Y, ARITA K, KURISU K, et al. Dissecting aneurysm of the peripheral posterior inferior cerebellar artery ［J］. Acta Neurochir, 2000,142(10); 1151 - 1156.

［44］ GOTOH H, TAKAHASHI T, SHIMIZU H, et al. Dissection of the superior cerebellar artery: a report of two cases and review of the literature ［J］. J Clin Neurosci, 2004,11(2); 196 - 199.

［45］ CHANG FC, YONG CS, HUANG HC, et al. Posterior circulation ischemic stroke caused by arterial dissection: characteristics and predictors of poor outcomes ［J］. Cerebrovasc Dis, 2015, 40 (3 - 4); 144 - 150.

［46］ KIM BM, KIM SH, KIM DI, et al. Outcomes and prognostic factors of intracranial unruptured vertebrobasilar artery dissection ［J］. Neurology, 2011,76(20); 1735 - 1741.

［47］ LITTLE JR, ST LOUIS P, WEINSTEIN M, et al. Giant fusiform aneurysm of the cerebral arteries ［J］. Stroke, 1981,12(2); 183 - 188.

［48］ NISHIZAKI T, TAMAKI N, TAKEDA N, et al. Dolichoectatic basilar artery: a review of 23 cases ［J］. Stroke, 1986,17(6); 1277 - 1281.

［49］ HIRSCH CS, ROESSMANN U. Arterial dysplasia with ruptured basilar artery aneurysm: report of a case ［J］. Hum Pathol, 1975,6(6); 749 - 758.

［50］ MAKOS MM, MCCOMB RD, HART MN, et al. Alpha-glucosidase deficiency and basilar artery aneurysm: report of a sibship ［J］. Ann Neurol, 1987,22(5); 629 - 633.

［51］ KWON HM, KIM JH, LIM JS, et al. Basilar artery dolichoectasia is associated with paramedian pontine infarction ［J］. Cerebrovasc Dis, 2009,27(2); 114 - 118.

［52］ PESSIN MS, CHIMOWITZ MI, LEVINE SR, et al. Stroke in patients with fusiform vertebrobasilar aneurysms ［J］. Neurology, 1989,39(1); 16 - 21.

［53］ PASSERO S, FILOSOMI G. Posterior circulation infarcts in patients with vertebrobasilar dolichoectasia

［J］. Stroke, 1998,29(3): 653 - 659.

［54］ NAKAMURA Y, HIRAYAMA T, IKEDA K. Clinicoradiologic features of vertebrobasilar dolichoectasia in stroke patients ［J］. J Stroke Cerebrovasc Dis, 2012,21(1): 5 - 10.

［55］ MOSELEY IF, HOLLAND IM. Ectasia of the basilar artery: the breadth of the clinical spectrum and the diagnostic value of computed tomography ［J］. Neuroradiology, 1979,18(2): 83 - 91.

［56］ KERBER CW, MARGOLIS MT, NEWTON TH. Tortuous vertebrobasilar system: a cause of cranial nerve signs ［J］. Neuroradiology, 1972,4(2): 74 - 77.

［57］ PAULSON G, NASHOLD BS JR, MARGOLIS G. Aneurysms of the vertebral artery: report of 5 cases ［J］. Neurology, 1959,9: 590 - 598.

［58］ EKBOM K, GREITZ T, KUGELBERG E. Hydrocephalus due to ectasia of the basilar artery ［J］. J Neurol Sci, 1969,8(3): 465 - 477.

［59］ RAO KG, WOODLIEF RM. CT simulation of cerebellopontine tumor by tortuous vertebrobasilar artery ［J］. AJR Am J Roentgenol, 1979,132(4): 672 - 673.

［60］ MARUYAMA K, TANAKA M, IKEDA S, et al. A case report of quadriparesis due to compression of the medulla oblongata by the elongated left vertebral artery ［J］. Rinsho Shinkeigaku, 1989,29(1): 108 - 111.

［61］ CHIN JH. Recurrent stroke caused by spondylotic compression of the vertebral artery ［J］. Ann Neurol, 1993,33(5): 558 - 559.

［62］ ROSENGART A, HEDGES TR 3RD, TEAL PA, et al. Intermittent downbeat nystagmus due to vertebral artery compression ［J］. Neurology, 1993,43(1): 216 - 218.

［63］ DADSETAN MR, SKERHUT HE. Rotational vertebrobasilar insufficiency secondary to vertebral artery occlusion from fibrous band of the longus coli muscle ［J］. Neuroradiology, 1990,32(6): 514 - 515.

［64］ GEORGE B, LAURIAN C. Impairment of vertebral artery flow caused by extrinsic lesions ［J］. Neurosurgery, 1989,24(2): 206 - 214.

［65］ MAPSTONE T, SPETZLER RF. Vertebrobasilar insufficiency secondary to vertebral artery occlusion froma fibrous band. Case report ［J］. J Neurosurg, 1982,56(4): 581 - 583.

［66］ KUETHER TA, NESBIT GM, CLARK WM, et al. Rotational vertebral artery occlusion: a mechanism of vertebrobasilar insufficiency ［J］. Neurosurgery, 1997,41(2): 427 - 433.

［67］ CHOI KD, CHOI JH, KIM JS, et al. Rotational vertebral artery occlusion: mechanisms and long-term outcome ［J］. Stroke, 2013,44(7): 1817 - 1824.

［68］ STRUPP M, PLANCK JH, ARBUSOW V, et al. Rotational vertebral artery occlusion syndrome with vertigo due to "labyrinthine excitation" ［J］. Neurology, 2000,54(6): 1376 - 1379.

［69］ BARROWS LJ, KUBIK CS, RICHARDSON EP Jr. Aneurysms of the basilar and vertebral arteries: a clinico-pathologic study ［J］. Trans Am Neurol Assoc, 1956,(81st Meeting): 181 - 183.

［70］ INAO S, KUCHIWAKI H, HIRAI N, et al. Posterior communicating artery section during surgery for basilar tip aneurysm ［J］. Acta Neurochir, 1996,138(7): 853 - 861.

［71］ SCHELLHAS KP, LATCHAW RE, WENDLING LR, et al. Vertebrobasilar injuries following cervical manipulation ［J］. JAMA, 1980,244(13): 1450 - 1453.

［72］ SATO M, TANAKA S, KOHAMA A, et al. Occipital lobe infarction caused by tentorial herniation ［J］. Neurosurgery, 1986,18(3): 300 - 305.

［73］ ROPPER AH. Syndrome of transtentorial herniation: is vertical displacement necessary ［J］. J Neurol Neurosurg Psychiatry, 1993,56(8): 932 - 935.

［74］ SLOVUT DP, OLIN JW. Fibromuscular dysplasia ［J］. N Engl J Med, 2004,350(18): 1862 - 1871.

［75］ PEREZ-HIGUERAS A, ALVAREZ-RUIZ F, MARTINEZ-BERMEJO A, et al. Cerebellar infarction from fibromuscular dysplasia and dissecting aneurysm of the vertebral artery. Report of a child [J]. Stroke, 1988,19(4): 521 - 524.

[76] OSBORN AG, ANDERSON RE. Angiographic spectrum of cervical and intracranial fibromuscular dysplasia [J]. Stroke, 1977,8(5): 617 - 626.

[77] TASHIRO K, SHIGETO H, TANAKA M, et al. Fibromuscular dysplasia of the basilar artery presenting as cerebral infarction in a young female [J]. Rinsho Shinkeigaku, 2006,46(1): 35 - 39.

[78] DEMIRKAYA S, TOPCUOGLU MA, VURAL O. Fibromuscular dysplasia of the basilar artery: a case presenting with vertebrobasilar TIAs [J]. Eur J Neurol, 2001,8(1): 89 - 90.

[79] HEGEDUS K, NEMETH G. Fibromuscular dysplasia of the basilar artery. Case report with autopsy verification [J]. Arch Neurol, 1984,41(4): 440 - 442.

[80] FRENS DB, PETAJAN JH, ANDERSON R, et al. Fibromuscular dysplasia of the posterior cerebral artery: report of a case and review of the literature [J]. Stroke, 1974,5(2): 161 - 166.

[81] RINGEL SP, HARRISON SH, NORENBERG MD, et al. Fibromuscular dysplasia: multiple "spontaneous" dissecting aneurysms of the major cervical arteries [J]. Ann Neurol, 1977, 1 (3): 301 - 304.

[82] CLOFT HJ, KALLMES DF, KALLMES MH, et al. Prevalence of cerebral aneurysms in patients with fibromuscular dysplasia: a reassessment [J]. J Neurosurg, 1998,88(3): 436 - 440.

[83] ZIMMERMAN R, LEEDS NE, NAIDICH TP. Carotid-cavernous fistula associated with intracranial fibromuscular dysplasia [J]. Radiology, 1977,122(3): 725 - 726.

[84] PILZ P, HARTJES HJ. Fibromuscular dysplasia and multiple dissecting aneurysms of intracranial arteries. A further cause of Moyamoya syndrome [J]. Stroke, 1976,7(4): 393 - 398.

[85] HORN P, BUELTMANN E, BUCH CV, et al. Arterio-embolic ischemic stroke in children with moyamoya disease [J]. Childs Nerv Syst, 2005,21(2): 104 - 107.

[86] KIM JM, LEE SH, ROH JK. Changing ischaemic lesion patterns in adult moyamoya disease [J]. J Neurol Neurosurg Psychiatry, 2009,80(1): 36 - 40.

[87] HISHIKAWA T, TOKUNAGA K, SUGIU K, et al. Assessment of the difference in posterior circulation involvement between pediatric and adult patients with moyamoya disease [J]. J Neurosurg, 2013,119(4): 961 - 965.

[88] PESSIN MS, LATHI ES, COHEN MB, et al. Clinical features and mechanism of occipital infarction [J]. Ann Neurol, 1987,21(3): 290 - 299.

[89] KUMRAL E, BAYULKEM G, ATAC C, et al. Spectrum of superficial posterior cerebral artery territory infarcts [J]. Eur J Neurol, 2004,11(4): 237 - 246.

[90] CALS N, DEVUYST G, AFSAR N, et al. Pure superficial posterior cerebral artery territory infarction in the Lausanne Stroke Registry [J]. J Neurol, 2002,249(7): 855 - 861.

[91] BRODERICK JP, SWANSON JW. Migraine-related strokes. Clinical profile and prognosis in 20 patients [J]. Arch Neurol, 1987,44(8): 868 - 871.

[92] RIES S, STEINKE W, NEFF W, et al. Ischemia-induced migraine from paradoxical cardioembolic stroke [J]. Eur Neurol, 1996,36(2): 76 - 78.

[93] DUCROS A, BOUKOBZA M, PORCHER R, et al. The clinical and radiological spectrum of reversible cerebral vasoconstriction syndrome. A prospective series of 67 patients [J]. Brain, 2007,130(Pt 12): 3091 - 3101.

[94] CIAFALONI E, RICCI E, SHANSKE S, et al. MELAS: clinical features, biochemistry, and molecular genetics [J]. Ann Neurol, 1992,31(4): 391 - 398.

[95] GOTO Y, HORAI S, MATSUOKA T, et al. Mitochondrial myopathy, encephalopathy, lactic acidosis,

and stroke-like episodes（MELAS）：a correlative study of the clinical features and mitochondrial DNA mutation [J]. Neurology, 1992, 42(3 Pt 1)：545－550.

[96] MAJAMAA K, TURKKA J, KARPPA M, et al. The common MELAS mutation A3243G in mitochondrial DNA among young patients with an occipital brain infarct [J]. Neurology, 1997, 49(5)：1331－1334.

[97] SAKUTA R, NONAKA I. Vascular involvement in mitochondrial myopathy [J]. Ann Neurol, 1989, 25(6)：594－601.

[98] GROPEN TI, PROHOVNIK I, TATEMICHI TK, et al. Cerebral hyperemia in MELAS [J]. Stroke, 1994, 25(9)：1873－1876.

[99] CASTILLO M, KWOCK L, GREEN C. MELAS syndrome：imaging and proton MR spectroscopic findings [J]. AJNR Am J Neuroradiol, 1995, 16(2)：233－239.

[100] BARKOVICH AJ, GOOD WV, KOCH TK, et al. Mitochondrial disorders：analysis of their clinical and imaging characteristics [J]. AJNR Am J Neuroradiol, 1993, 14(5)：1119－1137.

[101] LUPI-HERRERA E, SANCHEZ-TORRES G, MARCUSHAMER J, et al. Takayasu's arteritis. Clinical study of 107 cases [J]. Am Heart J, 1977, 93(1)：94－103.

[102] KIM HJ, SUH DC, KIM JK, et al. Correlation of neurological manifestations of Takayasu's arteritis with cerebral angiographic findings [J]. Clin Imaging, 2005, 29(2)：79－85.

[103] CASELLI RJ, HUNDER GG, WHISNANT JP. Neurologic disease in biopsy-proven giant cell (temporal) arteritis [J]. Neurology, 1988, 38(3)：352－359.

[104] GONZALEZ-GAY MA, VAZQUEZ-RODRIGUEZ TR, GOMEZ-ACEBO I, et al. Strokes at time of disease diagnosis in a series of 287 patients with biopsy-proven giant cell arteritis [J]. Medicine (Baltimore), 2009, 88(4)：227－235.

[105] RUEGG S, ENGELTER S, JEANNERET C, et al. Bilateral vertebral artery occlusion resulting from giant cell arteritis：report of 3 cases and review of the literature [J]. Medicine (Baltimore), 2003, 82(1)：1－12.

[106] GARCIA-PORRUA C, PEGO-REIGOSA R, MARTINEZ-VAZQUEZ F, et al. Bilateral vertebral artery occlusion in giant cell arteritis [J]. Clin Exp Rheumatol, 2006, 24(2 Suppl 41)：S101.

[107] ZAMARBIDE ID, MAXIT MJ. Fisher's one and half syndrome with facial palsy as clinical presentation of giant cell temporal arteritis [J]. Medicina (B Aires), 2000, 60(2)：245－248.

[108] AMARENCO P, KASE CS, ROSENGART A, et al. Very small（border zone）cerebellar infarcts. Distribution, causes, mechanisms and clinical features [J]. Brain, 1993, 116(Pt 1)：161－186.

[109] LINDGREN A. Stroke genetics：a review and update [J]. J Stroke, 2014, 16(3)：114－123.

[110] CHOI EJ, CHOI CG, KIM JS. Large cerebral artery involvement in CADASIL [J]. Neurology, 2005, 65(8)：1322－1324.

[111] KANG HG, KIM JS. Intracranial arterial disease in CADASIL patients [J]. J Neurol Sci, 2015, 359(1－2)：347－350.

[112] SUTTNER N, MURA J, TEDESCHI H, et al. Persistent trigeminal artery：a unique anatomic specimen—analysis and therapeutic implications [J]. Neurosurgery, 2000, 47(2)：428－434.

[113] MOMMA F, OHARA S, OHYAMA T. Persistent trigeminal artery associated with brainstem infarct—case report [J]. Neurol Med Chir (Tokyo), 1992, 32(5)：289－291.

[114] KWON JY, LEE EJ, KIM JS. Brainstem infarction secondary to persistent trigeminal artery occlusion：successful treatment with intravenous rt-PA [J]. Eur Neurol, 2010, 64(5)：311.

第十五章

结 局 与 预 后

椎基底动脉系统疾病引起的缺血性卒中(梗死)导致脑干、小脑和(或)大脑半球后部的缺血性损伤[1]。总体而言,椎基底动脉系统引起的脑血管事件约占所有缺血性卒中的30％[2]。与前循环相比,由于椎基底动脉系统的复杂性,后循环短暂性脑缺血发作或卒中的识别更困难。目前的后循环管理指南与前循环卒中相似,但是二者在临床表现、发病机制和预后方面存在一定的差异[3-7]。后循环的预后因狭窄、闭塞而异,例如椎基底动脉狭窄使卒中风险增加3倍[8-10]。此外,Chung等人的研究显示,卒中的病因也会影响临床结局,相对而言,大动脉粥样硬化和心源性栓塞引起的后循环卒中在出院时和发病后3月后临床结局更差[11]。

◆ 第一节　椎基底动脉缺血性卒中的发病机制 ◆

后循环缺血最常见的原因是心源性栓塞、大动脉粥样硬化和小动脉疾病。动脉粥样硬化常发生于椎动脉起始部或其附近[3]。卡普兰等人2004年提出前循环和后循环缺血性卒中的发病机制不同,这一结论是基于新英格兰医学中心的后循环注册研究,研究纳入了1988年至1996年间的407名患者。与大动脉疾病(32％)相比,后循环缺血事件的患者发生心源性栓塞的频率较低(24％)。在前循环缺血事件的患者中,与大动脉疾病(9％)相比,心源性栓塞的频率更高(38％)[2]。

无症状性和症状性椎基底动脉疾病的后循环缺血性卒中发病率不同。在新英格兰医学中心后循环登记研究的407例患者中,9％为椎动脉完全闭塞,2.7％为双侧椎动脉闭塞[2]。在椎基底动脉短暂性脑缺血发作或卒中患者中,约25％的患者椎动脉粥样硬化性狭窄≥50％。狭窄最常见于椎动脉近端[10]。在症状性椎基底动脉狭窄的患者中,尽管患者接受了药物治疗,但在2年内仍有10％～15％的患者发生卒中[12]。在一项研究中,7.6％的无症状性椎动脉狭窄>50％的患者平均随访4.6年,在这期间后循环卒中发病率<0.1％。椎动脉狭窄患者的卒中风险高于无椎动脉狭窄患者[5]。中国台湾地区的一项研究分析了286例后循环卒中患者病因,发现最常见的因素为基底动脉分支闭塞性疾病(28％)和大动脉夹层(25.9％),其次是大动脉粥样硬化性狭窄或闭塞(26％)、心源性栓塞(18.5％)和小血管疾病(7％)[11]。

◆ 第二节 早期结果：前 90 天 ◆

一、复发性卒中

2003 年发表的一项荟萃分析显示，椎基底动脉狭窄患者在急性期（前 7 天）再发后循环缺血性卒中的风险升高（OR 为 1.47，95％置信区间：1.1～2.0，$P=0.014$）[9]。而在第一周后，再发卒中的发生率较低（OR 为 0.74，95％置信区间：0.7～0.8）。牛津血管研究（Oxford Vascular Study）和一项基于医院注册的研究（圣乔治研究，St. George's Study）进一步证实了这一点[8]。两项研究均表明椎基底动脉狭窄是卒中复发的主要预测因素，尤其是在第一个月。牛津血管研究和圣乔治研究的合并分析数据表明，椎基底动脉狭窄患者在首次卒中的 90 天内复发卒中风险为 24.6％，在没有狭窄的患者中这一复发风险为 0.2％。另一项研究同样显示狭窄患者在 90 天内短暂性缺血性事件和卒中复发的风险是无狭窄患者的 3 倍[12]。

Schonewille 等人对"基底动脉国际合作研究"纳入的 619 名出现急性症状同时放射学检查结果符合基底动脉闭塞的患者进行前瞻性观察研究[13]。根据治疗方式将患者分为 3 组：①单纯抗栓治疗，包括抗血小板或全身抗凝治疗；②静脉溶栓治疗，包括静脉后接受动脉内溶栓；③动脉内治疗，包括溶栓、机械取栓、支架植入等。1 月后评估治疗结果，不良结局定义为改良 Rankin 量表评分为 4 分或 5 分，或死亡。结果显示 68％（492/592）的患者在 30 天时的预后较差。同时显示，与抗使用血小板或抗凝治疗相比，有严重神经缺陷的患者接受静脉内（调整后的相对危险度为 0.88，95％置信区间：0.76～1.01）或动脉内（调整后的相对危险度为 0.94，95％置信区间：0.86～1.02）治疗，引起不良结局的风险较低。

Lindsberg 等人在芬兰进行了一项系统研究，分析评估接受动脉内溶栓或静脉溶栓治疗的基底动脉闭塞患者的临床结果。改良 Rankin 量表评分 0～2 分、Barthel 指数 95～100 分或格拉斯哥预后评分 5 分被定义为预后良好[14]。研究分析了治疗后 3 个月的结果。在 420 名患者中，76/420 接受了静脉治疗，344/420 接受了动脉内治疗。两组患者在病死率上无统计学差异（$P=0.82$）。尽管动脉内治疗组的血管再通率（65％，225/344）高于静脉治疗组（53％，40/76，$P=0.05$），但两组的生存率（50％ vs. 45％，$P=0.48$）无统计学差异，两组临床预后良好率也无统计学差异（24％ vs. 22％，$P=0.82$）。如果患者未接受血管再通治疗，患者的临床预后良好率约为 2％。

Schonewille 等人对不同方法治疗急性基底动脉闭塞的疗效进行了荟萃分析，研究纳入 102 篇论文，结果显示加权合并的病死率在静脉溶栓组患者中为 43.16％（95％置信区间：38.35％～48.03％），动脉溶栓组为 45.56％（95％置信区间：39.88％～51.28％），机械取栓组为 31.40％（95％置信区间：28.31％～34.56％）。对于加权合并的 3 个月改良 Rankin 量表评分 0～2 分，在静脉溶栓组中的比例为 31.40％（95％置信区间：28.31％～34.56％），动脉溶栓组为 28.29％（95％置信区间：23.16％～33.69％），机械取栓组为 35.22％（95％置信区间：32.39％～38.09％）[13]。

瑞士的一项研究观察了 1992—2010 年间接受动脉内溶栓治疗的 106 名患者。在 3 个月时,33% 的患者临床结局良好(改良 Rankin 量表评分为 0~2 分),11.3% 的患者有中度神经功能障碍(改良 Rankin 量表评分为 3 分)。病死率为 40.6%[14]。

二、死亡或伤残

韩国的一项研究纳入了 7718 名前循环和后循环小卒中患者,旨在评估他们在 3 个月随访中的病死率和残疾率,其结果显示,32.3% 的后循环小卒中患者出现残疾(改良 Rankin 量表评分为 2-6 分),30.3% 的前循环小卒中患者出现残疾($P=0.07$);1.3% 的后循环卒中患者死亡,1.5% 的前循环卒中患者死亡($P=0.82$)[15]。

从 2005 年到 2008 年,一家卡塔尔医院收治的 116 例后循环卒中患者的前瞻性数据显示,患者从症状发作到入院的平均时间为 29 小时,71% 的患者经治疗后出院,10% 的患者死亡,53% 的患者出院时改良 Rankin 量表评分 ≤2 分,13% 的患者出院时改良 Rankin 量表评分 ≥4 分。30 天随访时,68% 的患者改良 Rankin 量表评分 ≤2 分,接近 90% 的患者存活,其中 73% 的患者改良 Rankin 量表评分 ≤2 分[16]。

三、临床结局预测因素

Chung 等人分析了后循环卒中的病因及其与预后的关系,研究结果显示,年龄 >70 岁,NIHSS 评分 >9 分,大动脉粥样硬化和心源性栓塞卒中是临床不良结局(改良 Rankin 量表评分 >5 分)的预测因素[11,17]。

影响后循环卒中预后的因素在 Glass 等人的一项研究中得到进一步证实,该研究发现后循环卒中的预后与血管堵塞部位、脑梗死部位和卒中病因有关[18]。基底动脉闭塞是临床预后最差的后循环卒中类型(>50% 的患者在 30 天死亡或发生严重残疾)[18]。

基底动脉闭塞结局最差(超过 50% 的患者在 30 天时预后不佳,定义为死亡或严重残疾)[18]。基底动脉闭塞的病死率和致残率在后循环卒中中最高,其次是颅内椎动脉、颅外椎动脉和大脑后动脉。Schonewille 等人的研究表明,发生后循环卒中 28 天后,80% 的基底动脉闭塞患者预后不良,40% 患者死亡,65% 的存活者有严重残疾。该研究还确定了接受常规治疗方法(单用抗血小板聚集或抗凝,或者联合抗凝与抗血小板)的患者预后的 3 个潜在预测因素:年龄(年轻或年老)、卒中严重程度、临床症状(波动性发作或发病后即达到最重程度)。结果显示:年龄越小(<60 岁)、卒中严重程度越轻、症状波动性发作与预后良好相关[19]。一项研究分析了主要表现为轻微卒中且经颅多普勒、磁共振血管成像或传统血管造影证实闭塞性基底动脉疾病的 87 名患者,总体病死率约为 2.3%。该研究中的低病死率可能是入组椎基底动脉病变的患者中,以轻型卒中为表现的比例较高[20]。

一项来自中国的包含 125 名后循环卒中患者的研究,结合了 NIHSS 评分和后循环急性卒中预后早期 CT 评分(pc-ASPECTS)、弥散加权成像方法。该研究发现:卒中发作 36 小时内的 NIHSS 评分较高(6.3±7.4)和 pc-ASPECTS 评分较低(≤7 分)是临床不良结局(90 天改良 Rankin 量表评分 3~6 分)。年龄 >70 岁和糖尿病是临床不良预后的重要预测因素[21]。

Tsao 等人回顾分析了 1993 年至 2001 年间在加利福尼亚大学接受静脉或动脉内组织型纤溶酶原激活物治疗后循环缺血性卒中的 21 名患者,结果显示格拉斯哥昏迷量表评分≥9 分是患者临床预后良好(3 月改良 Rankin 量表评分≤2 分)的预测指标[22]。

另一项研究分析了神经功能缺损的严重程度与后循环卒中之间的相关性。研究纳入了将近 1200 例前循环卒中患者和 400 例后循环卒中患者,NIHSS 评分中位数分别为 7 分和 2 分。其中 70% 的后循环卒中患者 NIHSS 卒中量表评分≤4 分,约 15% 的患者临床预后不良[23]。Sato 等人的研究表明,NIHSS 评分在预测后循环卒中的预后方面存在局限性[24]。与前循环卒中患者相比,后循环卒中患者良好预后的 NIHSS 评分界值相对较低。NIHSS 评分对前循环卒中的临床预测价值更高,常常低估后循环卒中的严重程度[23-25]。

对后循环卒中的常见症状如眩晕、头晕或意识模糊,采用 NIHSS 评分可增加其敏感度[26]。

另一项在瑞士对 88 名患者进行的研究报告称,在基底动脉狭窄或闭塞的卒中或短暂性脑缺血发作患者中,某些入院临床特征与预后之间存在显著的统计学关联。构音障碍、瞳孔异常、后组脑神经受累和意识障碍与预后不良结局相关(定义为严重残疾或死亡,$P < 0.001$)。多因素分析显示,100% 伴有意识障碍或其他 3 种临床特征的病例预后不良[27]。在没有这些临床症状的患者中,仅有 11% 的患者出现不良临床结局(严重残疾或死亡)。

Sommer 等人在奥地利卒中登记研究中对 4604 例后循环卒中患者和 4604 例前循环卒中患者的基本信息和卒中严重程度进行倾向评分匹配[28]。前、后循环卒中患者中各有 477 例 (10.3%)接受了 rtPA 治疗,根据 3 个月的改良 Rankin 量表评估,后循环卒中患者功能预后不良的概率比前循环卒中患者高 19%($P < 0.0001$)。接受 rtPA 治疗的患者,无论梗死部位如何,其临床预后无显著差异。然而,在后循环卒中患者中,神经功能障碍更多发生在未接受组织型纤溶酶原激活物治疗的患者中,出现时间通常在卒中发作 4.5 小时后,这些患者出现功能预后不良的概率比前循环卒中患者高 34%。这些结果独立于卒中严重程度、rtPA 治疗、人口统计学因素和血管危险因素。这一观察结果支持了其他几项研究的结果,这些研究表明,无论部位如何,组织型纤溶酶原激活物对卒中治疗都有效。[29-31]。在中国完成的 95 例患者的回顾性研究进一步支持了时间延迟对 rtPA 治疗后循环卒中结果的影响。结果表明,对于发病至治疗时间为 0~90 分钟的患者,良好转归率(定义为改良 Rankin 量表评分<2 分)为 100%,而对于发病至治疗时间为 181~237 分钟的患者,良好转归率为 73.7%[32]。

仅有少数研究观察了初始格拉斯哥昏迷量表评分与后循环卒中患者临床结局之间的直接关系[33-35]。Schwarz 等人对 45 例后循环卒中患者的研究发现,格拉斯哥昏迷量表评分较低的患者临床预后较差[35]。少数研究证实了四肢瘫痪和昏迷是不良预后的独立预测因素[20,36]。

◆ 第三节　晚期结果：一年以后 ◆

Qureshi 及其团队进行了一项队列研究,研究纳入 10515 名经 CT/MRA 或造影诊断为椎基底动脉狭窄和闭塞的患者,分析其复发性卒中和死亡的风险[37],这些患者来自中国台湾地区的卒中登记研究。研究发现,66% 的患者无狭窄或轻度狭窄,29.8% 为中度至重度狭窄,

3.8%的患者动脉闭塞。中度至重度椎基底动脉狭窄患者1年内卒中复发的风险显著较高（风险比为1.21,95%置信区间：1.01～1.45）。在椎基底动脉闭塞的患者中,卒中复发的风险没有显著增加（风险比为1.49,95%置信区间：0.99～2.22）,死亡风险显著增加（风险比为2.21,95%置信区间：1.72～2.83）。

另一项回顾性研究分析了102例症状性椎基底动脉狭窄的患者,患者平均随访时间为15±15.9个月（1～60个月）。在随访期间,14%的患者卒中复发,21%的患者死亡。

随访12个月,76%的患者（95%置信区间：66%～83%）无卒中复发；随访60个月,48%的患者（95%置信区间：27%～65%）无卒中复发。卒中复发的风险为每年11%,卒中复发和（或）死亡的风险为每年24%。老年患者的无卒中生存率下降。抗血小板药物治疗或香豆素类抗凝药治疗可提高无卒中生存率[38]。

希腊的一项研究报告了后循环卒中患者10年的结果,该研究在1998—2009年间随访了185名患者,患者分为单纯大脑后动脉梗死组（单纯皮质及合并皮质和深部大脑后动脉梗死）和大脑后动脉梗死合并其他部位梗死组（包括大脑后动脉卒中和大脑后动脉区外≥1次伴发梗死）。在6个月的随访中,56%仅有皮质梗死的患者没有残疾或有轻微残疾,而在大脑后动脉梗死合并其他部位梗死组中,这一比例为26%～36%。单纯大脑后动脉梗死组的10年病死率为55%,而大脑后动脉合并其他部位梗死组为73%（$P=0.001$）,提示大脑后动脉卒中伴有大脑后动脉区域外的梗死与残疾、远期高死亡率相关[39]。

在另一项对51例后循环卒中患者的研究中,基底动脉卒中组的30天和3年生存率分别为96%和73%,而单一穿支或分支动脉受累组的生存率分别为100%和71%[40]。

Ottomeyer等人对急性基底动脉闭塞并接受多模式再通治疗患者的长期功能结果和生活质量进行研究。2002年12月至2009年12月期间,有91名患者接受静脉溶栓联合动脉内治疗或单独动脉内治疗。血管再通率为89%,约41%的患者获得了长期生存（中位随访时间为4.2年）。在存活者中,74%的患者具有良好的长期功能预后（改良Rankin量表评分≤3分）[41]。

Lindsberg等人研究了1995年至2003年间50例基底动脉闭塞患者,这些患者接受了重组组织型纤溶酶原激活物静脉溶栓治疗。对43例患者进行再通研究,其中26名患者（52%）闭塞血管再通成功。在前3个月,40%[20]的患者死亡,11例患者预后良好（改良Rankin量表评分为0～2分）；12例（24%）可以独立进行日常生活（Barthel指数评分为95～100分）,6例（16%）患者严重残疾（Barthel指数评分为0～50分）。平均随访2.8年后,15名（30%）患者临床预后良好（改良Rankin量表评分为0～2分）,23名（46%）患者死亡[42]。

Jung等人研究动脉内溶栓治疗急性基底动脉闭塞的3个月和长期临床结局,在此期间,40.8%的患者症状改善（改良Rankin量表评分至少减少1分以上）,53.7%的存活者在神经功能上没有变化,7%出现神经功能恶化（$P<0.0001$）。低NIHSS评分为良好临床预后（改良Rankin量表评分为0～3分,$P<0.0001$）和3个月生存率（$P=0.001$）的预测因素。年龄较小为生存率的另一个预测因素（$P=0.012$）,同时年龄也是长期临床结局的独立预测因子（$P=0.018$）[43]。

关于椎基底动脉卒中和其他少见动脉病变患者的神经精神方面的研究很少[44-46]。

一项来自巴西的病例对照研究比较了基底动脉闭塞疾病患者（28名）和健康对照者（27

名)的认知状态。同时,研究人员也对改良 Rankin 量表评分与基底动脉闭塞疾病患者认知状况的相关性进行了分析。研究认为神经功能障碍与认知障碍中度相关。他们发现 75% 的患者(21/28)在卒中后 4.2 年无神经功能障碍(改良 Rankin 量表评分为 0~1 分),25%(7/28)的患者有轻度至中度功能障碍(改良 Rankin 量表评分为 2~3 分)。与对照组相比,基底动脉闭塞性疾病患者在固定的移动动作、处理速度、视觉空间技能、心理活动和规则理解上存在一定缺陷,在言语情景记忆(即时和延迟回忆)和视觉空间情景记忆(即时和延迟回忆及识别)上存在显著缺陷[47]。

后循环梗死患者常伴随神经精神特征异常,体现在执行能力、注意力、记忆、视觉空间能力和语言方面等缺陷上[17,48,49],其原因在于大脑前、后循环之间的神经联系[45,46]。

参考文献

［1］BOGOUSSLAVSKY J，VAN MELLE G，REGLI F. The Lausanne stroke registry：analysis of 1,000 consecutive patients with first stroke［J］. Stroke, 1988,19(9)：1083 - 1092.

［2］CAPLAN LR，WITYK RJ，GLASS TA，et al. New England Medical Center posterior circulation registry［J］. Ann Neurol，2004,56(3)：389 - 398.

［3］MARKUS HS，VAN DER WORP HB，ROTHWELL PM. Posterior circulation ischaemic stroke and transient ischaemic attack：diagnosis, investigation, and secondary prevention［J］. Lancet Neurol，2013，12(10)：989 - 998.

［4］MERWICK A，WERRING D. Posterior circulation ischaemic stroke［J］. BMJ，2014,348：g3175.

［5］KIM JS，NAH HW，PARK SM，et al. Risk factors and stroke mechanisms in atherosclerotic stroke：intracranial compared with extracranial and anterior compared with posterior circulation disease［J］. Stroke，2012,43(12)：3313 - 3318.

［6］CAPLAN L. Posterior circulation ischemia：then，now，and tomorrow. The Thomas Willis Lecture-2000［J］. Stroke，2000,31(8)：2011 - 2023.

［7］PAUL NL，SIMONI M，ROTHWELL PM. Transient isolated brainstem symptoms preceding posterior circulation stroke：a population-based study［J］. Lancet Neurol，2013,12(1)：65 - 71.

［8］GULLI G，KHAN S，MARKUS HS. Vertebrobasilar stenosis predicts high early recurrent stroke risk in posterior circulation stroke and TIA［J］. Stroke，2009,40(8)：2732 - 2737.

［9］FLOSSMANN E，ROTHWELL PM. Prognosis of vertebrobasilar transient ischaemic attack and minor stroke［J］. Brain，2003,126(Pt 9)：1940 - 1954.

［10］MARQUARDT L，KUKER W，CHANDRATHEVA A，et al. Incidence and prognosis of＞or ＝50% symptomatic vertebral or basilar artery stenosis：prospective population-based study［J］. Brain，2009,132(Pt 4)：982 - 988.

［11］CHUNG CP，YONG CS，CHANG FC，et al. Stroke etiology is associated with outcome in posterior circulation stroke［J］. Ann Clin Transl Neurol，2015,2(5)：510 - 517.

［12］GULLI G，MARQUARDT L，ROTHWELL PM，et al. Stroke risk after posterior circulation stroke/transient ischemic attack and its relationship to site of vertebrobasilar stenosis：pooled data analysis from prospective studies［J］. Stroke，2013,44(3)：598 - 604.

［13］SCHONEWILLE WJ，WIJMAN CA，MICHEL P，et al. Treatment and outcomes of acute basilar artery occlusion in the basilar artery international cooperation study (BASICS)：a prospective registry study［J］.

Lancet Neurol, 2009,8(8): 724 - 730.

[14] LINDSBERG PJ, MATTLE HP. Therapy of basilar artery occlusion: a systematic analysis comparing intra-arterial and intravenous thrombolysis [J]. Stroke, 2006,37(3): 922 - 928.

[15] SHENG K, TONG M. Therapy for acute basilar artery occlusion: a systematic review and meta-analysis [J]. F1000Res, 2019,8: 165.

[16] AKHTAR N, KAMRAN SI, DELEU D, et al. Ischaemic posterior circulation stroke in State of Qatar [J]. Eur J Neurol, 2009,16(9): 1004 - 1009.

[17] PARK KC, YOON SS, RHEE HY. Executive dysfunction associated with stroke in the posterior cerebral artery territory [J]. J Clin Neurosci, 2011,18(2): 203 - 208.

[18] GLASS TA, HENNESSEY PM, PAZDERA L, et al. Outcome at 30 days in the new England Medical Center posterior circulation registry [J]. Arch Neurol, 2002,59(3): 369 - 376.

[19] SCHONEWILLE WJ, ALGRA A, SERENA J, et al. Outcome in patients with basilar artery occlusion treated conventionally [J]. J Neurol Neurosurg Psychiatry, 2005,76(9): 1238.

[20] VOETSCH B, DEWITT LD, PESSIN MS, et al. Basilar artery occlusive disease in the new England Medical Center posterior circulation registry [J]. Arch Neurol, 2004,61(4): 496 - 504.

[21] LIN SF, CHEN CI, HU HH, et al. Predicting functional outcomes of posterior circulation acute ischemic stroke in first 36 h of stroke onset [J]. J Neurol, 2018,265(4): 926 - 932.

[22] TSAO JW, HEMPHILL JC 3RD, JOHNSTON SC, et al. Initial Glasgow coma scale score predicts outcome following thrombolysis for posterior circulation stroke [J]. Arch Neurol, 2005,62(7): 1126 - 1129.

[23] INOA V, ARON AW, STAFF I, et al. Lower NIH stroke scale scores are required to accurately predict a good prognosis in posterior circulation stroke [J]. Cerebrovasc Dis, 2014,37(4): 251 - 255.

[24] SATO S, TOYODA K, UEHARA T, et al. Baseline NIH stroke scale score predicting outcome in anterior and posterior circulation strokes [J]. Neurology, 2008,70(24 Pt 2): 2371 - 2377.

[25] KASNER SE. Clinical interpretation and use of stroke scales [J]. Lancet Neurol, 2006,5(7): 603 - 612.

[26] OLIVATO S, NIZZOLI S, CAVAZZUTI M, et al. E-NIHSS: an expanded National Institutes of Health stroke scale weighted for anterior and posterior circulation strokes [J]. J Stroke Cerebrovasc Dis, 2016,25 (12): 2953 - 2957.

[27] DEVUYST G, BOGOUSSLAVSKY J, MEULI R, et al. Stroke or transient ischemic attacks with basilar artery stenosis or occlusion: clinical patterns and outcome [J]. Arch Neurol, 2002,59(4): 567 - 573.

[28] SOMMER P, POSEKANY A, SERLES W et al. Is functional outcome different in posterior and anterior circulation stroke [J]. Stroke, 2018,49(11): 2728 - 2732.

[29] FORSTER A, GASS A, KERN R, et al. Thrombolysis in posterior circulation stroke: stroke subtypes and patterns, complications and outcome [J]. Cerebrovasc Dis, 2011,32(4): 349 - 353.

[30] SARIKAYA H, ARNOLD M, ENGELTER ST, et al. Outcomes of intravenous thrombolysis in posterior versus anterior circulation stroke [J]. Stroke, 2011,42(9): 2498 - 2502.

[31] DORNAK T, KRAL M, HAZLINGER M, et al. Posterior vs. anterior circulation infarction: demography, outcomes, and frequency of hemorrhage after thrombolysis [J]. Int J Stroke, 2015,10(8): 1224 - 1228.

[32] HUANG Q, SONG HQ, MA QF, et al. Effects of time delays on the therapeutic outcomes of intravenous thrombolysis for acute ischemic stroke in the posterior circulation: an observational study [J/ OL]. Brain Behav, 2019,9(2): e01189.

[33] CROSS DT 3RD, MORAN CJ, AKINS PT, et al. Relationship between clot location and outcome after basilar artery thrombolysis [J]. AJNR Am J Neuroradiol, 1997,18(7): 1221 - 1228.

[34] CROSS DT 3RD, MORAN CJ, AKINS PT, et al. Collateral circulation and outcome after basilar artery thrombolysis [J]. AJNR Am J Neuroradiol, 1998,19(8): 1557 - 1563.

[35] SCHWARZ S, EGELHOF T, SCHWAB S, et al. Basilar artery embolism. Clinical syndrome and neuroradiologic patterns in patients without permanent occlusion of the basilar artery [J]. Neurology, 1997,49(5): 1346 - 1352.

[36] GROND M, RUDOLF J, SCHMULLING S, et al. Early intravenous thrombolysis with recombinant tissue-type plasminogen activator in vertebrobasilar ischemic stroke [J]. Arch Neurol, 1998,55(4): 466 - 469.

[37] QURESHI AI, QURESHI MH, LIEN LM, et al. One-year risk of recurrent stroke and death associated with vertebrobasilar artery stenosis and occlusion in a cohort of 10,515 patients [J]. Cerebrovasc Dis, 2019,47(1 - 2): 40 - 47.

[38] QURESHI AI, ZIAI WC, YAHIA AM, et al. Stroke-free survival and its determinants in patients with symptomatic vertebrobasilar stenosis: a multicenter study [J]. Neurosurgery, 2003,52(5): 1033 - 1040.

[39] NTAIOS G, SPENGOS K, VEMMOU AM, et al. Long-term outcome in posterior cerebral artery stroke [J]. Eur J Neurol, 2011,18(8): 1074 - 1080.

[40] NADEAU S, JORDAN J, MISHRA S. Clinical presentation as a guide to early prognosis in vertebrobasilar stroke [I]. Stroke, 1992,23(2): 165 - 170.

[41] OTTOMEYER C, ZELLER J, FESL G, et al. Multimodal recanalization therapy in acute basilar artery occlusion: long-term functional outcome and quality of life [J]. Stroke, 2012,43(8): 2130 - 2135.

[42] LINDSBERG PJ, SOINNE L, TATLISUMAK T, et al. Long-term outcome after intravenous thrombolysis of basilar artery occlusion [J]. JAMA, 2004,292(15): 1862 - 1866.

[43] JUNG S, MONO ML, FISCHER U, et al. Three-month and long-term outcomes and their predictors in acute basilar artery occlusion treated with intra-arterial thrombolysis [J]. Stroke, 2011, 42 (7): 1946 - 1951.

[44] GARRARD P, BRADSHAW D, JAGER HR, et al. Cognitive dysfunction after isolated brain stem insult. An underdiagnosed cause of long term morbidity [J]. J Neurol Neurosurg Psychiatry, 2002,73 (2): 191 - 194.

[45] HOFFMANN M, SCHMITT F. Cognitive impairment in isolated subtentorial stroke [J]. Acta Neurol Scand, 2004,109(1): 14 - 24.

[46] HOFFMANN M, CASES LB. Etiology of frontal network syndromes in isolated subtentorial stroke [J]. Behav Neurol, 2008,20(3): 101 - 105.

[47] CAMPANHOLO KR, CONFORTO AB, RIMKUS CM, et al. Cognitive and functional impairment in stroke survivors with basilar artery occlusive disease [J/OL]. Behav Neurol, 2015,2015: 971514.

[48] MARTINAUD O, POULIQUEN D, GERARDIN E, et al. Visual agnosia and posterior cerebral artery infarcts: an anatomical-clinical study. [J/OL] PLoS One, 2012,7(1): e30433.

[49] CAPITANI E, LAIACONA M, PAGANI R, et al. Posterior cerebral artery infarcts and semantic category dissociations: a study of 28 patients [J]. Brain, 2009,132(Pt 4): 965 - 981.

名 词 索 引